Rainer H. Straub

Drei Gedächtnisse für den Körper

Wie wir Alzheimer-Demenz, rheumatoide Arthritis und Fettsucht erklären können

Mit einem Geleitwort von Hans-Georg Schaible

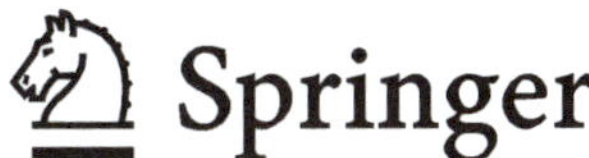

Rainer H. Straub
Klinik für Innere Medizin
Universitätsklinikum Regensburg
Regensburg, Deutschland

ISBN 978-3-662-59130-7   ISBN 978-3-662-59131-4   (eBook)
https://doi.org/10.1007/978-3-662-59131-4

Die Deutsche Nationalbibliothek verzeichnet diese Publikation in der Deutschen Nationalbibliografie;
detaillierte bibliografische Daten sind im Internet über http://dnb.d-nb.de abrufbar.

Drei Gedächtnisse für den Körper

Erinnerung ist alles im Guten und im Schlechten

Dem interessierten Laien und deutschen Steuerzahler für 35 Jahre Unterstützung meiner wissenschaftlichen Arbeiten.

Geleitwort

„Gedächtnis ist dazu da, Energie einzusparen oder Energieverbrauch zu minimieren". Wenn jemand gefragt würde, wozu er das Gedächtnis braucht, dann würde er diese Antwort zuallerletzt erwarten. Ist das Gedächtnis nicht eine Eigenschaft oder Leistung des Gehirns, die uns hilft, uns an etwas zu erinnern? Was hat Gedächtnis mit Energie zu tun, und weshalb soll gerade die Minimierung des Energieverbrauchs eine Aufgabe des Gedächtnisses sein?

Geht man an die Sache anders heran und fragt, von welchen Leistungen unseres Körpers unser Leben und Überleben abhängt, dann würden Sie eine Reihe differenzierter Antworten erhalten. Es ist selbstverständlich, dass wir neben dem Sauerstoff in der Atemluft Nahrungsmittel benötigen, deren Verstoffwechselung uns die nötige Energie zum Leben liefert. Ohne ständige Energiezufuhr ist Leben nicht möglich. Eine ebenso wichtige Antwort könnte sein, dass sich jeder ständig der Gefahren aus der Umwelt erwehren muss, einer Umwelt, die Viren, Bakterien, Parasiten enthält, die für uns potenziell gefährlich sind, weil sie uns krank machen können. Der Kundige würde damit andeuten, dass wir Abwehrmechanismen benötigen, die uns „immun" machen. Hier würde also das Immunsystem angesprochen. Ein anderer wiederum könnte zum Ausdruck bringen, dass er sich in der Welt zurechtfinden muss. Das heißt, er weiß, wo er ist, er kann Situationen erkennen und einschätzen, adäquate Reaktionen finden und vieles andere mehr. In diesem Bereich ist für uns die Bedeutung eines Gedächtnisses am ehesten plausibel. Es wird etwas gelernt und bei Bedarf wieder abgerufen, also „aus dem Gedächtnis" geholt.

Wenn man etwas genauer darüber nachdenkt, ob so etwas wie ein Gedächtnis auch bei der Immunabwehr benötigt wird, kommt man schnell zur Ansicht, dass dies wohl der Fall sein müsste. Es könnte uns z. B. in den Sinn kommen, dass wir nach einer überstandenen Infektionskrankheit gegenüber dem Erreger immun geworden sind. Zu diesem Zweck lassen wir uns auch impfen. Da das Impfen im günstigen Fall lebenslange Immunität verleiht, ahnen wir, dass sich auch hierin eine Art „Gedächtnis" verbirgt. Hat aber die zuerst genannte Leistung, die Gewinnung von Energie, auch eine „Gedächtniskomponente"? Dies erscheint zunächst wenig plausibel, aber: Ist es eigentlich reiner Zufall, dass wir lange Zeit unser Körpergewicht aufrechterhalten, dass wir nach einer körperlichen Anstrengung eine Erholungsphase brauchen, dass chronisch Kranke abmagern können? Bei etwas Nachdenken erscheint es plausibel, dass auch in diesem Bereich eine Art „Gedächtnis" vorliegt, was sein soll.

Das vorliegende Buch befasst sich mit dem Gedächtnis in verschiedenen Körpersystemen Es beschreibt das „mentale Gedächtnis", das „immunologische Gedächtnis", und das „Gedächtnis für gespeicherte Energie". Es beschreibt, wie unser Gehirn Informationen speichert, also lernt, und diese als Gedächtnisleistung wieder abruft. Angesprochen werden die Regionen des Gehirns, die für die Speicherung von verschiedenen Informationen besonders wichtig sind, und die molekularen Mechanismen, die der Speicherung von Information dienen. Das Buch erklärt, welche Organe und Zellen unser Immunsystem bilden und wie die Vorgänge der Immunabwehr und des Immungedächtnisses aus heutiger Sicht zu beschreiben sind. Schließlich wird dargestellt, über welche Mechanismen unser Energiehaushalt kontrolliert wird. Hierbei wird deutlich, wie z. B. Zellen des Darmes und hormonelle Systeme zusammenwirken. Der Autor benennt verblüffende Ähnlichkeiten in den Abläufen im mentalen, immunologischen und Energiespeichergedächtnis, angefangen von zeitlichen Ähnlichkeiten bis hin zu Ähnlichkeiten im Ablauf der prinzipiellen Prozesse, also Prozesse des Erkennens, des Abspeicherns, des Konsolidierens, des Erinnerns. Eine systemimmanente Gedächtnisfunktion ist bei all diesen Systemen ein Kernmerkmal der Gesamtfunktion!

Allein schon die Darstellung der verschiedenen Gedächtnisformen zeigt, welche systemübergreifenden Prinzipien in unserm Körper zur Wirkung kommen, wenn es um die Etablierung eines lebensfähigen Organismus geht. Der eigentliche Charme des Buches geht aber weit darüber hinaus. Es wird aufgezeigt, wie diese verschiedenen Gedächtnisformen miteinander verschränkt sind. Ohne eine intensive Kommunikation der Systeme und ihrer „Gedächtnisse" ist eine geordnete Existenz überhaupt nicht denkbar. Obwohl dieser Sachverhalt eigentlich plausibel erscheint, hat er sich in der Forschung kaum niedergeschlagen. Warum? Um in einem Gebiet zu forschen, muss der Wissenschaftler sich spezialisieren, um etwas Signifikantes herauszufinden. Dieses tiefe Eindringen in die Materie hat einen hohen Preis: Der exzellente Forscher kennt sein eigenes Gebiet und findet darin Anerkennung, aber er weiß häufig wenig über die anderen Systeme. Diese Tendenz der Spezialisierung wird durch die Hinwendung zu detaillierten molekularen Mechanismen noch immens vertieft. Wenn wir uns aber die Frage stellen, ob Spezialkenntnisse in einem Gebiet z. B. ein Krankheitsbild komplett erklären können, so werden wir schnell zur Erkenntnis kommen, dass dies häufig nicht der Fall ist.

Der Morbus Alzheimer ist bekanntermaßen eine Erkrankung des Gehirns, die durch den Verlust kognitiver Fähigkeiten und massive Störungen des mentalen Gedächtnisses charakterisiert ist. Allein schon die Erforschung der Mechanismen des Gedächtnisverlustes sind eine Herkulesaufgabe (und derzeit nicht soweit gelöst, dass eine Therapie möglich wäre). Weshalb aber entwickeln Patienten mit einem metabolischen Syndrom häufiger eine Alzheimer-Demenz als Personen, die nicht an einem metabolischen Syndrom leiden? Weshalb kommt eine rheumatoide Arthritis häufig erst nach dem Abnehmen der Bildung von Geschlechtshormonen zum Ausbruch, obwohl die krankheitsauslösenden Mechanismen lange vorher bestehen können? Und weshalb leiden manche Patienten mit rheumatoider Arthritis an Störungen der Gehirnleistungen? Allein an diesen Beispielen wird deutlich, dass wir Systeme nicht voneinander isoliert betrachten können, wenn wir zu einem tieferen Verständnis kommen wollen.

Das vorliegende Buch zeigt in bisher nicht praktizierter Weise Verbindungen zwischen dem Nervensystem, dem Immunsystem und der Energieversorgung des Körpers auf und bietet für viele Beobachtungen plausible Erklärungen, die sich aus dem Dialog der Systeme ergeben. Der Dreh- und Angelpunkt ist hierbei die „Gedächtnisleistung" dieser Systeme, weil Stabilität erforderlich ist, um Anpassungen zu ermöglichen. Es ist faszinierend zu lesen, mit welchen molekularen Spielern, z. B. mit bestimmten Zytokinen und Hormonen, die verschiedenen Systeme funktionell aneinandergekoppelt werden und wie die Entgleisung von solchen Spielern systemübergreifende Symptome erzeugt. Wir können an den dargestellten Beispielen allenfalls erahnen, wie komplex unsere biologischen Systeme zusammenwirken, aber es wird überdeutlich, welche Rolle hierbei „Gedächtnisleistungen" spielen. Der Leser wird bei der Lektüre eine plausible Erklärung dafür finden, weshalb das Gedächtnis (auch) dazu da ist, Energie einzusparen oder den Energieverbrauch zu minimieren.

Hans-Georg Schaible
Lehrstuhl für Neurophysiologie
Universität Jena
Jena, Oktober 2019

Vorwort

Die meisten Bücher zum Thema Gedächtnis befassen sich mit jenem in unserem Gehirn (das „mentale Gedächtnis"). Sicher interessiert es uns deshalb, weil es etwas mit Lernen und Wissen zu tun hat. Lernen ist schließlich wichtig, damit wir in der Schule, Universität und Arbeitswelt gute Leistungen erzielen. So wurde es auch schon „Erfolgsgedächtnis" genannt. Der IQ wird dadurch bestimmt. Zu diesen Büchern reiht sich jene Literatur ein, die sich mit dem Gedächtnistraining und mit der medikamentösen Verbesserung des Gedächtnisses beschäftigt. Die Zahl der Bücher zu diesen Themen ist eindrucksvoll und deshalb ist es im vorliegenden Buch nicht Gegenstand der Betrachtung.

Ich war in der Funktion als Gutachter der Deutschen Forschungsgemeinschaft (DFG) mehrfach mit Themen des mentalen Gedächtnisses befasst. Bei diesen Gutachten spielten Dinge aus dem Immunsystem hinein und die DFG lud mich als Immunologen dazu ein, weil ich im Grenzgebiet zwischen Nervensystem und Immunsystem wissenschaftlich arbeite. Mir fiel auf, dass es zum immunologischen Gedächtnis quasi kein Material in deutscher Sprache gibt. Auch im Englischen ist dies kaum anders. Dann wurde bei diesen Betrachtungen deutlich, dass Gehirn und Immunsystem zunächst die einzigen Organe oder Organsysteme sind, die ein Gedächtnis besitzen. Warum das so sein soll, blieb zunächst unklar. Ich kann es aber vorwegnehmen: Es gibt noch ein weiteres Gedächtnis und alle haben etwas mit Energie zu tun.

Im Jahr 2017 entstand das Buch „Altern, Müdigkeit und Entzündungen verstehen: Wenn Immunsystem und Gehirn um die Energie im Körper ringen", das 2018 im Springer-Verlag erschien. Darin wurde die Bedeutung von Gehirn und Immunsystem bei chronischer Entzündung und Alterung dargestellt. Zur Sprache kam die Rolle des Gehirns und des Immunsystems, weil diese beiden Organsysteme in egoistischer Weise auf die Energiespeicher in unserem Körper zugreifen. Der chronische Zugriff führt zu erheblichen Folgeproblemen, die in diesem früheren Buch behandelt wurden.

Damals kam eine Dreiecksbeziehung zwischen Gehirn, Immunsystem und Energiespeicher zum Vorschein, und darum geht es jetzt. Das Foto auf dem Buchcover zeigt es. Die Walnuss ist die Metapher für das Gedächtnis (ohne wissenschaftlichen Anspruch). Der Nusskern ist das mentale Gedächtnis (wegen der Hirnform). Das Nussbaumblatt steht für das Immunologische (es hat eine antientzündliche Wirkung) und die geschlossene Nuss kann Energie in Form von Fettsäuren speichern. Diese Dreiecksbeziehung dient im Wesentlichen dem Schutz und dem richtigen Gebrauch der Energievorräte.

Bezüglich der Energiespeicher wurde hier der Schwerpunkt auf das Fettspeichern gelegt, weil im Fettgewebe die meiste Energie vorhanden ist. Während des Schreibens wurde auch mehr und mehr klar, dass das Fettgewebe ein Gedächtnis für gespeicherte Energie darstellt. Das liegt vor allen Dingen an der Physiologie beim Erkennen, Abspeichern, Verfestigen, Ablegen und Erinnern (Abrufen) energiereicher Fettsäuren.

Um sich der Thematik zu nähern, werden im ersten Buchteil zunächst die physiologischen Funktionsweisen der drei Gedächtnisse getrennt behandelt. Dabei werden Details nicht ausgespart und der Leser wird langsam auf Buchteil II und III vorbereitet. In diesem ersten Buchteil stammt die Systematik zum Thema Gedächtnis aus der Neuropsychologie. Sie wird auch beim immunologischen und energiespeichernden Gedächtnis verwendet, denn es geht bei allen drei Formen um Erkennen, Abspeichern, Verfestigen, Ablegen und Erinnern (Abrufen).

Im Buchteil II wird die Interaktion der verschiedenen Gedächtnisse näher behandelt. Die drei Gedächtnisse können sich nämlich unter Normalbedingungen gegenseitig beeinflussen; sie unterhalten sich sozusagen. Diese Unterhaltung wird an ausgesuchten Beispielen erklärt, und die Dreiecksbeziehung wird als Dialog greifbar. Die Interaktionen der Gedächtnisse dienen dazu, Energie einzusparen oder Energieverbrauch zu minimieren.

Schließlich zeigt der dritte Buchteil Störungen und Krankheiten der drei Gedächtnisse an markanten Beispielen. Diese Störungen führen neben den Defekten im jeweiligen Gedächtnisbereich zu Störungen des Energiehaushaltes und zum erhöhten Energieverbrauch, da sie den Körper chronisch in Mitleidenschaft ziehen. Oft basieren Störungen der einzelnen Gedächtnisse auf genetischen Grundlagen.

Anders ist dies bei komplexen Krankheiten, die ihre Ursachen zum kleineren Teil in der Genetik und zum großen Teil in der Umwelt haben. Der letzte Part des Buchteils III befasst sich daher mit komplexen Krankheiten (posttraumatisches Belastungssyndrom, Alzheimer-Krankheit, rheumatoide Arthritis, Adipositas). Diesen Erkrankungen liegen oft Defekte des Zusammenspiels der drei Gedächtnisse zugrunde, also krankheitsauslösende Störungen der Verbindungsbahnen. Das Buch ist ein Plädoyer für die integrierte Betrachtung des Körpers unter gesunden und kranken Bedingungen.

Ein solches Buch entsteht nie im Alleingang, und deshalb haben auch hier ein paar sehr hilfreiche Menschen gute Tipps gegeben. Das Buch wurde kritisch von Verena Straub, Dr. Hubert Stangl und Mandy Vogel gelesen. Ein weiterer großer Dank geht an Dr. Volker von Baehr, IMD Institut für Medizinische Diagnostik, Berlin, der die drucktechnische Gestaltung des Buches unterstützte. Auch von der Seite des Springer-Verlags kam wertvolle Hilfe von Frau Dr. Christine Lerche und Kerstin Barton. Wenn geneigte Leser weitere Tipps liefern, bin ich dankbar. Verbesserungen werden gesammelt und in einer weiteren Auflage hinzugefügt.

Rainer H. Straub
Regensburg
November 2019

Inhaltsverzeichnis

II   Die Gedächtnisse unterhalten sich

III   Das erkrankte Gedächtnis

Über den Autor

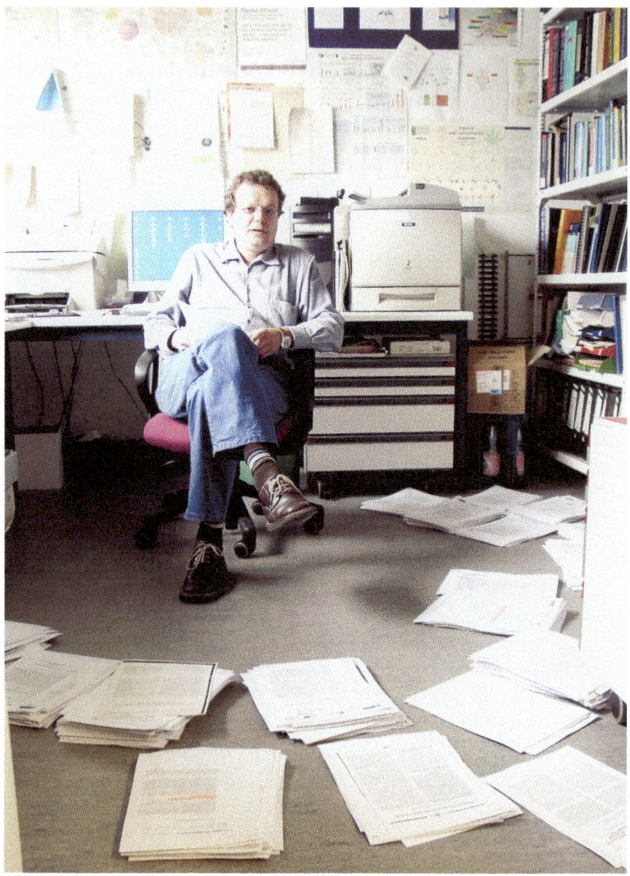

Rainer H. Straub

ist Professor für Experimentelle Medizin und Internistische Rheumatologe. Er leitet das Labor für Experimentelle Rheumatologie und neuroendokrine Immunologie am Universitätsklinikum Regensburg. Sein Arbeitsschwerpunkt ist die Kommunikation zwischen Nervensystem, Hormonsystem und Immunsystem, die er vor allen Dingen bei chronisch entzündlichen Krankheiten betrachtet. Darüber hinaus beschäftigt er sich mit dem neuen Zweig der Evolutionsmedizin sowie Fragen zum Energiehaushalt und zum zirkadianen Rhythmus.

Verschiedene Formen des Gedächtnisses

Der Text beginnt in Teil 1 mit Beispielen zu den verschiedenen Gedächtnisformen, die in diesem Buch eine Rolle spielen werden. Dann werden die verschiedenen Formen des Gedächtnisses – das mentale, das immunologische, das energiespeichernde Gedächtnis – genauer vorgestellt. Dabei ist es durchaus meine Absicht, Details zu vermitteln. Insofern sind diese Kapitel anspruchsvoller, aber keine Angst, Sie werden langsam hindurchgeführt und Sie erhalten viele Hilfen durch anschauliche Abbildungen. Zuletzt kommt ein kleiner Abstecher in die Evolutionsmedizin, da wir verschiedene Elemente derselben in den späteren Buchteilen noch brauchen werden. Am Schluss wissen Sie, wie die drei Gedächtnisse funktionieren. Sie erkennen die Bedeutung des „guten Gedächtnisses", das uns im täglichen Leben dauernd begleitet.

Inhaltsverzeichnis

Gedächtnis ist gut und schlecht

© Springer-Verlag GmbH Deutschland, ein Teil von Springer Nature 2020
R. H. Straub, *Drei Gedächtnisse für den Körper*, https://doi.org/10.1007/978-3-662-59131-4_1

1.1   Wo ist die Wasserstelle, wo das Weinkontor?

Haben Sie nicht auch schon mal Wüstenelefanten gesehen, wie sie lautlos durch die Wüste stapfen? Meistens sind neben den Muttertieren ein oder zwei Jungtiere zu sehen, denen man die Strapazen ansieht, wenn sie einem ausgetrockneten Fluss folgen. In der Trockenzeit scheint es so, als ob sie dem Tode durch Verdursten nahe wären. „In der kahlen, sandigen Weite wirkt die Vorstellung von Elefanten-Herden … irreal" (DIE ZEIT am 8. Mai 2012). Wüstenelefanten haben sich perfekt an die rauen, lebensfeindlichen Bedingungen angepasst. Obwohl sie am Tag im Durchschnitt etwa 180 l Wasser benötigen, können sie bis zu 5 Tage ohne Wasser auskommen. Und dafür wandern sie und wandern und wandern. Am Ende finden sie das bisschen Nass tief im Sand des Trockenflusses oder an einer unscheinbaren Wasserstelle. Ihre Erinnerung trügt sie nicht, denn sie wissen, wo Wasser zu finden ist.

Der Blick der Kamera schwenkt von der aufgehenden Sonne, über trockenes niedriges Gehölz zum sandigen Boden der Kalahari. Unter einem kleinen Bäumchen mit spärlichem Grün sitzen zwei fast nackte Buschmänner. Einer gräbt mit der linken Hand ein circa 50 cm tiefes Loch, in dem zentral eine fußballgroße, runde Knolle mit aufrechtstehendem dürren Spross zum Vorschein kommt. „Das ist die Wurzel des bi! bulb", sagt er und freut sich.

Mit einem spitzen Stock aus hartem Holz schabt er zunächst die äußere feste Umhüllung der Wurzel ab, um an das feuchte Fleisch heranzukommen. Kleine Teile des Fruchtfleisches fallen auf einen vorbereiteten Haufen trockener Gräser, die wie ein Korb die abgeschabten Stückchen aufnehmen. Dann greift der Buschmann das Fruchtfleisch und knetet es vorsichtig, bis es etwa eigroß in die hohle Hand passt. Er hebt die Hand über das Gesicht, schließt sie gleichzeitig zur Faust, spreizt den Daumen ab, dreht den Daumen senkrecht nach unten über den Mund und presst das Wasser so aus, dass es entlang des Daumens direkt in den Mund rieselt. Beim zielsicheren Auffinden des Wassers wurden sie von ihrem Gedächtnis nicht getäuscht. Das Ausquetschen einer fußballgroßen Knolle liefert etwa ein Liter köstliches Wasser.

Beide Beispiele zeigen eindrucksvoll, dass die Gedächtnisfunktion des Gehirns sehr gut ist. In ähnlicher Weise spielt das Gedächtnis beim Auffinden von Nahrung eine Rolle. In einigen Freilandstudien an Affen beobachteten Wissenschaftler zufälliges und gerichtetes Suchen nach Früchten. Die gerichtete Suche basiert auf Gedächtnisleistungen. Dabei spielen Erinnerungen eine Rolle, was dem Auffinden von Nahrungsplätzen im geografischen Raum dient. Mit anderen Worten, es existieren innere Landkarten für Nahrung und Wasser. Erfolgreich sind wir also, wenn Zufall und Notwendigkeit zusammenspielen.

In einem psychologischen Test an der Universität von Lafayette, Indiana, untersuchten Psychologen, ob Wörter besser erinnert werden, wenn sie mit dem Überleben in der steinzeitlichen Umwelt in Beziehung gesetzt werden. Sie baten die Teilnehmer sich vorzustellen, in einer unbekannten Wiesenlandschaft ohne Ausrüstung ausgesetzt zu sein, quasi steinzeitlich zu leben. Sie sollten für Monate überleben, entsprechende Vorräte an Wasser und Nahrung anlegen und sich vor Raubtieren schützen. Dann wurde eine Liste von Wörtern dargeboten, und die Teilnehmer mussten diese Wörter bewerten, ob sie wichtig oder unwichtig für das Überleben in dieser Wildnis wären. Parallel hierzu wurden Kontrollgruppen untersucht, die Standardtechniken zur Erinnerung der dargebotenen Wörter verwendeten. Interessanterweise konnten jene Personen, die die Wörter mit dem steinzeitlichen Dasein in Verbindung setzten, sich an mehr Wörter erinnern als Personen mit den anderen Gedächtnistechniken. Die Autoren schlossen hieraus, dass das mentale Gedächtnis im Laufe der Evolutionsgeschichte für Überlebensstrategien wie Suche nach Wasser und Nahrung optimiert wurde.

In einer weiteren Studie wurde diese Methode der Gedächtnisbildung mit einer modernen Situation verglichen. Dort sollten sich die Teilnehmer vorstellen, in einer modernen Großstadt ohne Mittel ausgesetzt zu sein. Ähnlich wie bei der Methode mit steinzeitlichem Kontext wurde eine Liste von Wörtern dargeboten, und die Teilnehmer mussten diese Wörter bewerten, ob sie wichtig oder unwichtig für das Überleben in der modernen Großstadt wären. Im Vergleich zur modernen Situation bewirkte die steinzeitliche Konstellation einen größeren Lerneffekt. In der steinzeitlichen Umgebung konnten die Teilnehmer fast 55 % der Wörter erinnern und in der modernen Situation nur 40 %. Unser Gedächtnis funktioniert im Kontext steinzeitlicher Umstände besser als in moderner Umgebung.

Schließlich frage ich den Leser, ob er sich an die Orte in seiner aktuellen Umgebung erinnert, wo er die besten Speisen und den besten Wein bekommt, und wo im Supermarkt diese Dinge angeordnet sind. Sie sagen sicherlich: „Klar weiß ich das!" Der Mensch hat dieses Wissen lebendig im mentalen Gedächtnis abgespeichert, weil es lebensnotwendig ist. Neben der entsprechenden geplanten Suche mithilfe einer inneren Landkarte für Orte mit Nahrungsmitteln, Getränken und auch Weinkontore gibt es zufälliges Suchen nach Nahrungsmitteln und Getränken. Das ist mit dem Bummeln in den Einkaufszentren der Großstädte zu vergleichen.

1.2 Eine schreckliche Vietnamerfahrung

Tom war ein Marinesoldat, der im Auftrag der amerikanischen Streitkräfte im Vietnamkrieg diente. Tom führte seine Truppe zu Fuß auf einem Patrouillengang in der Abenddämmerung durch ein Reisfeld, als plötzlich von der gegenüberliegenden grünen Wand des Dschungels ein Kugelhagel auf sie niederging. Völlig hilflos musste Tom zusehen, wie seine Kameraden aus dem Aufklärungszug einer nach dem anderen innerhalb von Sekunden getötet oder schwer verwundet wurden.

In den darauffolgenden Nächten hörte Tom die Schreie seiner Kameraden und sah ihre toten Körper ins Wasser gleiten. Er hörte Geräusche, er roch denselben feuchten Dschungel, und er sah die Bilder des hinterhältigen Überfalls. So berichtet der Traumaforscher Bessel van der Kolk in seinem Buch „*The Body Keeps the Score*" von einem seiner ersten Patienten – einem Vietnamveteran mit Namen Tom, den er in den späten 1970er-Jahren kennenlernte.

Dieser Tom erhielt nach dem Vietnamkrieg einen ehrenvollen Abgang, aber damit war die Sache noch nicht vorbei. In den Jahren danach hatte Tom wieder und wieder „Rückblenden", in denen er diese Situation im Reisfeld erneut erlebte. Selbst als die Familie 10 Jahre später den Nationalfeiertag der USA am 4. Juli mit einer Grillparty bei Sommerhitze beging und Feuerwerkskörper zündete, hielt er es nicht aus und verkroch sich lieber in seiner Bostoner Anwaltskanzlei. An diesem besonderen Tage studierte er alte Fotografien und betrank sich. Das Treiben der eigenen Kinder regte ihn so sehr auf, dass er sich lieber von ihnen fernhielt, als sie mit seinen Problemen zu quälen.

Beliebte Mittel, dieses Problem abzuschalten, waren exzessives Trinken und gefährlich schnelle Fahrten mit seiner Harley-Davidson. Er konnte nicht wirklich fühlen, lediglich seine momentane Wut und Scham. Er hatte das Gefühl, im Raum zu schweben ohne jeden Sinn und Zweck. Viele Vietnamveteranen erleben solche Phasen des intensiven Wiedererinnerns mit vielfältigen körperlichen und geistigen Reaktionen, die später in diesem Buch nochmals genauer besprochen werden (▶ Abschn. 13.1 *Posttraumatische Belastungsstörung*).

Ohne ein Gedächtnis – hier ist es ein besonderes Traumagedächtnis – sind solche Erlebnisse nicht denkbar. Vor diesem Ereignis war Tom ein sich aufopfernder und loyaler Mann, jemand, der sein Leben genoss, mit vielen Interessen und Freuden. Bessel van der Kolk schrieb über Tom: „In einem entsetzenerregenden Moment hat das Trauma alles verwandelt."

1.3 Entführung und Gefangenschaft

Wir kennen die Geschichten von Entführung und Gefangenschaft aus der Antike, von der Sklaverei in Griechenland und Rom, zur Rekrutierung der Janitscharen im Osmanischen Reich, den schrecklichen Tagen der französischen Revolution, zum sowjetischen Gulag, dem nationalsozialistischen Holocaust usw. Diese Liste ist keinesfalls vollständig.

Im deutschen Sprachraum kennen wir die unzähligen Entführungen reicher Menschen der Lösegeldforderung wegen: 1971 Theo Albrecht (Aldi), 1973 Evelyn Jahn (Wienerwald), 1976 Richard Oetker (Dr. Oetker), 1976 Hendrik Snoek (Springreiter), 1986 Axel Sven Springer (Springer-Verlag), 1987 die Schlecker-Kinder (Drogeriehandel), 1996 Jakub Fiszman (Händler), 2002 Jakob von Metzler (Bankierssohn), 2010 Maria Bögerl (Bankiersgattin) und viele andere.

Auch politische Gründe waren immer wieder Ausgangspunkt von Entführung und Gefangenschaft wie 1975 bei Peter Lorenz (RAF) oder 1977 bei Hanns Martin Schleyer (RAF), um markante Ereignisse der jüngeren deutschen Geschichte zu nennen. Daneben können die unzähligen Fälle von Sexualstraftaten mit Entführung, Gefangenschaft und Missbrauch genannt werden, wo zum Teil jahrelang Angehörige – meistens Väter oder Brüder, aber auch familiennahe Sexualstraftäter ihre Opfer quälten. Natascha Kampusch ist ein bekanntes Beispiel aus der deutschsprachigen Welt.

Wie hilfreich kann hier eine Organisation wie WEISSER RING sein, der einst von Eduard Zimmermann – dem Aktenzeichen-XY-Journalisten – im Jahr 1973 in Mainz gegründet wurde. Ein Fall ist aber im Hinblick auf die Thematik dieses Buches besonders interessant, weil wir bereits im Entführungsjahr 1996 ein sorgfältig geschriebenes Dokument der Entführung und der „ersten Verarbeitung" nach Freilassung besitzen.

Es ist die Geschichte von Jan Philipp Reemtsma (Erbe/Zigarettenfabrik, Philosoph und Schriftsteller), der von seinen Entführern 33 Tage unter unsäglichen Bedingungen festgesetzt wurde. Hier wird die Dramatik der Entführung und Gefangenschaft in vielen Details sichtbar. Im Buch beschreibt er, wie er sich an die Kleinigkeiten einer Unebenheit im Putz der Kellerwand in Form eines „stumpfen Halbmondes" erinnert. Reemtsma zeigt so sein ausgezeichnetes Gedächtnis. Die Folge dieses Gedächtnisses ist allerdings die Wiedererinnerung der Schlüsselereignisse (die Rückblenden) und die damit verknüpften körperlichen Allgemeinreaktionen. Davon wird im dritten Teil des Buches Näheres berichtet. Gedächtnis ist nicht nur vorteilhaft, es birgt auch Gefahren.

1.4 Keuchhusten & Co.

Cyrielle war etwa eineinhalb Jahre alt, als sie die ersten Fieberkrämpfe bekam. Diese epileptischen Anfälle traten immer dann ein, wenn die Körpertemperatur bei Cyrielle rasch anstieg. Wenn die Temperatur schnell mit Wadenwickel gesenkt wurde, waren die Krämpfe gebannt. Im Prinzip sind diese Fieberkrämpfe ziemlich harmlos, weil sie nach 1–3 Lebensjahren von alleine verschwinden. Sag das aber mal einer jungen Mutter, die sieht, wie das Kind blau anläuft, krampft und nicht mehr atmet. Wie auch immer, sie wird den Notarzt rufen und der bringt das Kind in die Kinderklinik. So ging es auch Cyrielle und ihren Eltern, die sich plötzlich im Dreibettzimmer mit zwei anderen Schreihälsen wiederfanden.

Der Fieberkrampf von Cyrielle war bald ausgestanden, weil schon schnell die Körpertemperatur auf normal absank. Cyrielle hätte eigentlich schon wieder nach Hause gehen können, aber Eltern und Ärzte waren noch besorgt, und so blieb sie ein paar Tage länger. Tage später begann Cyrielle, schrecklich zu husten. Krampfartige Anfälle von Minutendauer! Den beteiligten Ärzten wurde klar, dass Cyrielle mit einem Keuchhustenkind in einem Zimmer lag. Welcher Fauxpas? Cyrielle holte sich auf diese Weise eine typische Kinderkrankheit, den Keuchhusten. Nach einigen Wochen hörte das Husten auf, und Cyrielle hatte etwas Gewicht verloren, weil sie tags und nachts vom Keuchhusten geplagt wurde. Cyrielle war bezüglich Krankheiten der Bronchien und Lunge zeitlebens immer etwas anfällig, aber Keuchhusten bekam sie nie wieder.

Dann hatte Cyrielle noch manch andere Kinderkrankheit wie Masern oder Windpocken, aber auch diese kamen danach nie wieder. Für uns heute lebende Menschen in westlichen Ländern ist es eine Selbstverständlichkeit, dass wir mit den üblichen Kinderkrankheiten zurechtkommen. Äußerst selten kann es zu Komplikationen kommen. Total anders war dies aber bei den eingeborenen Stämmen Nordamerikas, als die ersten Weißen ab 1500 durch die südlichen und östlichen Regionen des nordamerikanischen Kontinents zogen. Sie verbreiteten dort unter den Menschen Infektionskrankheiten – unsere Kinderkrankheiten, wogegen die Ureinwohner keine Widerstandskräfte besaßen.

Dies führte zu einem nie dagewesenen Massensterben der indigenen Bevölkerung, zum Verlust von kultureller Tradition, zu neuen Lebensweisen der Überlebenden, anderen politischen Interaktionen der Stämme, zu großen Wanderungsbewegungen und schließlich zum Verlust des Landes. So lebten vor der Katastrophe etwa 2,4 bis 5,7 Mio. Ureinwohner in Nordamerika, deren Zahl nach der Ankunft der Europäer auf etwa 0,5 Mio. schrumpfte. Verstehen Sie es richtig, es waren nicht die großen „Indianerkriege" wie die Schlacht am *Little Bighorn* 1876 und andere, die die Indianer dezimierten. Ursächlich waren die Infektionskrankheiten kombiniert mit klimatischen Veränderungen. So verschwanden vor allen Dingen die Bevölkerungen entlang der mittwestlichen großen Flusstäler zum Beispiel entlang des Mississippis oder in den südlichen Appalachen. Masern und Windpocken rafften die Ureinwohner scharenweise dahin. Ihr Immunsystem hatte nicht gelernt, mit diesen „Kinderkrankheiten" fertig zu werden und vor zukünftigen Infektionen zu schützen.

Anders als Cyrielle hatten die Indianer kein immunologisches Gedächtnis für Keuchhusten, Masern oder Windpocken. Die Krankheiten kamen und sie starben. Cyrielle dagegen hatte das genetisch verankerte Immunsystem Europas/Asiens und war so bereits bei der Erstansteckung teilweise geschützt. Beim Zweitkontakt hatte ihr Immunsystem gelernt, mit dem Keuchhustenerreger schnell fertig zu werden. Welch Segen ist dieses immunologische Gedächtnis, das bei Cyrielle eindeutig vorteilhaft war. Allerdings kann das immunologische Gedächtnis auch ungünstig sein, wie wir gleich sehen werden.

1.5 Darminfekt im Urlaub

Manche Infektionen erzeugen kein gutes immunologisches Gedächtnis, wozu Malaria, Lepra oder Aids gehören. Deshalb funktioniert das Impfen schlecht oder gar nicht. Auch mancher Darmkeim wie zum Beispiel CJ *(Campylobacter jejuni)* führt zu keinem bleibenden Schutz. Dieser CJ ist der häufigste Erreger der Reisediarrhö, Montezumas Rache, und Tausende Urlauber können ihr Leid klagen. Puten und Hühner sind das natürliche Sammelbecken von CJ, und wenn die hygienischen Verhältnisse nicht einwandfrei sind, kann es blitzartig passieren. Für die Darminfektion sind nur wenige Erreger notwendig, was die Angelegenheit sehr fördert.

Ungünstig ist auch, dass der Betroffene CJ über Wochen und Monate mit sich herumträgt, bis er endgültig eliminiert ist. Er kann ihn verteilen und andere anstecken, auch wenn die Durchfallproblematik abgeklungen ist. Wir sterben meistens nicht an CJ, aber kleine Hühnerküken sind gefährdet. Sicher verbindet uns mit CJ eine langwährende gemeinsame Evolutionsgeschichte, sodass sich unser Immunsystem schon lange auf den Keim einstellen konnte. Der Keim rafft uns nicht hin, aber CJ kann der Ausgangspunkt einer chronisch immunologischen Krankheit sein. Bei dieser Krankheit spielt das immunologische Gedächtnis eine wichtige Rolle.

Die Entdeckung dieser Zusammenhänge dauerte 100 Jahre und es begann im ersten Weltkrieg (Erklärung, *Die Entdeckung einer neurologischen Autoimmunkrankheit im 1. Weltkrieg*). Nach dem zweiten Weltkrieg publizierten Ärzte der amerikanischen Streitkräfte 50 Fälle mit derselben Krankheit, die tödlich verliefen. Nach weiteren 40 Jahren wurde klar, dass der Durchfallerreger CJ eine maßgebliche Rolle spielt. Soldaten in Schützengräben bei schlechter hygienischer Lage können leicht CJ aufnehmen. Das Immunsystem baut gegen CJ eine Abwehr auf. Immunzellen erkennen auf der Oberfläche von CJ eine fremde Struktur. Nennen wir sie „Struktur G". Bei dieser Immunantwort bleibt ein Gedächtnis für diese Struktur G erhalten. Hier verhält sich das Immunsystem noch normal, weil es wie bei Keuchhusten auch ein schützendes immunologisches Gedächtnis aufbauen will. Nach dem Motto: „Ein zweites Mal passiert das nicht!"

Der betroffene Patient kann so den Durchfallerreger CJ bekämpfen und baut parallel ein immunologisches Gedächtnis gegen die Struktur G auf. Nun aber macht das Immunsystem einen entscheidenden Fehler. Unglücklicherweise ist Struktur G auf Nervenfasern zu finden, und so reagiert nun das Immunsystem, wie wenn CJ auf der Oberfläche der Nervenfasern säße. Das Immunsystem beginnt eine Immunantwort gegen die Nervenfaser, in der falschen Vorstellung, dass dort ein Durchfallerreger sitzt. Gefährlich, denn jetzt schädigt das Immunsystem die Nervenfaser und das führt zum Bild der schlaffen Lähmung und anderer Ausfälle des Nervensystems.

Die Konsequenz dieses Gedächtnisses ist eine langdauernde Entzündungskrankheit mit Lähmungen, die mitunter tödlich enden kann. Hier ist das immunologische Gedächtnis schlecht, weil es statt der fremden Struktur G auf dem Darmbakterium CJ die eigene Struktur G auf Nervenfasern registriert und bekämpft. Immunologen nennen dieses Phänomen auch „molekulares Mimikry", weil die eine Molekülgestalt auf CJ durch die andere auf Nervenfasern täuschend nachgeahmt wird. Molekulares Mimikry führt zu einer fehlerhaften Interpretation durch das Immunsystem. Eine neurologische Autoimmunkrankheit entsteht.

Die Entdeckung einer neurologischen Autoimmunkrankheit im 1. Weltkrieg

Die Kamera schwenkt auf hügelige Anhöhen in der Nähe der Stadt Péronne an der Somme. Wir schreiben das Jahr 1916 und Europa ist am Abgrund der Zerstörung. Engländer und Franzosen kämpfen auf der einen und Deutsche auf der anderen Seite. Die Schlacht an der Somme ist die größte Schlacht an der Westfront. Ärzte behandeln Verwundete und anderweitig Erkrankte, und drei französische Ärzte sind gerade dabei, eine wichtige Entdeckung zu machen. Georges Guillain, Jean-Alexandre Barré und André Strohl sind Ärzte der sechsten Französischen Armee. Guillain ist der Chefarzt des neurologischen Zentrums. Neurologische Themen sind in diesem Krieg in den Mittelpunkt gerückt, weil viele Soldaten an Splitterverletzungen des Schädels und Gehirns leiden. Die Ärzte untersuchen die Hirnflüssigkeit von zwei Infanteristen, die eine auffällige schlaffe Lähmung der Beine zeigen, ausgefallene Reflexe aufweisen und leichte Missempfindungen spüren. Sie sind nicht verwundet, haben also diese Beschwerden aus anderen Gründen. Die Hirnflüssigkeit hat Zeichen der heftigen Entzündung, aber Keime sind nicht nachweisbar. Noch im Krieg publizieren sie diese Fälle und bald gesellen sich weitere Beschreibungen hinzu, wobei die Verbindung zu Infektionskrankheiten offensichtlich ist. Nach dem ersten Weltkrieg erhält die Krankheit den Namen akute infektiöse Polyneuritis (poly = viele; Neuritis = Nervenentzündung; also Entzündung vieler Nerven). Später wird sie Guillian-Barré-Strohl-Syndrom genannt.

1.6 Einmal dick, immer dick

Zunächst ist es gut, ein bisschen Polster zu haben, also Fettgewebe, sodass wir für den Notfall gerüstet sind. Davon wird in diesem Buch berichtet. In Zeiten des Nahrungsmangels oder während kritischer Lebenszeiten ohne Nahrungsaufnahme profitieren wir von diesen Vorräten. Auch Babys sind gleich von Geburt an in der Regel gut ausgestattet, um den Start in die neue Welt mit Reserven anzugehen. Doch eines stört uns im Laufe des Lebens doch, wenn es nämlich mit der Gewichtsentwicklung immer weiter voranschreitet und wenn das Übergewicht im Sinne von „einmal dick, immer dick" erhalten bleibt.

Für Kinder trifft dieser Sachverhalt erwiesenermaßen zu. Kinder wurden in großangelegten Studien mehrfach über verschieden lange Zeiträume untersucht. Eine Studie stammt von Jugendmedizinern des Klinikums der Goethe-Universität Frankfurt. Dort wurden bei der Schuleingangsuntersuchung des Jahrgangs 2011 Körpergewicht und Körpergröße der Kinder routinemäßig erfasst. Zwei Jahre später wurden die Kinder im Kontext einer zahnärztlichen Vorsorgeuntersuchung erneut betrachtet. Bei der ersten Untersuchung zeigte sich, dass adipöse Kinder im Vergleich zu Kindern anderer Gruppen häufiger ein eigenes Fernsehgerät besaßen und häufiger fernsahen, eine Spielekonsole hatten, weniger Sport trieben und häufiger Eistee, Cola oder Limonade tranken.

Bei der zweiten Untersuchung derselben Frankfurter Kinder zwei Jahre später waren in den unterschiedlichen Gruppen mit Übergewicht und Adipositas nicht weniger Kinder, sondern im Gegenteil mehr Kinder vorhanden. Die Anzahl der normalgewichtigen Kinder hatte dagegen etwas abgenommen. Insgesamt 78 % der Kinder aus der Gruppe der Adipösen blieben in dieser Gruppe. Immerhin wechselten 20 % der Adipösen in die

Gruppe der Übergewichtigen (nahmen also etwas ab), und 2 % wanderten sogar zu den Normalgewichtigen. Allerdings gingen auch 15 % der vormals Übergewichtigen in die Gruppe der Adipösen über. Liegt hier ein Gedächtnis für ein hohes Körpergewicht vor, das die Speicherung von energiereichen Bausteinen im Fettgewebe auf lange Zeit stabilisiert?

Das bräuchte uns alles nicht sehr zu beunruhigen, wenn die kindliche Adipositas nicht mit in das Erwachsenenalter hinübergenommen werden würde. Untersucher müssen sich also eher fragen, ob adipöse Kinder im Erwachsenenalter auch noch in dieser Gruppe verbleiben. Eine solche Studie wurde in *Bogalusa* in der Nähe von *New Orleans, Louisiana,* an über 2500 Kindern durchgeführt. Die erste Untersuchung fand zwischen dem 2. und 17. Lebensjahr und die zweite Untersuchung zwischen dem 18. und 37. Lebensjahr statt. Ein und dieselbe Person wurde so über 17 Jahre beobachtet. Von den adipösen Kindern blieben 77 % in der Gruppe der Adipösen. Das ist eine perfekte Übereinstimmung mit der deutschen Studie an Frankfurter Grundschülern. Manche Personen haben wohl eine Art von Gedächtnis für das erhöhte Körpergewicht.

Wie ist es aber, wenn übergewichtige und adipöse Erwachsene deutlich an Gewicht abnehmen und nach längerer Zeit wiedergesehen werden? Erinnert sich der Körper dann auch noch an ein hohes Körpergewicht? Hierzu existiert eine aufschlussreiche Studie aus den Niederlanden, die Personen nach erfolgreicher Gewichtsabnahme ein zweites Mal untersuchte. Initial wurden gesunde übergewichtige und adipöse Personen eingeschlossen. Sie führten eine stark kalorienreduzierte Diät durch und nahmen so bei einer durchschnittlichen Größe von 1,70 m und einem Ausgangsgewicht von 87,3 kg insgesamt 7,9 kg ab. Das ist ein super Erfolg.

Nach mehr als 2 bis maximal 8 Beobachtungsjahren wurden sie erneut gesehen, und es stellte sich heraus, dass sie auf 88,0 kg zugenommen hatten. Sie hatten also ihr Ausgangsgewicht wieder erreicht. Der sogenannte *Body Mass Index* (Gewicht durch Körpergröße im Quadrat) war nach der Diät von initial $30,2 \text{ kg/m}^2$ auf $27,9 \text{ kg/m}^2$ gesunken und dann auf $30,6 \text{ kg/m}^2$ wieder angestiegen. Auch hier liegt eine Art von Gedächtnis vor, das nach Gewichtsabnahme dazu beiträgt, das deutlich erhöhte Ausgangsgewicht erneut zu erreichen. Wenn Sie jetzt die Frage stellen, wie das alles geht, muss ich Sie auf das Ende des Buches verweisen, denn so lange brauchen Sie, bis Sie die Zusammenhänge verstanden haben.

Auf den Punkt gebracht

- Tiere und Menschen besitzen innere Landkarten, die Nahrungsplätze und Wasserstellen verzeichnen. Das mentale Gedächtnis leistet uns gute Dienste.
- Im Laufe des Evolutionsprozesses wurde das Gedächtnis für Überlebensstrategien wie Suche nach Wasser und Nahrung optimiert.
- Erinnerung kann sehr unangenehm sein, wenn wir Traumata erinnern wie solche aus dem Vietnamkrieg oder nach Entführung und/oder Gefangenschaft. Insbesondere die Folgereaktionen beim Wiedererinnern sind problematisch (Buchteil III).
- Das immunologische Gedächtnis gegenüber Infektionskrankheiten ist oft von großem Vorteil, weil eine Infektionskrankheit beim zweiten Mal harmlos verläuft. Fehlt ein immunologisches Gedächtnis, bedeutet es Gefahr bei erneuter Infektion.
- Manchmal kann das immunologische Gedächtnis fehlgeleitet sein und eigenes Gewebe attackieren. Das Beispiel mit dem Bakterium CJ und der Struktur G zeigt dies eindrucksvoll. Die Störung des Immunsystems kann hier zu einer chronischen Nervenkrankheit führen. Eine Autoimmunkrankheit liegt vor.

— Hinsichtlich des Körpergewichtes liegt bei kleinen Kindern, älteren Kindern, Jugendlichen und Erwachsenen ein Gedächtnis für die Körperfülle vor. Nach Gewichtsabnahme kommt es fast regelhaft zur Gewichtszunahme, sodass das Ausgangsgewicht erneut erreicht wird.

Weiterführende Literatur

Boyer D, Walsh PD (2010) Modelling the mobility of living organisms in heterogeneous landscapes: does memory improve foraging success? Philos Trans A Math Phys Eng Sci 368(1933):5645–5659

Freedman DS, Khan LK, Dietz WH, Srinivasan SR, Berenson GS (2001) Relationship of childhood obesity to coronary heart disease risk factors in adulthood: the Bogalusa Heart Study. Pediatrics 108(3):712–718

Funk MB, Bausback-Schomakers S, Hanschmann KM, Gerhards B, Kuhn K, Krackhardt B (2015) Overweight in primary school-age children. Prevalence and risk factors. Bundesgesundheitsblatt Gesundheitsforsch Gesundheitsschutz 58(10):1110–1117

Goodfellow JA, Willison HJ (2016) Guillain-Barre syndrome: a century of progress. Nat Rev Neurol 12(12):723–731

Guillain G, Barré JA, Strohl A (1916) Sur un syndrome de radiculo-névrite avec hyperalbuminose du liquide cephaloarchidien sans réaction cellulaire: remarques sur les caractères cliniques et graphiques des réflexes tendineux. Bull Soc Med Hop Paris 40:1462–1470

Kampusch N (2012) 3096 Tage. Ullstein, Berlin

Milner GR, Chaplin G (2010) Eastern North American population circa A.D. 1500. Am Antiq 75:707–726

Monod J (1971) Zufall und Notwendigkeit. Piper, München

Nairne JS, Pandeirada JN, Thompson SR (2008) Adaptive memory: the comparative value of survival processing. Psychol Sci 19(2):176–180

Nairne JS, Pandeirada JN (2010) Adaptive memory: ancestral priorities and the mnemonic value of survival processing. Cogn Psychol 61(1):1–22

Reemtsma JP (1996) Im Keller. Hamburg Edition HIS Verlagsgesellschaft, Hamburg

Selz C (2017) Wüstenelefanten muss man suchen. ► http://www.zeit.de/reisen/2012-04/namibia-wueste-nelefanten

van der Kolk B (2014) The body keeps the score – mind, brain and body in transformation of trauma. Penguin, New York

Vogels N, Diepvens K, Westerterp-Plantenga MS (2005) Predictors of long-term weight maintenance. Obes Res 13(12):2162–2168

Das mentale Gedächtnis

© Springer-Verlag GmbH Deutschland, ein Teil von Springer Nature 2020
R. H. Straub, *Drei Gedächtnisse für den Körper*, https://doi.org/10.1007/978-3-662-59131-4_2

Rund um das mentale Gedächtnis erkenne ich zwei große Hauptlager von Wissenschaftlern, die unterschiedlich an diese komplexe Thematik herangehen.

Zum einen sind dies die Neuropsychologen zusammen mit den Experten zur Bildgebung des Nervensystems. Sie erfassen das mentale Gedächtnis pragmatisch von einer modellhaften Seite, um mit psychologischen Tests in Kombination mit Bildgebung (Kernspintomografie u. a.) die Dynamik, die verschiedenen Formen des Gedächtnisses, die Orte der Gedächtnisbildung und die Störungen des Gedächtnisses genauer zu beschreiben. Sie wagen den Blick aus der Vogelperspektive auf das Gehirn. Im Prinzip waren oft Patienten mit Gedächtnisstörungen nach unterschiedlichsten Ereignissen wie Schlaganfall oder Verletzung der Ausgangspunkt der Beschreibung von Gedächtnis und Gedächtnisstörung.

Auf der anderen Seite sind da die funktionellen und molekularen Neurowissenschaftler, die genau wissen wollen, wie Gedächtnis auf dem subzellulären Niveau, auf der Nervenzellebene und im Zellverband in einem bestimmten Hirnareal funktioniert. Da gibt es diese Synapsen, die wir schon im Schulunterricht kennengelernt haben, und die haben es den Neurowissenschaftlern angetan. Einer der Hauptvertreter hierzu ist der Nobelpreisträger Eric Kandel, der sich vor allen Dingen mit der Meeresschnecke *Aplysia* (Seehase) und deren Gedächtnis beschäftigte (das kommt weiter unten).

Natürlich sind die Bereiche nicht scharf voneinander zu trennen und jeder Wissenschaftler auf der einen oder anderen Seite kennt die jeweils andere Sphäre. Gemeinsam ist allen das Interesse am Netzwerk der untereinander verknüpften Hirnareale, die für Gedächtnis zuständig sind. Gemeinsam ist auch das Interesse an der klinisch relevanten Störung des Gedächtnisses, wie es sich zum Beispiel bei der posttraumatischen Belastungsstörung und der Alzheimer-Krankheit zeigt. Gemäß den unterschiedlichen Zugängen sind die Inhalte der Forschungslandschaft verschieden.

In diesem Buch wird gemäß den unterschiedlichen Wegen zunächst der neuropsychologische Aspekt der Gedächtnisforschung dargestellt, da diese Wissenschaft chronologisch betrachtet dem anderen Ansatz vorausging. Danach folgt der molekular neurowissenschaftliche Teil der zweiten Hauptlinie der Gedächtnisforschung. Beginnen aber wollen wir mit dem evolutionsgeschichtlich bedeutenden Geruchssinn und Geruchsgedächtnis. Das liefert uns einen ersten Einstieg in die Materie, da so ein paar wichtige Regionen im Gehirn beleuchtet werden.

2.1 Geruchssinn und Gedächtnis

2.1.1 Das evolutionsgeschichtlich alte Geruchsgedächtnis

Sicher war in den Anfängen der Evolutionsgeschichte ein chemosensitives Gedächtnis für Nährstoffe, für Ionen (z. B. Natriumionen) und für Umweltgifte. Es war ein primitives Gedächtnis, eines „Geruchsgedächtnis". Schon bei Bakterien können sich nach einer Auseinandersetzung mit Umweltgiften langfristig wirksame Gegenmechanismen entwickeln, die sie in Zukunft vor ähnlichen Gefahren schützen. Das Bakterium lernt sozusagen die Umwelt zu erkennen und die Information zu speichern.

Ein anderes Beispiel sind die sogenannten „sozialen Amöben" oder Schleimpilze (*Dictyostelium discoideum*). Dieser Schleimpilz kann als Einzeller oder Mehrzeller leben. Bei Nahrungsmangel schließen sich die einzelligen Amöben zu einem Verband von Amöben zusammen, der hiernach sehr beweglich werden kann. Verschiedene Amöben

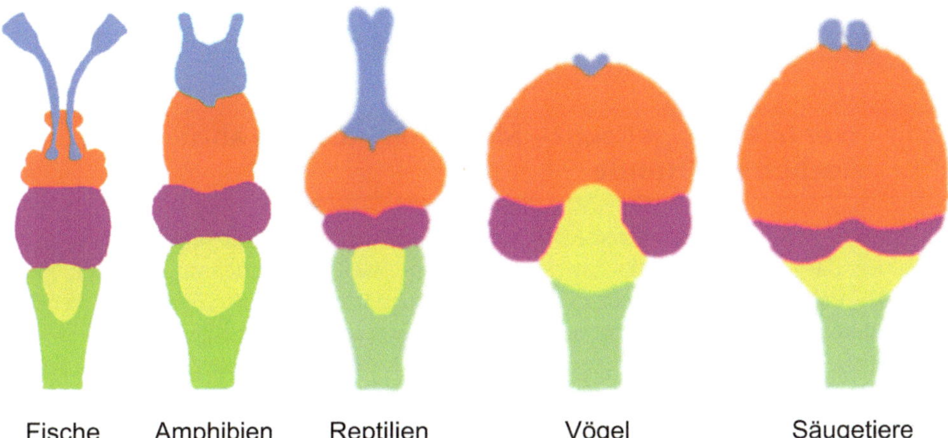

Abb. 2.1   Aufsicht von hinten und oben auf das Gehirn verschiedener Tierklassen. Diese Abbildung zeigt die relativen Anteile verschiedener Hirnstrukturen. Die Größenverhältnisse zwischen den Tierklassen sind nicht wirklichkeitsgetreu. Blau: geruchsbezogene Areale; orangerot: Großhirn; magenta: Sehhirn; gelb: Kleinhirn; grün: Rückenmark/verlängertes Mark

übernehmen unterschiedliche Aufgaben. So identifizierten Wissenschaftler die Wächteramöbe, deren Aufgabe es ist, Gifte und Bakterien zu fressen und Abfall aufzunehmen. Wenn Wächteramöben diese Gifte aufgenommen haben, fallen sie vom sozialen Verband ab und bleiben im abgestoßenen Schleim zurück. Das Auftreten der Wächteramöbe ist eine Gedächtnisfunktion dieses Amöbenverbandes, um Gifte loszuwerden und sich so zu schützen. Das Geruchsgedächtnis ist auch bei Tieren eine bedeutende Einrichtung. Sie dient folgenden Dingen:

1. Nahrungs- und Flüssigkeitssuche
2. Abwehr von Giften
3. Schutz vor Krankheit
4. Auffinden eines Sexualpartners
5. Auffinden des richtigen Paares von Mutter und Nachkommen
6. Auffinden der behaglichen Umgebung
7. Schutz vor falschen Freunden
8. Zuordnung zu den richtigen Freunden u. Ä.

Im Laufe der Evolutionsgeschichte wurden Hirnstrukturen für das Geruchsgedächtnis angelegt, die sich bei den Tierarten in einem enormen Ausmaß veränderten. Bei Fischen, Amphibien und Reptilien waren die neuronalen Strukturen für das Riechen relativ zu den anderen Anteilen des Gehirns viel größer als bei Vögeln oder Säugetieren. Bei Vögeln und Säugetieren nahm dagegen das Großhirn relativ zu den anderen Anteilen stark zu (**Abb. 2.1**).

Für Fische, Amphibien oder Reptilien ist Riechen noch sehr viel wichtiger als für Vögel und Säugetiere. Notwendigerweise sind auch die Funktionen des Geruchsgedächtnisses sehr viel wichtiger und der relative Anteil am Gesamtgedächtnis hat daher viel mit Riechen zu tun. Bei Vögeln und Säugetieren nimmt die relative Größe der geruchsbezogenen Anteile deutlich ab, sodass auch die damit in Beziehung stehenden Anteile des Gedächtnisses abnehmen. Dagegen nehmen die dem Sehen dienenden Anteile deutlich zu, sodass der Gesichtssinn oder die visuelle Wahrnehmung bei Vögeln und Säugetieren immer wichtiger wird, besonders das räumliche Sehen (3D-Sehen).

2.1.2 Wer hätte es gedacht – Menschen können ähnlich gut riechen wie Hunde

Aufgrund der Größenverhältnisse, wie sie in ◘ Abb. 2.1 dargestellt sind, entwickelte sich die Idee, dass Menschen nicht gut riechen können, weil ihr Geruchsapparat so klein sei. Diese Vorstellung des zu klein geratenen Geruchssinns beim Menschen im Vergleich zu anderen Tierarten ist nicht richtig. Neuere Betrachtungen zeigen, dass diese Vorstellungen auf zweifelhaften Befunden aus dem 19. Jahrhundert beruhen. Diese frühere Lehre geht auf den großen Neurowissenschaftler Paul Broca (1824–1880) zurück, von dem wir in diesem Kapitel noch öfters hören werden. Der relative Anteil des Geruchssystems schien in Beziehung zum gesamten Gehirn des Menschen viel kleiner als bei anderen Tierarten zu sein. Demgemäß könne der Mensch weniger gut riechen.

Die Beurteilung von Paul Broca basierte nicht auf vergleichenden sensorischen Geruchsuntersuchungen; es war lediglich eine Annahme, weil das Geruchssystem so viel kleiner als das Stirnhirn war. Broca verlagerte die „aufgeklärte Intelligenz" des Menschen und den „freien Willen" in das Stirnhirn, sodass der Geruchsapparat in diesem Hirnareal dagegen unbedeutend sein müsse. Die Überlegung war: Menschen sind nicht wie Tiere von „niedrigen" Geruchsphänomenen abhängig. Und wie es so ist, haben Wissenschaftler über 100 Jahre dieselbe Geschichte weiter erzählt.

Andere Disziplinen haben von diesen Überlegungen Gebrauch gemacht. So nahm Siegmund Freud (1856–1939) den Gedanken auf und bezeichnete den menschlichen Geruchssinn als zurückgebildet. Freud berichtete, dass bei Tieren Geruch und Sexualverhalten eng miteinander in Beziehung stünden, dass dies aber beim Menschen nur eine kleine Rolle spiele. Hieraus könne krankhaftes Verhalten des Menschen abgeleitet werden. In seiner Theorie der psychosexuellen Entwicklung war die anale und orale Phase stark an Geruch gekoppelt (auch Geschmack und Tastsinn). In diesen Phasen befindet sich das kleine Kind in einer animalischen Phase des Lebens, weil in diesem Zeitfenster Geruch eine wichtige Rolle spielt. Beide – Broca und Freud – untersuchten den Geruchssinn aber nicht wirklich, und so waren diese Ausführungen spekulativer Natur.

Eine Richtigstellung kam im Mai 2017 im angesehenen Wissenschaftsmagazin Science durch John McGann von der Rutgers Universität in den USA. Die relative Größe des Geruchskolbens, der unterhalb des Stirnhirns liegt, macht beim Menschen nur 0,01 % des gesamten Gehirns aus, was sich gegenüber den 2,0 % der Maus klein ausnimmt (Faktor 200). Faszinierenderweise ist aber die Zahl der Nervenzellen im Riechkolben bei verschiedenen Tierarten sehr konstant. Sie schwankt mit kleiner Variation um die Zahl 10 Mio., egal ob Mensch, Makaken, Kaninchen, Maus, Meerschweinchen, Maulwurf oder Elefant. Auch die Fläche des Riechbereiches in der Nase variiert wenig und reicht von etwa 1 cm^2 bis 7 cm^2. Die Zahl der mit Geruch in Verbindung stehenden Gene für Riechrezeptoren ist unter Betrachtung der enormen Größenunterschiede der Arten sehr ähnlich und rangiert zwischen 350 und 1000. Der Mensch zeigt mit 350 die kleinste Anzahl an Genen.

Was aber beim Menschen deutlich anders ist als bei der Maus, ist die Verknüpfungsmöglichkeit mit anderen weit mehr ausgebauten neuen Regionen des Gehirns, sodass die Interpretation von Gerüchen eine viel größere Bandbreite erlaubt. So haben Menschen im Vergleich zur Maus trotz der etwas kleineren Riechfläche in der Nase und der geringeren Anzahl von Genen für Riechrezeptoren eine größere Möglichkeit der Geruchsinterpretation. Wir können etwa 10^{12} verschiedene Gerüche wahrnehmen (1000 Mrd.), und wir konzentrieren uns auf andere Gerüche wie Parfüms, Käse und Wein, weil den Menschen Körper-, Urin- oder Fäkalgeruch weniger wichtig war.

Die ersten vergleichenden Untersuchungen zwischen verschiedenen Tierarten zeigen, dass wir Bananengeruch ähnlich gut riechen wie Maus und Hund, dass wir aber beim Riechen von Blut sehr viel empfindlicher reagieren. Wer hätte das gedacht? Menschen können ähnlich gut riechen und zielsicher zum Beispiel eine Schokoladenspur ausmachen, wenn sie sich wie ein Hund mit der Nase am Boden bewegen. Hanns Hatt beschreibt es in seinem „Maiglöckchen-Buch" eindrucksvoll, wie Hund und Mensch eine Zickzack-Bewegung beschreiben, um der Duftspur zu folgen.

2.1.3 Neurochirurgen und Seepferdchen

In den 1940er und 1950er Jahren operierten Neurochirurgen wegen Epilepsie oder psychiatrischen Krankheiten wie Schizophrenie oder Paranoia an bestimmten Hirnarealen, um das krankhafte Problem „wegzuschneiden". Ein Begründer der Methode war Wilder Penfield (1891–1976), der an der McGill Universität in Montreal arbeitete. Bei diesen Operationen wurde am offenen Schädel die Oberfläche des Gehirns elektrisch stimuliert und Penfield konnte am wachen Patienten erfahren, was dadurch geschah. Das hört sich heroischer an, als es ist, aber das Gehirn ist nicht schmerzempfindlich. Dieses Vorgehen war sinnvoll, denn Penfield wollte ja nicht wichtige Hirngebiete chirurgisch entfernen, in denen fundamentale Funktionen angesiedelt waren. Penfield testete also erst und dann wurde vorsichtig entfernt.

Bei diesen Aktionen beobachtete Penfield, dass die Stimulation des sogenannten Schläfenlappens bei manchen Patienten zur Wiedererinnerung von lebendig geschilderten Gedächtnisinhalten, zum Wiedererleben von Gerüchen, zu traumartigen Erinnerungen und Halluzinationen im Bereich des Hörens und Sehens führte. Diese Studien lenkten den Blick der Gedächtnisforschung intensiv auf die Regionen des Hippokampus, was auf Deutsch Seepferdchen heißt. Das Geruchsgedächtnis könnte also wesentlich im Hippokampus verortet sein. Seepferdchen haben übrigens einen guten Geruchssinn.

Besonders die Arbeiten eines anderen Neurochirurgen, William Scoville (1906–1984) aus Hartford in Connecticut, waren bedeutend. Scoville behandelte einen Patienten, der als Henry Gustav Molaison (kurz H.M.) große Berühmtheit in der Gedächtnisforschung bekam. Der Patient war nach einem Unfall in Kindertagen an einer schweren Epilepsie erkrankt. Zuletzt hatte der Patient bis zu 10 Bewusstseinsstörungen und einen schweren Anfall pro Woche, sodass sich Scoville zu einer Entfernung des unteren Schläfenlappens inklusive des Hippokampus entschloss. Solche Operationen waren damals der allerletzte Ausweg. Nach der Entfernung hatte der Patient H.M. schwere Gedächtnisstörungen. Also war der Hippokampus maßgeblich an der Gedächtnisbildung beteiligt. Sie fragen nun zurecht, ob der Hippokampus mit dem Geruchssinn gekoppelt ist.

2.1.4 **Geruch und das limbische System**

Paul Broca hat 1878 den Begriff „limbisch" eingeführt (lat. *limbus,* Umgrenzung, Saum) und limbisch hatte für ihn eine rein anatomische Bedeutung (in ◘ Abb. 2.2 gezeigte türkisblaue Bereiche). Diese umgrenzte Region liegt zwischen Hirnrinde (braun, orangerot und violett) und Hirnstamm (grün).

Dieses „limbische System" ist öfters der Ausgangspunkt von epileptischen Anfällen mit den entsprechenden Gefühlen und Verhaltensauffälligkeiten. Das limbische System ist eng mit dem Geruchssystem gekoppelt, weil bei diesen Anfällen Geruchsempfindungen auftreten. Die Geruchsbahn aus der Nase endet nämlich mit wichtigen Anteilen an zentralen Stellen dieses limbischen Systems, und die Informationen werden dann im limbischen System zur Verfügung gestellt und an andere Hirnregionen weitervermittelt (blauvioletter Riechkolben und blauviolette Pfeile in ◘ Abb. 2.2).

Zum limbischen System gehören die obersten Hormonzentren des Hypothalamus (schwarze Kerne in ◘ Abb. 2.2), die obersten Zentren des autonomen Nervensystems (z. B. Herz-Kreislauf-Atmungs-Funktionen; brauner Kern und braune Bahn), Ess- und Sättigungszentren (im Bereich der schwarzen Kerne), der Mandelkern (oder Amygdala; zuständig für Gefahranalyse und affekt- oder lustbetonte Empfindungen; dunkelblauer Kern) und eben der Hippokampus (gelborange Kreisfläche), der an wichtigen Lernprozessen

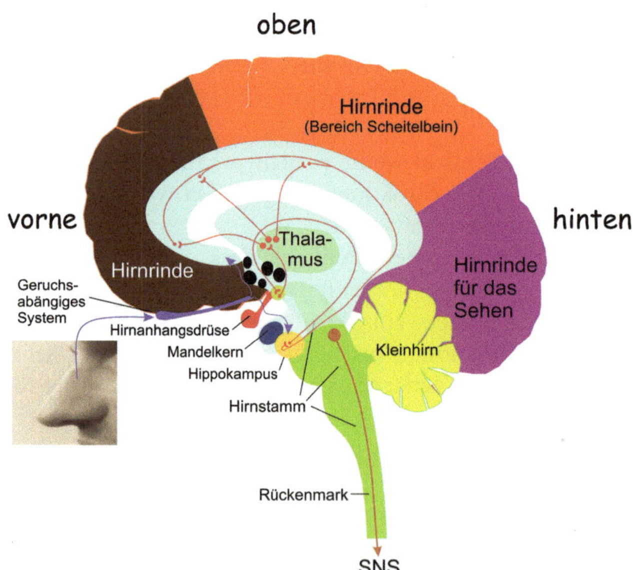

◘ **Abb. 2.2**   Längsschnitt durch das menschliche Gehirn mit limbischem System. Die roten Bahnen (Papez-Kreis) zeigen einen Nervenbahnenkreis nach James Papez (1883–1958), der für Gefühl und Gedächtnisbildung sehr relevant ist. Türkisblau: limbisches System oder zum limbischen System eng zugehörig; olivgrün: Mamillarkörper (gehört zum limbischen System); blauviolett: Riechkolben und Pfeilverbindungen zum limbischen System; braun: oberster Kern und Bahnen des sympathischen Nervensystems (SNS); schwarz: Hypothalamuskerne (Hormone); orangerot: Großhirn im Bereich des Scheitels (Hirnrinde); dunkelbraun: Stirn- oder Frontalhirn; magenta: Sehhirn (Hirnrinde); gelb: Kleinhirn; grün: Thalamus + Hirnstamm + Rückenmark. Der Anteil mit Mandelkern und Hippokampus liegt seitlich und vor dem grünen Hirnstamm in Anteilen des mittleren Schläfenlappens beteiligt ist. Nun wird auch klar, dass Geruch sehr direkt mit Gefühl, Gefahr und Erinnerung verknüpft ist.

Das limbische System gruppiert sich um alte Anteile des Gehirns (grüne Anteile in ◘ Abb. 2.2). Dazu gehören die Kerne des obersten Schmerzzentrums, des Thalamus. Der Mandelkern und der Hippokampus gehören zu den evolutionsgeschichtlich alten Anteilen. Sämtliche Areale sind durch Nervenbahnen untereinander verknüpft, sodass zum Beispiel Schmerzen (Thalamus) gespeichert, mit Gefühlen verknüpft, mit Hormonausschüttungen der Hirnanhangsdrüse verquickt und mit einer Aktivierung des sympathischen Nervensystems gekoppelt werden. So ähnlich ist es auch mit Gerüchen, die mit Gefühlen im Mandelkern verbunden sind, mit Hormonausschüttungen aus der Hirnanhangsdrüse einhergehen, das sympathische Nervensystem im Sinne einer Schreckreaktion aktivieren (z. B. Salmiakgeruch) und im Hippokampus abgespeichert werden.

Gerüche können lustvoll erlebt werden und sexuelles Verhalten oder Essverhalten auslösen, die ihren Ursprung auch im limbischen System haben. Natürlich sind auch Anteile der Großhirnrinde – besonders das Stirnhirn (braune Hirnrinde in ◘ Abb. 2.2) beteiligt, und auch dort kann Abspeicherung stattfinden, aber primär kommen die Geruchssignale zuerst im limbischen System an (türkisblaue Anteile).

In neuen Arbeiten zum limbischen System wird allerdings klar gemacht, dass es sich keinesfalls um ein streng abgeschlossenes Gebiet handelt, wie es die roten Linien des Papez-Kreises suggerieren. Da gibt es mannigfaltige Verknüpfungen zu vielen Arealen der Großhirnrinde (orangerot und dunkelbraun in ◘ Abb. 2.2) oder zu anderen Hirnregionen wie zum Hirnstamm, wodurch zum Beispiel das sympathische und parasympathische Nervensystems und das Hormonsystems aktiviert werden (◘ Abb. 2.3).

Mit diesen einleitenden Betrachtungen zum evolutionsgeschichtlich alten Geruchsgedächtnis, dem limbischen System und dem Hippokampus (dem Seepferdchen) haben wir jetzt eine Vorstellung davon, wie die Dinge im Gehirn verortet sind. Bevor wir jedoch die Frage der molekularen und neuronalen Korrelate des Gedächtnisses näher betrachten, machen wir uns erst einmal mit dem neuropsychologischen Ansatz der Gedächtnisforschung vertraut.

2.2 Neuropsychologische Wissenschaft und Bildgebung

2.2.1 Es begann mit Broca und Wernicke

In der Rue de L'École de Médecine Nr. 15 im Pariser Stadtteil Montparnasse liegt das altehrwürdige Museum von Dupuytren, eine Sammlung des Anatomen und Chirurgen Guillaume Dupuytren aus dem 19. Jahrhundert (1777–1835). In diesem Museum sind skurrile Dinge wie siamesische Zwillinge und andere gespenstische menschliche Objekte ausgestellt. Dort ruht in einem großen mit Alkohol gefüllten Glasbehälter auch das berühmte Gehirn von „Monsieur Tan". Auch wenn nun schon einige Jahre über dieses Gehirn hinweggegangen sind und eine signifikante Ausbleichung stattgefunden hat, so erkennt jeder den geschädigten Bereich im linken seitlichen Stirnhirn. Wie ein ausgefranster Krater zeigt sich dort ein umschriebener Defekt auf der Oberfläche der Hirnrinde.

Monsieur Tan erlitt einen Schlaganfall, bei dem das genannte Hirngebiet im linken Stirnhirn sehr umschrieben zerstört wurde. Monsieur Tan hieß eigentlich Monsieur Leborgne, was ja auch französischer klingt, aber Herr Leborgne konnte nach

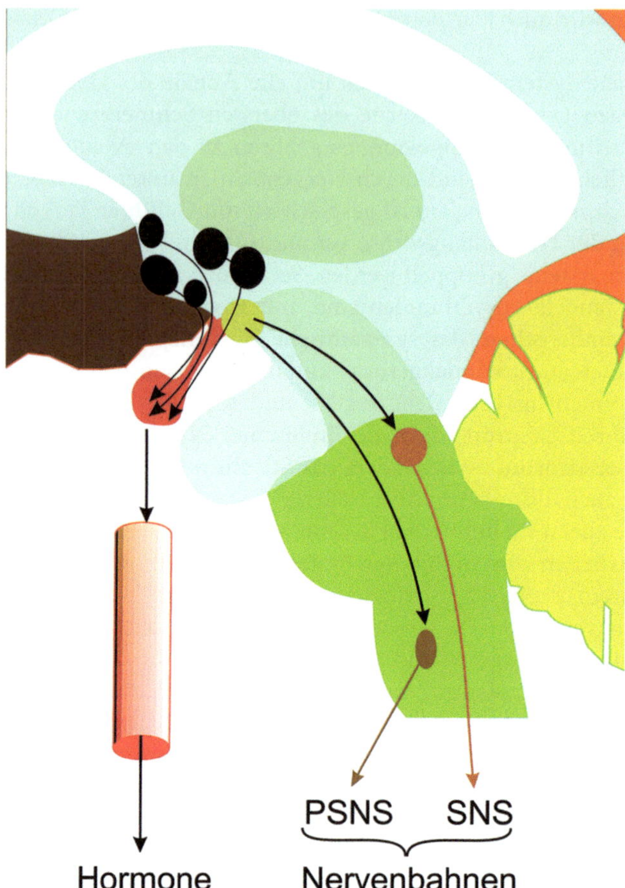

■ **Abb. 2.3**   Verbindungen von Hypothalamus und limbischem System mit der Hormonwelt und den autonomen Nervenbahnen. Gezeigt sind Anteile des limbischen Systems (türkisblau) und des Hypothalamus mit dem olivgrünen Mamillarkörper und den schwarzen Kernen. Das sympathische Nervensystem (SNS) ist eine wichtige Stressachse und das parasympathische Nervensystem (PSNS) ist repräsentiert durch den Vagusnerv, den wichtigsten Verdauungsnerv. Die schwarzen Kerne des Hypothalamus sind mit der roten Hirnanhangsdrüse verknüpft. Dort werden Hormone in die Blutbahn abgegeben. Die schwarzen Kerne und der olivgrüne Kern sind untereinander verbunden. Vergleichen Sie die Lage der Strukturen mit ■ Abb. 2.2 (einige Anteile der Abb. sind hier weggelassen worden)

dem Schlaganfall nur noch die Silbe ‚Tan' aussprechen. So erhielt er seinen berühmten Namen. Er verstand alles, was gesagt wurde, und durch Gestikulation und wilde Artikulationsversuche konnte er sich ein bisschen verständlich machen. In diesem Zustand traf er um 1860 auf Paul Broca, der großes neurowissenschaftliches Interesse an Monsieur Tan hatte und ihn daher genauer untersuchte.

Broca stellte eine Störung der Sprachproduktion fest, die nicht mit Sprachverständnisproblemen einherging. Eine kurze Zeit nach dem Schlaganfall verstarb Monsieur Tan und Broca konnte das Gehirn untersuchen. Er fand keine andere Schädigung als jene im linken Stirnhirn und erkannte, dass diese Region ausnehmend wichtig für die Sprache sein musste. Bei Rechtshändern — 95 % aller Menschen sind rechtshändig – befindet sich diese Region im linken Stirnhirn wie bei Monsieur Tan. Damit war zum allerersten Mal eine sehr begrenzte Hirnschädigung mit einer Veränderung eines geistigen Prozesses in Verbindung gebracht worden. Man kann diese wissenschaftshistorische Erkenntnis nicht hoch genug schätzen, weil hiermit Elemente des Verhaltens, die der unveränderlichen Seele zugeschrieben wurden, mit einem Mal in einer Hirnregion mit Nervenzellen geortet wurden.

Nur 14 Jahre später entdeckte ein anderer Wissenschaftler, Carl Wernicke aus Oberschlesien (1848–1905), eine andersgeartete Sprachstörung. Im Alter von 26 Jahren hatte Wernicke auf dem Boden von Hirnbefunden bei Schlaganfall ein Zentrum im linken Schläfenlappen aufgespürt: Broca – Stirn und Wernicke – Schläfe. War diese Region geschädigt, so sprach der Betroffene schlimmes Kauderwelsch. Im Gegensatz zu den Broca-Patienten konnten die Wernicke-Patienten die Sprache nicht verstehen, aber ziemlich gut sprechen, nur gab das Gesprochene keinen Sinn. Des Weiteren war das Verständnis von Sprache komplett gestört und die Unterhaltung mittels Worten war nicht mehr möglich.

Die Wernicke-Störung hat sehr viel mit dem Hören zu tun, da viele Elemente des Hörens im Schläfenlappen untergebracht sind. So können diese Patienten auch andere akustische Phänomene oft nicht richtig einordnen. Allerdings können sie auf Aufforderung den eigenen Namen schreiben, Zahlen schreiben und rechnen, vorgeschriebene Sätze kopieren und zeichnen. Wernicke erkannte auch, dass zwischen dem Broca-Schädigungsgebiet im linken Stirnhirn und „seinem" Hirnareal im linken Schläfenlappen Verbindungen existieren müssen, die richtiges Sprechen erst möglich machen. Er wies hiermit auf die Möglichkeit eines funktionellen Netzwerkes verschiedener Hirnteile hin. Damit waren große Anteile des Sprachsystems entdeckt und der heute selbstverständliche Netzwerkgedanke zum ersten Mal formuliert worden.

Ausgangs des 19. Jahrhunderts ist auf diese Weise der Geist oder die Seele von Platon (428–348 v. Chr.) auf der Landebahn der materiellen Nervenzellen mit ihren elektrischen Aktivitäten gelandet. Exakt definierte geistige Fähigkeiten ließen sich bestimmten Hirnarealen zuordnen und dabei gab es Seitenunterschiede. So gaben Broca und Wernicke den Startschuss für die neuropsychologische Wissenschaft. Im Kontext des allgemeinen Themas dieses Buchteils wird aber klar, dass Anteile des Gedächtnisses für Hören, Sprache, Spracherkennen und Sprachmotorik in diesen beiden wichtigen Hirnarealen liegen müssen.

2.2.2 Psychophysik und ein erster Gedächtnistest

Gustav Theodor Fechner aus Sachsen (1801–1887) ist ein deutscher Mediziner, Physiker und Naturphilosoph. Fechner ist der Begründer einer frühen Form einer psychologischen Wissenschaft, die Psychophysik. Diese Wissenschaft ist an der Grenzlinie zwischen objektiv Messbarem und subjektivem Erleben angesiedelt. Dabei spielen die Sinneseingänge wie Hören, Sehen, Riechen, Schmecken und Tasten auf der einen Seite und das subjektive Erleben auf der anderen eine wichtige Rolle. Zum Beispiel konnte Fechner sogenannte Schwellen der Wahrnehmung bestimmen, in dem er einen Sinneseingang immer stärker reizte, bis die Versuchsperson den Reiz subjektiv wahrnahm. Wurde beispielsweise der Lautstärkepegel eines Tones langsam erhöht, so konnte der Ton bei einer bestimmten Schwelle wahrgenommen und eine exakte Schwelle gemessen werden (physikalisch in Dezibel messbar).

2

Von Fechner stammt ein Gesetz, das einen Zusammenhang zwischen Empfindungsstärke und Logarithmus der Reizstärke beschreibt. Wenn der Experimentator zum Beispiel die Reizstärke verzehnfacht, empfindet die Testperson den Reiz nicht 10-mal stärker, sondern nur gemäß dem Logarithmus von 10 (=1), also doppelt so stark (1 + 1). Fechner fasste seine wichtigen Erkenntnisse in einem Buch im Jahr 1860 mit dem Titel „Elemente der Psychophysik" zusammen. Dieses bedeutende Buch hat es einem anderen deutschen Wissenschaftler dieser Zeit, Hermann Ebbinghaus aus Barmen (1850–1909), angetan. Nach dem Studium der Geschichte und Philosophie stieß Ebbinghaus zufällig in London in einem Antiquariat auf das Buch von Fechner. Er erkannte sofort die Tragweite der Psychophysik und er wendete diesen Ansatz erstmals auf die neuropsychologische Gedächtnisforschung an.

Dazu bildete Ebbinghaus kurze wenig sinngebende Silben aus Konsonant-Vokal-Konsonant wie zug, pij, tev, baz, fub und andere. Diese bot er sich selbst in rascher Folge bei immer gleicher Tageszeit und anderen konstanten Bedingungen an, um die Folge der Silben auswendig zu lernen. Daraufhin konnte er die typische Lernkurve erkennen, die den Erfolgsgrad des Lernens über Stunden und Tage sichtbar macht. Nach einem lernfreien Intervall versuchte er, sich an die schwierigen Silben über einen Zeitraum von 31 Tagen hinweg zu erinnern. Dabei zeigte sich bei ihm die Vergessenskurve, bei der am ersten Tag noch 100 %, an Tag 6 etwa 20 % und an Tag 31 nur noch 15 % abgerufen wurde. Seit diesen Untersuchungen wird die Vergessenskurve auch Ebbinghaus-Kurve genannt. Diese ersten Ergebnisse eines Gedächtnistests wurden von Ebbinghaus 1885 sehr detailliert publiziert. Fazit: Nur 15 % der Information gehen in das Langzeitgedächtnis über. Das ist erschreckend wenig, aber damit müssen wir uns abfinden.

Im diesem Buch beschreibt Ebbinghaus bereits wichtige Grundsätze der Gedächtnisforschung wie „wer schnell lernt, vergißt auch schnell", „relativ lange Vorstellungsreihen haften fester als relativ kurze" und „der alternde Mensch vergißt das Spätestgelernte am schnellsten" usw. Ebbinghaus ist besonders an der Naturwissenschaftlichkeit seiner Methode interessiert und das hat er mit Fechner gemeinsam, der dies Psychophysik nannte. Dieser Ebbinghaus-Gedächtnistest zum Silbenlernen wurde Anfang des 20. Jahrhunderts besonders in den USA weiterentwickelt und spielt heute noch eine Rolle.

2.2.3 Die Dynamik des Gedächtnisses

Seit den 1960er Jahren unterscheiden die Wissenschaftler drei unterschiedliche dynamische Gedächtnisbereiche, die in ◘ Abb. 2.4 dargestellt sind. Auch wenn vielfach raffiniertere Unterteilungen mit weiteren Zwischenbereichen vorgeschlagen wurden, so sind die dargestellten Elemente allgemein gültig.

Die Informationen treffen aus der Umwelt im sensorischen Gedächtnis ein und dazu wollen wir ein typisches Beispiel machen. Nehmen wir an, Sie hielten einen blinkenden Laserstrahl in der Hand und zögen mit diesem in einem stockdunklen Raum eine beliebige Bahn. Ein Beobachter sähe die einzelnen Lichtblitze in kurzer Folge. Danach kann er die von Ihnen gezeichnete Bahn selbst nachfahren. Da die Erinnerung ultrakurz ist und in diesem Beispiel den Sinneseingang des Sehens benötigt, wird es sensorisches Gedächtnis genannt.

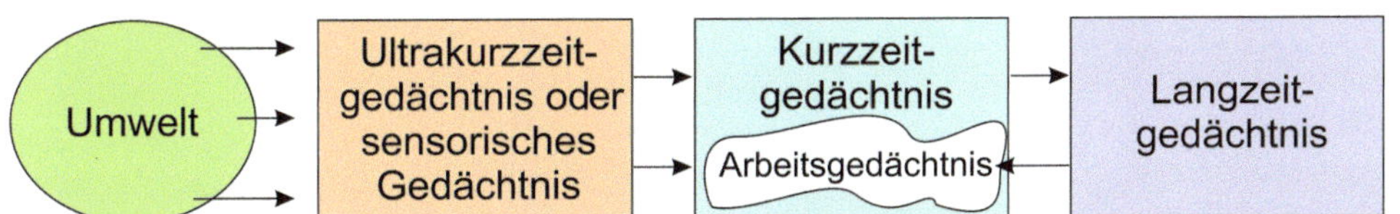

Abb. 2.4 Dynamische Gedächtnisbereiche. Die Information kommt aus der Umwelt zunächst in das Ultrakurzzeitgedächtnis oder sensorische oder Sinnesgedächtnis gemäß unseren Sinnen Hören, Sehen, Riechen, Schmecken und Tasten. Sie erreicht unterschiedliche Stellen im zentralen Nervensystem. Davon verbleibt wenig im Kurzzeitgedächtnis und nochmals weniger gelangt in das Langzeitgedächtnis, dessen Speicher allerdings am größten sind. Aus dem Langzeitgedächtnis kann Information wieder in das Kurzzeitgedächtnis bzw. Arbeitsgedächtnis zurückkehren, um dort mit neu eintreffenden Informationen verglichen zu werden

Hinsichtlich der Sinneseingänge unterscheiden Physiologen gemeinhin neben dem Sehen, das Hören, Riechen, Schmecken und Tasten. Natürlich gibt es weitere Sinne wie Temperatursinn, Schmerzsinn, Gleichgewichtssinn, Sinn für Körperempfindung (Tiefensensibilität) usw. Diese Sinneseingänge dienen der Erfassung der Umwelt und des eigenen Körpers. Sie werden im sensorischen Gedächtnis ultrakurz abgespeichert.

Das sensorische Gedächtnis kann leicht durch parallele Reize gestört werden. Wenn der Versuchsleiter zum Beispiel während der „Laserstrahlbahn" helles Licht anschaltet, wird die Erinnerung an die Bahn gestört. Für akustische Signale gibt es ein ähnliches sensorisches Gedächtnis, das durch den Sinneseingang des Hörens bedient wird. Im Prinzip müssen alle Umweltreize zunächst durch das sensorische Gedächtnis hindurch, um im weiteren Verlauf langfristiger gespeichert werden zu können.

Dem sensorischen Gedächtnis folgt in dieser Dynamik das Kurzzeitgedächtnis, das sich im Bereich von Sekunden bis wenige Minuten bewegt. Nehmen wir an, ein Versuchsleiter spricht eine Serie von 7 Worten vor und eine Versuchsperson hört zu. Nach einer kurzen Pause spricht die Versuchsperson die Serie nach, und dazu benutzt sie das Kurzzeitgedächtnis. Manche müssen zum Beispiel einen Diensteid nachsprechen, der in kleinere Fraktionen von etwa 7 Worten zerlegt wird.

In das Kurzzeitgedächtnis wird ein Zwischenbereich eingeschoben, das Arbeitsgedächtnis (■ Abb. 2.4). Das Arbeitsgedächtnis bewegt sich im Bereich von Minuten bis wenige Stunden. So dient es dem Abgleich zwischen neuen und schon abgespeicherten Informationen, und es greift so auf das Langzeitgedächtnis zurück. Dazu braucht es eine übergeordnete Instanz zur Bewertung bzw. Entscheidung von alt und neu, die im Stirnhirn verortet ist. In einem Arbeitspuffer werden verschiedene Gedächtniselemente parallel bearbeitet.

Untersucht der Neuropsychologe das Arbeitsgedächtnis mit psychologischen Tests und gleichzeitiger Bildgebung des Gehirns, werden oft viele Teile der Hirnrinde aktiviert. Allem Anschein nach sind Arbeitsgedächtnis und Langzeitgedächtnis an vielen verschiedenen Orten verteilt. Zwischen diesen Arealen existieren viele Verbindungen, die beim Aktivieren des Arbeitsgedächtnisses tätig sind.

Schließlich kommen wir zum sogenannten Langzeitgedächtnis, das von Stunden über Monate bis Jahre anhalten kann. Dieser Gedächtnisspeicher hat das größte Speichervolumen. Das Langzeitgedächtnis wird nochmals in Unterformen unterteilt, wie es in ■ Abb. 2.5 gezeigt ist.

Das **implizite Langzeitgedächtnis** enthält Informationen, die nicht in das Bewusstsein vordringen. Es ist die Grundlage von Prozeduren, motorischen Fertigkeiten,

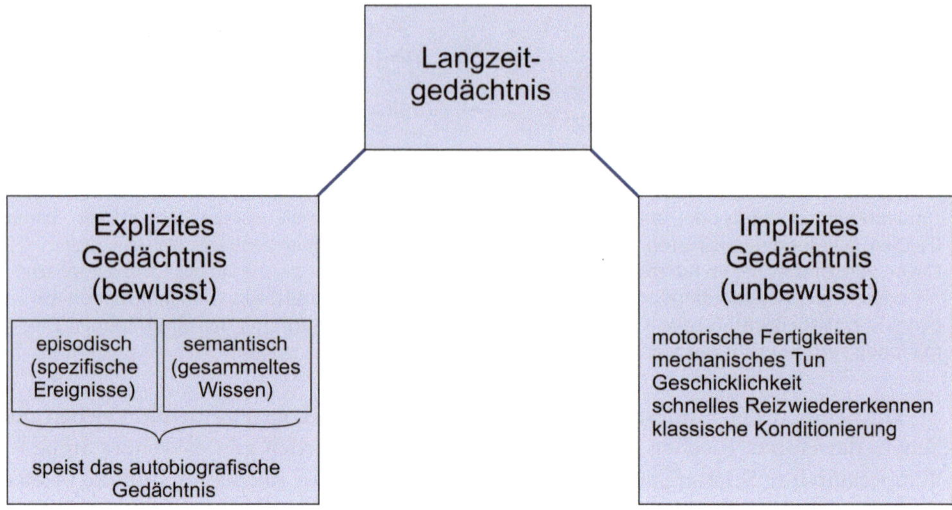

Abb. 2.5   Komponenten des Langzeitgedächtnisses

mechanischem Tun, Geschicklichkeit, schnellem unbewusstem Wiedererkennen von Reizen und Plattform der klassischen Konditionierung (klassische Konditionierung wird im ▶ Abschn. 2.3.4 *Der Hund von Pawlow* erklärt). Das implizite Gedächtnis ist unter anderem auf der Ebene des Kleinhirns, des Mandelkerns, des verlängerten Marks und des Rückenmarks (einfache Reflexbahnen) abgelegt (■ Abb. 2.2). Das sind evolutionsgeschichtlich alte Teile des Gehirns.

Hingegen brauchen wir beim **expliziten Langzeitgedächtnis** das Bewusstsein. Dort werden episodische Erinnerungen wie besondere Ereignisse oder Fakten als gesammeltes Wissen abgespeichert. Das explizite Gedächtnis liefert Informationen, um zu erklären, was wir meinen, tun oder tun wollen. Das explizite Gedächtnis befindet sich verteilt im Hippokampus, dem benachbarten Schläfenlappen, im Stirnhirn und in anderen Teilen der Hirnrinde. Vergleichen Sie dazu die ■ Abb. 2.2.

2.2.4   Das autobiografische Gedächtnis

Das autobiografische Gedächtnis existiert nur beim Menschen. Dieses Gedächtnis bildet das eigene Leben ab und speichert besondere Ereignisse. Allerdings können wir uns bezüglich der ersten 5 Lebensjahre nur an wenige autobiografische Dinge erinnern (auch kindlicher Gedächtnisverlust genannt). Allerdings sind Elemente des Langzeitgedächtnisses über Jahrzehnte stabil, wie die folgende Geschichte zeigt.

Die 96-jährige Oma von Benni sprach in den Kindertagen Französisch, weil ihre Mutter aus Frankreich kam. Obwohl die Oma jahrzehntelang Deutsch sprach, schließlich lebte sie in Deutschland und war mit einem Deutschen verheiratet, fing sie in hohem Alter wieder an, Französisch zu sprechen. Im Gegenteil war es sogar so, dass sie jetzt nur noch Französisch sprach, weil sie das Deutsche vergessen hatte. Das Französische drängte sich aus längst vergangenen Tagen in ihr Bewusstsein, weil es nicht mehr gehemmt wurde. Die neueren Dinge gingen verloren, und die uralten Informationen kamen leicht zum Vorschein. Der französische Philosoph und Psychologe Théodule

Ribot (1839–1916) erkannte diese Form des Vergessens bereits 1881 und nannte es „loi de régression de la mémoire“ (Gesetz vom Rückgang des Gedächtnisses).

Innerhalb des autobiografischen Gedächtnisses gibt es Episoden, die besonders gut erinnert werden und mit dramatischen Ereignissen wie zum Beispiel 9/11 zusammenfallen. Das autobiografische Gedächtnis wird stark von Wünschen, Hoffnungen und Bedürfnissen geprägt. Bildgebende Methoden zur Darstellung des Gehirns zeigen, dass das autobiografische Gedächtnis über die gesamte Hirnrinde, im Mandelkern und im Hippokampus verteilt ist. Bildhafte Erinnerungen sind im hinteren Großhirn und in angrenzenden Bereichen des Schläfenlappens abgelagert. Die bewertende Instanz ist im Stirnhirn angesiedelt. Die emotionale Färbung erhält das autobiografische Gedächtnis besonders durch den Mandelkern (◘ Abb. 2.2). Ohne eine rege netzwerkartige Verbindung zwischen den verschiedenen Arealen der Hirnrinde gibt es kaum ein autobiografisches Gedächtnis. Da uns dieses Gedächtnis nicht als fragmentiertes Gedächtnis mit abgehackten Inhalten bewusst wird, muss der Verknüpfungsvorgang der verschiedenen Hirnareale sehr schnell ablaufen.

2.2.5 Wie fließt Information in das mentale Gedächtnis und wieder heraus?

Wenn wir eine Umweltinformation zum ersten Mal erfahren, kommt es zur Ersteinspeicherung oder Erstenkodierung zum Beispiel im Hippokampus (Seepferdchen). Der Hippokampus ist zentral, weil er das Ereignis in unsere innere Landkarte (2D) oder Raumkarte (3D) einträgt. Und welches Ereignis aus der Umwelt hat nichts mit 2D oder 3D zu tun? Das Einspeichern funktioniert besonders gut, wenn die Information Beachtung findet. Wir brauchen Aufmerksamkeit, es braucht das innere „Aha, da ist es!“.

In der Regel passiert die Information zunächst das sensorische Gedächtnis, das wir in ◘ Abb. 2.4 kennengelernt haben. Die Information kann dann sehr lose im Kurzzeitgedächtnis oder Arbeitsgedächtnis vorhanden sein. Dort wird diese ersteingespeicherte Information mit bereits Vorhandenem im Gedächtnis verglichen und – wenn bereits Passendes da ist – auch verbunden oder assoziiert. Doch was passiert dann? Die Information wird konsolidiert (Erklärung, *Wer prägte das Wort „Konsolidieren“?*).

Erklärung

Wer prägte das Wort „Konsolidieren“?

Gustav Fechner aus Leipzig prägte als Lehrer der Psychophysik den deutschen Studenten Georg Elias Müller aus Sachsen (1850–1934). Müller schrieb das Buch *Die Grundlegung der Psychophysik*, als er später im Lehrkörper der Universität Göttingen tätig war. Neben anderen psychologischen Phänomenen interessierte sich Georg Elias Müller ganz im Sinne von Ebbinghaus für das Gedächtnis. Zusammen mit seinem Studenten Alfons Pilzecker prägte er um das Jahr 1900 den Begriff der „Consolidirung.“ Konsolidieren ist Verfestigen, sodass es zur Ablagerung der Information kommt (◘ Abb. 2.6).

Konsolidieren ist ein längerer Prozess von Sekunden, Minuten, Stunden bis zu Tagen und Jahren. Wenn ich mich hier nicht auf eine bestimmte Zeit festlegen will, liegt das daran, dass die exakten Zeiten in der Wissenschaftswelt nicht feststehen. Die Zeitdauer hängt mit der Komplexität der gespeicherten Information zusammen. Schließlich ist es ein Unterschied, ob wir einen kurzen Schüttelreim oder Friedrich Schillers „Lied von der Glocke" konsolidieren.

Dieser Prozess hat etwas mit einer strukturellen Veränderung von Nervenzellen und Nervenzellnetzwerken zu tun, wie im ▶ Abschn. 2.3 *Molekulare Neurowissenschaften* genauer erläutert wird. Neurowissenschaftler nennen das auch Plastizität, wenn strukturelle Veränderungen stattfinden. Es wird aufgebaut und umgebaut. Deshalb verbrauchen strukturelle Veränderungen auch immer Ressourcen, d. h. sie sind energetisch kostspielig, weil neue Strukturen aus Rohbausteinen geschaffen werden müssen.

Übrigens guter Schlaf hilft beim Konsolidieren bei Menschen, Ratten, Vögeln, bei der Meeresschnecke *Aplysia* und bei Honigbienen. Wir können spekulieren, ob es damit zusammenhängt, dass während des Schlafens durch die Muskelentspannung jene Energie eingespart wird, die für den strukturellen Aufbau benötigt wird. Wir werden diesen Zusammenhang zwischen Schlaf und Gedächtnis im Kontext des immunologischen Gedächtnisses noch einmal ansprechen.

Schließlich kommt es mit der Konsolidierung zur Ablagerung, und hier scheiden sich die wissenschaftlichen Geister, denn das „Wie der Ablagerung" ist bis jetzt nicht gut verstanden. Manche nehmen umgrenzte Ablagerungen in bestimmten Hirnregionen an, andere dagegen sprechen von weit verteilter Ablagerung an verschiedenen Plätzen. Die Bildgebung zeigte, dass beide Ansätze richtig sind, aber eine weitere Diskussion würde den Rahmen des Buches sprengen.

Ist etwas abgelagert, kann es wieder abgerufen werden, wozu es Reize aus der Umwelt oder Gedankenassoziationen braucht, die oft über Umweltreize stimuliert werden. Abruf benötigt eine entsprechende Aufmerksamkeit, die nicht abgelenkt werden darf. Abrufreize müssen eine bestimmte Stärke erreichen, sodass der Abruf funktioniert. Ebenso spielt die Zahl der Abrufreize eine Rolle, denn je mehr solcher Reize vorliegen, desto leichter fällt der Abruf.

Interessant ist auch, dass der Abruf besser gelingt, wenn er in einer Situation stattfindet, die der Einspeicherungssituation entspricht. Ein Beispiel soll helfen. Ich sitze an meinem Schreibtisch und habe aufgrund der dortigen Tätigkeit den Einfall, etwas an einem völlig anderen Ort erledigen zu müssen – sagen wir im Keller. Ich sitze also da und träume von einer Flasche Cola im Keller, die ich zum Viertelfinale der Fußballweltmeisterschaft trinken will.

Nun kann es passieren, dass ich auf dem Weg in den Keller den Einfall vergesse. Das kommt häufiger vor als einem lieb ist. Ich stehe an diesem anderen Ort und weiß nicht mehr, was ich hier will. Kehre ich an den Schreibtisch zurück, kommt der Einfall zurück, weil die externe Einspeicherungssituation mit der Abrufsituation übereinstimmt – der Computerbildschirm und daher das Fußballspiel im Fernseher. Der Abruf wird vom rechten Stirnhirn gesteuert bzw. kontrolliert. Das heißt nicht, dass die Dinge dort auch alle abgelegt sein müssen, aber die Abrufkontrolle hat dort ihren Hauptsitz.

Abruf bedeutet zunächst Destabilisierung und Wiedereinspeicherung oder Reenkodierung, auf die die erneute Verfestigung oder Rekonsolidierung und Ablagerung folgt (◘ Abb. 2.6). Nun ist der jeweilige Kontext beim Enkodieren und Reenkodieren wichtig, weil dadurch eine emotionale Einfärbung stattfinden kann. So können emotionsbeladene Ereignisse besonders gut eingespeichert werden. Weiter unten im ▶ Abschn. 2.3 *Molekulare Neurowissenschaften* werden wir sehen, wie solch ein Kontext auf molekularer Ebene aussehen kann. Jan Born aus Tübingen geht davon aus, dass wir während des Schlafes die gespeicherte Information abspielen, und dass sie sich dadurch verändert – abstrakter wird – und als allgemeineres Schema verfestigt.

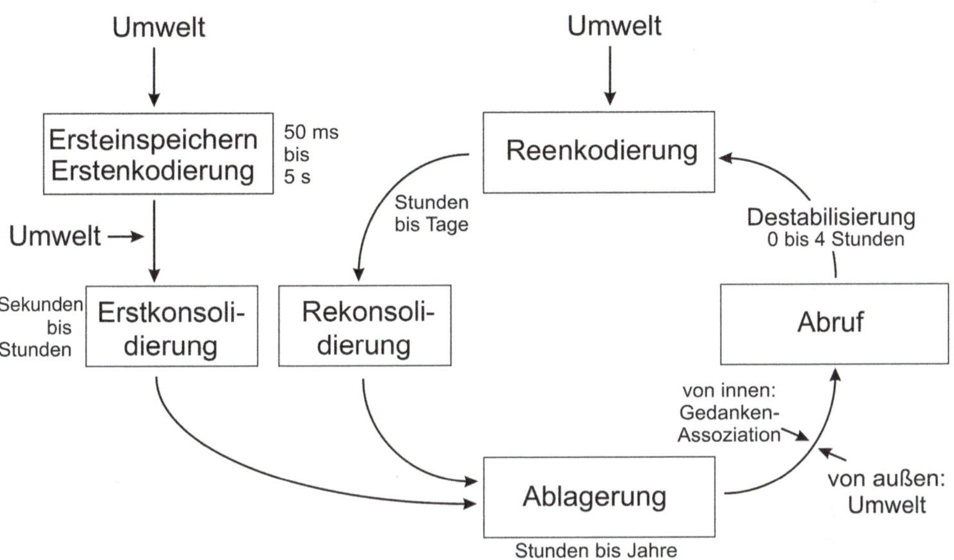

◘ Abb. 2.6   Fluss der Information in das und aus dem mentalen Gedächtnis. Diese Abbildung gibt lediglich grobe Zeitangaben bezüglich einzelner Schritte an. Exakte Zahlen wird es wohl kaum geben, da die Zeitangaben vom Umfang der gespeicherten Information abhängen. Diese Art der Abbildung wird beim immunologischen und energiespeichernden Gedächtnis in gleicher Weise verwendet. Machen Sie sich damit vertraut

Ein allgemeines Schema ist zum Beispiel der wiederkehrende Ablauf der Nahrungseinnahme in einem Restaurant. Das Schema beginnt mit der Bestellung und der baldigen Aufnahme erster Getränke. Nun kommen die Vorspeise, die Hauptspeise und schließlich das Dessert, was von der Aufnahme weiterer Getränke begleitet wird. Zuletzt wird ein Kaffee oder ein Verdauungsschnaps eingenommen und schließlich bezahlt. Das abgespeicherte allgemeine Schema ist abstrakt, und der notwenige Speicherplatz im Gehirn ist daher gering. Kann es beim Abrufen Probleme geben?

Kennen Sie das Kinderspiel „Stille Post"? Klar, denn wer hätte es nicht mal irgendwann mitgespielt. Im Englischen heißt es „Chinesisches Flüstern", im Französischen „arabisches Telefon" und im Italienischen „Telefon ohne Kabel." „Stille Post" zeigt, wie Information massiv verändert werden kann, wenn Nachrichten durch subjektive Wahrnehmung bei der Weitergabe verändert wird. So wird's gespielt: Die Spieler sitzen typischerweise in einem Kreis und ein Anfangsspieler denkt sich eine Erstnachricht aus. Diese Erstnachricht flüstert er seinem Nachbarn ins Ohr, woraufhin dieser die Nachricht ins Ohr seines nächsten Nachbars spricht usw. Der letzte im Kreis spricht die Nachricht laut aus, und der Anfangsspieler löst nun das Ganze auf, in dem er die Erstnachricht laut nennt. Die mitunter enorme Diskrepanz der zwei Botschaften macht das Spielvergnügen aus.

So ähnlich kann es auch in dem Kreis von Ablagerung – Abruf – Reenkodierung – Rekonsolidierung der ◘ Abb. 2.6 sein. Je nach Kontext kann sich der Gedächtnisinhalt deutlich verändern. Verfälschungen sind die Konsequenz, die vor der Justiz bei Zeugenaussagen eine wichtige Rolle spielen. Hierzu gibt es eine Vielzahl von Publikationen, weil es wegen solcher Verfälschungen zu Fehlurteilen kam. Zwischen Abrufen und

Abrufen gibt es Unterschiede, denn mit jedem erneuten Abrufen besteht die Gefahr der Verfälschung, aber auch die positive Seite der abstrakten Verfestigung in einem allgemeineren Schema.

2.2.6 Das kannste vergessen

Wir sprachen nun viel vom Aufnehmen der Information über das sensorische Gedächtnis hin zum Kurzzeitgedächtnis und schließlich zum Langzeitgedächtnis. Wir taten so, als würden wir nur einspeichern, aber nicht vergessen. Vergessen ist viel häufiger als Einspeichern, und das hat auch seinen tieferen Sinn.

James McGaugh, ein weithin anerkannter Gedächtnisforscher der Universität von Irvine in Kalifornien, erhielt Anfang der 2000er Jahre einen Brief einer Patientin mit einem sogenannten Supergedächtnis. Die Patientin schrieb:

» Ich bin 34 Jahre alt und seit meinem elften Lebensjahr habe ich diese unglaubliche Fähigkeit, mich an die Vergangenheit zu erinnern. … Meine ersten Erinnerungen gehen zurück an meine Zeit als Schnullerkind in der Wiege (circa 1967). Ich kann ihnen zu irgendeinem Datum zwischen 1974 und heute sagen, welcher Wochentag das war, was ich an diesem Tag gemacht habe und ob an diesem Tag etwas Außergewöhnliches geschah. … Wann immer ein Datum im Fernsehen aufblitzt, kann ich zurückgehen zu diesem Tag und genau sagen, was ich getan habe usw. usw. Es ist unkontrollierbar und total erschöpfend. … Manche nennen mich den menschlichen Kalender, andere verlassen vor Furcht den Raum und wieder andere – wenn sie die „Begabung" erkannt haben – sind total begeistert. Dann bombardieren sie mich mit einem Datum, um mich zu verwirren, aber ich bin nie aus der Fassung geraten. Die meisten nannten es eine „Gabe", aber ich nenne es eine Belastung. An jedem Tag geht mir mein ganzes Leben durch den Kopf und es macht mich verrückt.

Hier wird eindeutig klar, dass ein Mensch nicht alle Informationen dauernd behalten und abrufen kann, da dies das Leben massiv beeinträchtigen würde. Die Patientin führte seit ihrem 10. Lebensjahr ein Tagebuch, sodass sich die besondere Fähigkeit durch Prof. McGaugh leicht prüfen ließ. Wenn das Einspeichern und Aufrechterhalten von strukturellen Verbindungen (Synapsen etc.) Aufbau- und Erhaltungsenergie kostet, so verwundert es nicht, wenn das Bedienen eines solchen Supergedächtnisses sehr energieverbrauchend ist. Wenn die Patientin von „erschöpfend" spricht, ist es unter Energiegesichtspunkten tatsächlich ein dauernd energieverbrauchender Prozess. Das Gehirn ist egoistisch.

Nun ist es aber so, dass die meisten Menschen viel vergessen. Sie vergessen mehr, wenn die Zeit zwischen dem Einspeichern und dem Versuch des Abrufs größer und größer wird. Ebbinghaus beschrieb dies bereits um 1900 mit der Vergessenskurve. Das Vergessen von Information ist sehr groß innerhalb der ersten Zeit (während der ersten 1–4 Jahre), wohingegen jene Fakten, die ins Langzeitgedächtnis übergehen (15 %), oft wie eingefroren ein Leben lang vorhanden sind, z. B. das Französische von Bennis Oma.

Haben wir Gedächtnisinhalte gespeichert, die der Zielinformation ähnlich, aber nicht gleich ist, ist die Gefahr des Vergessens der Zielinformation größer, weil sich die Speicherung gegenseitig stört. Das ist eine Art Konkurrenzsituation der Speicherinhalte. Eine solche Konkurrenzsituation kann zu einer aktiven Hemmung der Speicherung führen, um die Konkurrenzsituation aufzulösen. Wir vergessen auch gerne, wenn sich der ganze Kontext beim Einspeichern im späteren Leben komplett geändert hat. Das kann zum Beispiel sein, wenn wir irgendwo anders leben, einer anderen Arbeit nachgehen und andere Freunde haben. Das Neue wird zwar gut gespeichert, aber das Alte wird vergessen, weil sich der Kontext verändert hat.

Wir hatten gelernt, dass beim Abrufen ein spezifischer Reiz vorhanden sein muss. Wurde dieser Abrufreiz aber mit vielen verschiedenen Gedächtnisinhalten verknüpft, gehen manche Inhalte verloren und können durch diesen Reiz nicht mehr abgerufen werden. Wir vergessen auch gerne Punkte auf einer Liste, wenn ein Teil der Punkte dieser Liste angeboten wird. Irgendwie zerstört das teilweise Präsentieren der zu erinnernden Punkte die Fähigkeit zum Erinnern der gesamten Liste.

Eigenartig, geradezu paradox, ist noch Folgendes. Obschon wir durch regelmäßiges Abrufen (Üben) eines Gedächtnisinhaltes A diesen Inhalt A mehr und mehr verfestigen können, kann das Abrufen von A zu einer Zerstörung ganz nahe liegender Gedächtnisinhalte B, C und D führt. Mit nahe liegend sind hier Assoziationen B, C und D gemeint, die mit dem Inhalt A in enger Beziehung stehen. Abrufbedingtes Vergessen von assoziierten Inhalten wird es genannt.

Rufe ich mit einem Abrufreiz die falschen Inhalte ab, werde dessen gewahr, löst sich die Verbindung zwischen dem Abrufreiz und dem Gespeicherten auf und man vergisst. Das kann zum Beispiel passieren, wenn ich eine Vokabel einigermaßen gespeichert habe. Wenn diese Vokabel beim Lesen eines fremdsprachigen Buches auftaucht (der Abrufreiz), aber falsch interpretiert wird, kann es passieren, dass diese Vokabel nie mehr richtig in das Gedächtnis eingespeichert wird. Die Verwirrung der Verbindung zwischen Abrufreiz und gespeichertem Inhalt fördert das Vergessen.

Auch wenn wir uns gerne eher an die guten Dinge in unserem Leben erinnern, so kommen doch manchmal auch schlechte Dinge in unser Bewusstsein. Dann kann absichtliches Vergessen wichtig werden, indem wir den weiteren Abruf willentlich hemmen. Wenn abgerufene Informationen aus dem Langzeitspeicher nicht zu unseren Zielen passen, können wir die ungewollten Gedanken durch starke Kontrolle unterdrücken. Daran ist übrigens wieder das rechte seitliche Stirnhirn und der Hippokampus beteiligt, wie bildgebende Verfahren zeigen. Solch beabsichtigtes Vergessen können wir immer gut gebrauchen, wenn sehr unangenehme Erinnerungen durch einen Reiz abgerufen werden. Allerdings werden stark emotional beladene im Vergleich zu neutralen Inhalten weniger gut unterdrückt. Im Übrigen kann auch das Einspeichern willentlich unterdrückt werden.

2.2.7 Wir wollten uns doch gestern zum Kaffee treffen?!

Oje, das habe ich ganz vergessen! Wir alle haben genau diese Situation schon einmal erlebt, und es kann uns peinlich sein. Passiert so etwas, hat uns das sogenannte prospektive Gedächtnis einen Streich gespielt (vorwärts gewandtes Gedächtnis). Normalerweise ist das Gedächtnis sehr rückwärtsgewandt, weil wir die Dinge in der Vergangenheit speichern und das Vergangene in der Gegenwart abrufen. Dieses rückwärtsgewandte Gedächtnis, das Erinnerungen an Menschen, Worte, Szenen oder Episoden beinhaltet, heißt retrospektiv.

Daneben gibt es ein prospektives Gedächtnis, das eine beabsichtigte Tat, die in der Zukunft stattfinden soll, abspeichert. Habe ich mit einem Freund ein Treffen im Café vereinbart, muss ich diesen Punkt einspeichern, und ohne dass mich jemand daran erinnert, wieder abrufen. Der Abrufreiz ist das geplante Datum und die geplante Uhrzeit. Geht es nicht darum, zu einem zukünftigen Zeitpunkt etwas zu tun, sondern um die bloße Erinnerung an eine Tat, die irgendwann einmal ausgeführt werden muss, so kann der Abrufreiz ein Ereignis sein. Zum Beispiel erinnern Sie sich, wenn Sie den Freund zufällig treffen, dass Sie ihm noch dieses und jenes sagen wollten. Das prospektive Gedächtnis ist für uns zielorientierte Menschen wichtig.

2.2.8 Gedächtnis von Jung und Alt

Können Sie sich an die ersten 2 bis 3 Jahre ihres Lebens erinnern? Psychologen sprechen von infantiler Amnesie und meinen damit einen Zeitraum des Nichterinnerns (= Amnesie) vor dem 3. bis 4. Lebensjahr. Innerhalb der ersten 9 Monate bis zum Erwerb der ersten motorischen Fähigkeiten existiert quasi nur ein implizites Langzeitgedächtnis (implizit siehe ◘ Abb. 2.5). Dazu gehören motorische Fähigkeiten und einfache Wahrnehmungsaufgaben. Dieses implizite Gedächtnis verbessert sich im Laufe der Entwicklung nicht mehr viel. Von früh an ist es sehr funktionstauglich und das liegt daran, dass die zugehörigen Hirnstrukturen wie Rückenmark, Hirnstamm oder Kleinhirn sehr früh voll ausgebildet sind. Diese evolutionsgeschichtlich alten Anteile des Gehirns sind schon zur Zeit der Geburt in fast voller Funktion vorhanden und brauchen wenig Erweiterung.

Im Gegensatz hierzu beginnt sich das explizite Gedächtnis erst ab circa 9 Monaten zu entwickeln. Dazu sind im Vergleich zum impliziten Gedächtnis komplexere Prozesse nötig. Die strukturellen Nervenzellnetzwerke zwischen Stirnhirn und anderen Hirnteilen, besonders Hippokampus und Schläfenlappen, nehmen in dieser Zeit deutlich zu. Im Hippokampus und in angrenzenden Regionen des Schläfenlappens kommt es zu einer regen Nervenzellneubildung.

Zum Ende des zweiten Lebensjahres beginnt sich das Kind im Spiegel zu erkennen und dieser Zeitpunkt ist für die weitere Entwicklung von explizitem Gedächtnis mit autobiografischem Inhalt und Sprache ein wichtiger Wendepunkt. Ab jetzt nimmt die geistige Entwicklung rasant zu.

Im Zeitraum von 4 bis 14 Jahren kommt es zu einer enormen Entwicklung des expliziten Gedächtnisses. Das Kind baut immer mehr auf vorausgegangenem Wissen und bekannten Lernstrategien auf. Des Weiteren spielt das Einteilen in Kategorien (Obst, Tiere, Bäume etc.) eine wichtige Rolle. Das Kategorisieren ist eine wichtige Eigenschaft des Arbeitsgedächtnisses und diese Fähigkeit nimmt ab dem 7. Lebensjahr stark zu. Das ist die Zeit von „Stadt, Land und Fluss" und dem Gedächtnisspiel „Memory", was viele Kinder gerne spielen, um genau diese Eigenschaften zu trainieren. Für dieses Kategorisieren benötigt der Mensch eine zentrale Kontrollinstanz, die im Stirnhirn verortet ist.

Für die Zeit während des Alterns können wir die genannte Entwicklung spiegelbildlich darstellen: Das Gehirnvolumen wird kleiner, das Stirnhirn ist mehr betroffen als das Schläfen- bzw. Hinterhaupthirn und die Zahl der Nervenzellen im Hippokampus nimmt um 20–30 % ab. Die Bildgebung zeigte des Weiteren folgenden Zusammenhang: Bekommt ein alter Mensch die gleiche Gedächtnisaufgabe wie ein junger, benutzt der alte oft beide Gehirnhälften, wohingegen der junge Mensch nur eine Seite verwendet. Neuropsychologen werteten dies als Versuch der Kompensation wegen des Niedergangs der Hirnleistung. Hört sich schlimm an, ist aber bei genauerem Hinsehen nicht so dramatisch.

Was definitiv abnimmt, ist das sogenannte Langzeitgedächtnis für Episoden (◘ Abb. 2.5), wohingegen das semantische Gedächtnis für das gesammelte Wissen größer ist als bei Jungen und sogar im Alter noch weiter langsam wächst. Auch das implizite Gedächtnis nimmt nur relativ wenig ab, obschon die Fähigkeiten für motorische Aufgaben inklusive der Reaktionszeit nachlassen. Das ist eine Frage des Trainings, denn auch der alte Mensch kann diese Form des impliziten Gedächtnisses fördern.

Was typischerweise im Alter reduziert ist, ist die Verarbeitungsgeschwindigkeit. Wenn ein alter Mensch bezüglich des gesammelten Wissens in seinem semantischen Gedächtnis geprüft wird, weiß er nicht weniger, aber das Wissen wird langsamer abgerufen. Außerdem ist er durch äußere Umstände leichter störbar, weil er sich nicht mehr so gut konzentrieren kann. Bekommt der alte Mensch zwei Aufgaben gleichzeitig, schneidet er schlechter ab als der junge Mensch, was auch mit der langsameren Verarbeitungsgeschwindigkeit und geringeren Konzentrationsfähigkeit zusammenhängt.

Wenn wir aber die Situation der meisten alten Menschen betrachten, dürfen sie sich in der Regel auch länger Zeit lassen und tun dies darüber hinaus auch in ruhigerer Umgebung als die jungen. So ist auch das prospektive Gedächtnis zum Erinnern von wichtigen Aufgaben unter den natürlichen häuslichen Bedingungen nicht schlechter als bei jungen Personen. Der alte Mensch ist oft besser organisiert als der junge, und er verschafft sich so bezüglich des prospektiven Gedächtnisses einen Vorteil.

Wird der junge Mensch beim Abruf des Eingespeicherten gestört, erreicht er mitunter die Verarbeitungsgeschwindigkeit des alten Menschen oder unterschreitet sie noch. So können junge Menschen beim Lernen Musik hören oder den Fernseher ertragen, erreichen so aber keine höhere Leistung als das ungestörte ältere Gehirn.

Schließlich ist es so, dass alte Menschen häufiger über ein nachlassendes Gedächtnis klagen, wenn sie darüber hinaus die Zeichen einer Depression aufweisen. Das tun sie, obwohl das Gedächtnis bei durchgeführten Tests keineswegs so schlecht ist, wie die Betroffenen annehmen. Alte Menschen leiden häufiger unter gedächtnisbeeinflussenden Krankheiten (Beispiel: Alzheimer-Demenz), aber alternde Menschen haben überraschend gut erhaltene Gedächtnisfunktionen, wenn sie nicht an einer dieser Krankheiten leiden. Das Gehirn ist eher übergroß ausgelegt und wir benutzen zeitlebens nicht alle zur Verfügung stehenden Möglichkeiten, denn ähnlich wie bei der Niere oder Lunge kann die Gegenseite den Niedergang kompensieren. Dafür sprechen die Ergebnisse der bildgebenden Verfahren.

2.2.9 Zusammenfassung – Neuropsychologische Wissenschaft und Bildgebung

Hirnverletzungen oder Hirnkrankheiten wie Schlaganfall führten zu einer ersten Eingrenzung von Hirnfunktionen und zugehörigen Hirnregionen (Stichwort: Monsieur Tan). Die Sprache entsteht in einem Netzwerk von Stirnhirn und Schläfenhirn. Die ersten Gedächtnisexperimente wurden kurz danach von Ebbinghaus durchgeführt, der die typische Vergessenskurve beschrieb.

Hinsichtlich der Dynamik des Gedächtnisses unterscheiden Neuropsychologen das Ultrakurzzeitgedächtnis (sensorisches Gedächtnis), das Kurzzeitgedächtnis und das Langzeitgedächtnis. Diese Formen der Gedächtnisse sind an vielen Stellen des Gehirns verortet. Beim Langzeitgedächtnis wird in explizit (bewusst gemacht) und implizit (unbewusst) unterschieden.

Die Aufnahme der Information erfolgt über Sinneseingänge, die Einspeicherung und die Konsolidierung. Abgelagertes Material kann abgerufen, wieder eingespeichert und wieder konsolidiert werden. Strukturelle Prozesse wie Synapsenneubildungen sind beteiligt. Vergessen ist dagegen auch ein wichtiger Prozess, da nicht alle Informationen ständig verfügbar sein dürfen. Vergessen kann unabsichtlich oder absichtlich geschehen. Gerne vergessen wir die unangenehmen Dinge des Lebens oder wir versuchen, die Erinnerung aktiv zu unterbinden.

Das retrospektive Gedächtnis ist für zurückliegende Informationen zuständig. Das prospektive Gedächtnis speichert eine beabsichtigte Tat, die in der Zukunft stattfinden und die ohne äußere Erinnerung abgerufen werden soll.

Kleine Kinder entwickeln das explizite Gedächtnis für Episoden und das gesammelte Wissen zunehmend. Alte Menschen verlieren vor allen Dingen das Gedächtnis für Episoden, sie verarbeiten langsamer und lassen sich häufiger stören. Sehr früh vorhanden ist das evolutionsgeschichtlich alte implizite Gedächtnis, das auch während des Älterwerdens recht wenig eingeschränkt ist. Das implizite Gedächtnis ist weniger komplex und mehr automatisch (für Prozeduren). Krankheiten können das Gedächtnis beeinflussen, doch davon mehr im Buchteil III.

2.3 Molekulare Neurowissenschaften

2.3.1 Der Hippokampus und seine innere Verschaltung

Wir hatten bereits Einiges über den Hippokampus im Zusammenhang mit dem Geruchssinn gelernt, aber der genaue Aufbau dieses wichtigen Hirngebiets blieb bis jetzt verborgen. Auch blieb die Funktion bisher unberücksichtigt, obwohl hier ein wesentlicher Aspekt der Gedächtnisforschung früh zutage kam. Die ◘ Abb. 2.2 zeigte die Lage des Hippokampus im Längsschnitt und die ◘ Abb. 2.7 zeigt sie im Querschnitt des menschlichen Gehirns sowie die Feinstruktur mit Nervenzellen und Nervenbahnen. Der Hippokampus sieht aus wie ein liegendes Seepferdchen.

Der in ◘ Abb. 2.2 gezeigte rote Papez-Kreis im Bereich des dort gelborange gezeichneten Hippokampus zeigt den Eingang in den und den Ausgang aus dem Hippokampus, wie er in ◘ Abb. 2.7 sehr viel vergrößert dargestellt ist. Zwischen Eingang und Ausgang werden die Signale allerdings noch wild verschaltet. Mindestens drei Verbindungsstellen oder Synapsen sind maßgeblich (Nr. 1–3 in ◘ Abb. 2.7).

Nun stellt sich die Frage, wie diese Struktur getestet werden kann, um ein erstes Pendant des Gedächtnisses zu erkennen. Wissenschaftler implantierten dazu an der narkotisierten Ratte von außen lange Elektroden, die im Bereich des Einganges zum Hippokampus und an der Nervenzelle Nr. 1 der ◘ Abb. 2.7 zu liegen kamen. Solche Untersuchungen wurden u. a. von Douglas und Goddard in den 1970er Jahren an der Dalhousie Universität von Halifax auf der Insel Neuschottland in Kanada durchgeführt.

Reizten die Wissenschaftler über diese zwei äußeren Elektroden den Eingang aus ◘ Abb. 2.7 mit einem sehr kurzen Reiz aus einzelnen Pulsen (rote Reizfolge), lösten sie im Bereich der Elektrode an der dortigen Nervenzelle Nr. 1 eine Spannungsänderung aus, die in ◘ Abb. 2.8 an verschiedenen Tagen gezeigt ist. An Tag 1 ist die so ausgelöste Spannungsänderung noch recht klein.

Reizten die Wissenschaftler täglich mit derselben sehr kurzen Reizfolge und derselben Reizstärke über viele Tage, änderte sich die Situation grundlegend. Das Tier

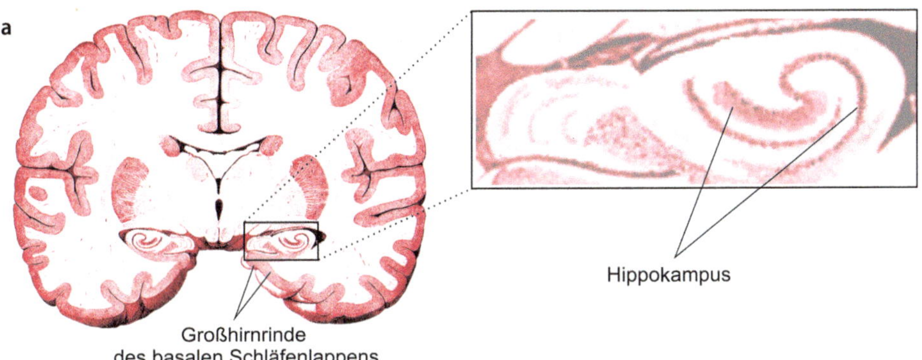

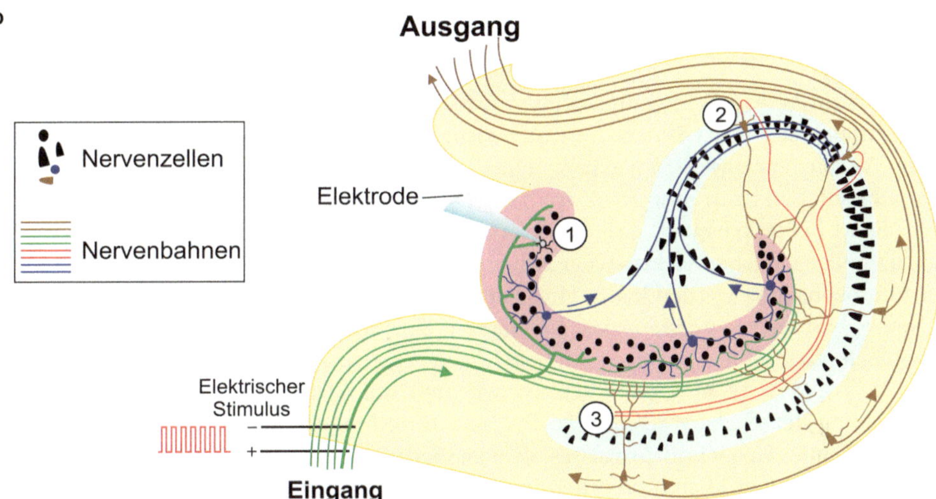

◘ **Abb. 2.7**　Lage, Feinstruktur und Nervenbahnen des Hippokampus. **a** Die zellreiche Schicht der Hirnrinde ist rot eingefärbt. Der Hippokampus liegt tief vergraben am Boden des Schläfenlappens (basaler mittlerer Schläfenlappen). Die vergrößerte Aufnahme der Region zeigt die doppelte „C-Struktur". Frühere Anatomen konnten sich mit einiger Fantasie ein liegendes Seepferdchen vorstellen. Die schwarzen Linien deuten auf die beiden Anteile des Hippokampus. **b** In diesem Detailbild sind Nervenzellen, Nervenbahnen und die zwei Anteile des Hippokampus (rosa, hellgrün) eingezeichnet. Stimulierten die Wissenschaftler die grünen Nervenbahnen am „Eingang" elektrisch, konnten sie durch Ableitung an verschiedenen Stellen funktionelle Verbindungen ausmachen. So existiert eine Nervenbahn folgender Art: Eingang – grüne Bahn nach 1 – blaue Bahn nach 2 – rote Bahn nach 3 – braune Bahn zum Ausgang. Wissenschaftler haben diese Bahn am Gehirn der Ratte und des Kaninchens genauer untersucht und ein erstes Pendant des Gedächtnisses beobachtet (siehe Text und ◘ Abb. 2.8)

musste hierzu nicht narkotisiert werden und es lief ungehindert im Käfig hin und her, denn die Elektroden konnten von außen und von Ferne erregt werden. Mit zunehmender Zeit wurde die beobachtete Spannungsänderung an der Nervenzelle Nr. 1 immer größer, bis sie am Tag 80 ein Maximum erreichte. Die Spannungsänderung oder das Potenzial vergrößerte sich zunehmend wie von Geisterhand (◘ Abb. 2.8).

Wie kann so etwas stattfinden? Neurophysiologen sind sich sicher, dass die Bahn vom Eingang bis zur Nervenzelle Nr. 1 in ◘ Abb. 2.7 zunehmend stärker ausgebildet

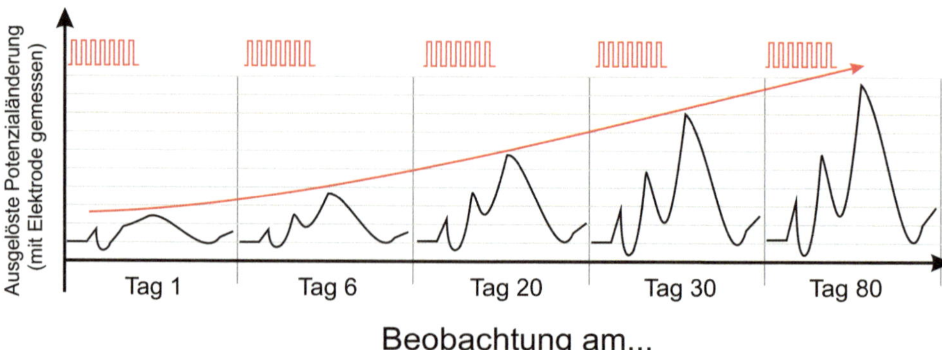

◘ Abb. 2.8   Elektrische Reizung des Hippokampus zeigt ein Pendant für das Gedächtnis. Die elektrische Reizung des Eingangs des Hippokampus führt zu einer zunehmenden Stärke des ausgelösten Potenzials in einem Kerngebiet des Hippokampus (Nr. 1 in ◘ Abb. 2.7) (siehe Text)

wird. Mehrere grüne Eingangsbahnen und mehrere Nervenzellen im rosaroten Bereich des Hippokampus der ◘ Abb. 2.7 sind beteiligt. Mit vielfacher Wiederholung schleift sich der Vorgang ein und wird verstärkt. Durch Einwirkung entsprechender Reize oder Reizkombinationen kann es so zu einem dauerhaften Funktionswandel kommen.

Es ist bemerkenswert, dass die Spannungsänderung wie am Tag 80 auch nach Ausbleiben der täglichen elektrischen Reizung und nach einer größeren Pause ohne Stimulation beobachtet werden kann. Hier hat sich ein neues Phänomen quasi „eingebrannt". Neurophysiologen nennen das Verstärken der Spannungsänderung auch Langzeitpotenzierung.

Mit diesem Phänomen erkennen wir nun auf klare Weise eine neuronale Entsprechung der Gedächtnisbildung. Das neu Eingebrannte und Verstärkte ist quasi ein Spiegel eines Gedächtnisprozesses. Wir sprachen von Einbrennen oder Einschleifen, aber was steckt wirklich hinter diesem grundlegenden Prozess?

2.3.2 *Aplysia* und Eric Kandel

Am 9. November 1938 ist Reichspogromnacht und der nationalsozialistische Druck auf österreichische Juden nimmt stark zu. Ein Jahr später wird Eric Richard Kandel zehn Jahre alt. Er beschreibt in seiner Autobiografie des Jahres 2006, wie er und sein Bruder in diesem demütigenden Jahr 1939 die österreichische Hauptstadt verließen, zu den Großeltern nach New York übersiedelten und nach einem weiteren halben Jahr glücklich mit den Eltern in den USA zusammentrafen. Er nannte es „ein großes Glück, das nicht vielen Juden zuteilwurde".

Nach einem Studium im Harvard College, währenddessen er mit der ihn damals faszinierenden Welt der Psychoanalyse in Verbindung kam, wollte Kandel wie Sigmund Freud Psychoanalytiker werden. Während des Medizinstudiums in der New York und Columbia University, das er 1956 abschloss, orientierte er sich aber in Richtung Neurophysiologie, ein junges aufstrebendes Fachgebiet. Dieser Pfad führte ihn zu einem außergewöhnlichen Forschungsobjekt, dem Seehasen oder *Aplysia*. *Aplysia* ist eine Meeresschnecke mit bis zu 2 kg Gewicht und maximal 75 cm Körperlänge. Sie zeichnet sich durch einen außergewöhnlichen Körperbau aus (◘ Abb. 2.9).

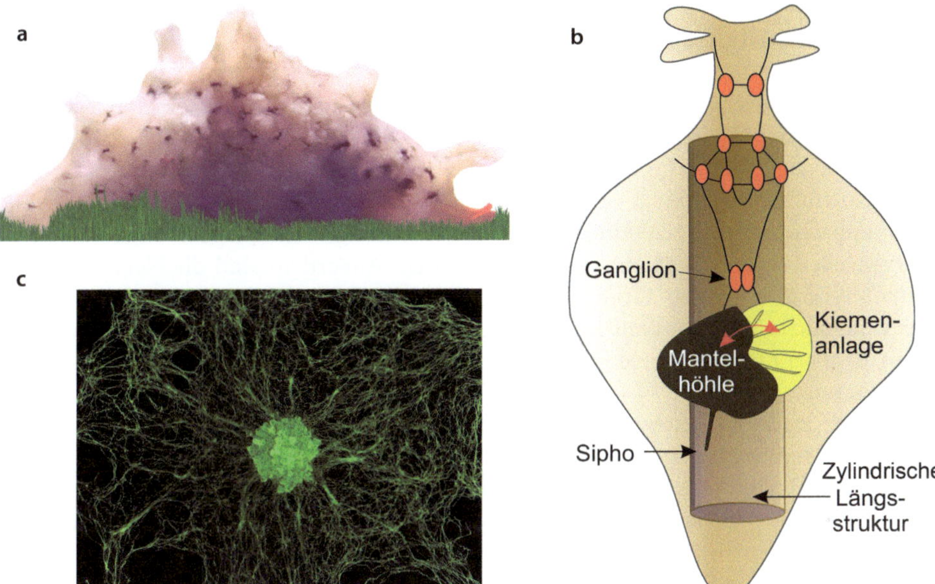

◘ Abb. 2.9 Aplysia, die Meeresschnecke. **a** Aplysia wurde von Eric Kandel als Versuchstier verwendet. Hier erkennen wir sie in ruhendem Zustand. Die Mantellappen sind über dem Körper geschlossen. Sie weidet im Gras. **b** Aufsicht von oben mit zur Seite weggeschlagenen Mantellappen. Im Inneren kommt die Mantelhöhle zum Vorschein, und hierin kann sich die gelbe Kiemenanlage verstecken. Berührt der Wissenschaftler den sogenannten Sipho, so verschiebt sich die Kiemenanlage reflexartig mit sanfter Bewegung in die Mantelhöhle (roter Doppelpfeil). Hierbei sind Nervenzellen in den orangen Nerven-zellhaufen (Ganglien) und Nervenbahnen zwischen den Ganglien beteiligt. **c** Beispiel für ein in Kultur gehaltenes Ganglion aus vielen einzelnen Nervenzellen (aus dem eigenen Labor von meinem Mit-arbeiter Dr. Hubert Stangl). Das Netz um das Ganglion stellt ein Nervenfasernetz dar

Stellen Sie sich einen typischen zylindrischen Schneckenkörper mit Kopf zusammen mit Fühlern und Schwanz vor. An den beiden Längsachsen des Zylinders sind große flügelartige Hautfalten angebracht, mit denen das Tier sich im Wasser wie ein Gleithörnchen in der Luft fortbewegen kann. Biologen nennen sie Mantellappen, weil sie aussehen wie ein umgehängter Mantel. Die Spannweite der beiden gestreckten Flügel ist fast so groß wie die Längsachse des Tieres. Wenn *Aplysia* auf einem Untergrund sitzt (◘ Abb. 2.9a), sind die Flügel oder Mantellappen nach oben über den Zylinder hinweg gewölbt und geschlossen, sodass sich beim ersten Anblick das Innere nicht sofort zeigt. Wenn das Tier aber aufgestöbert wird, beginnt es wild mit den Flügeln im Wasser zu schlagen und den länglichen Zylinder mit schlängelnden Hoch-tief-Bewegungen in Gang zu setzen.

Beim Schwingen der Mantellappen entblößt das Tier einen inneren geschützten Bereich, und so wird die ansonsten versteckte Kiemenanlage sichtbar. Sie kann bei Gefahr in eine sich in der Mitte des zylindrischen Längskörpers befindende Höhle zurückgezogen werden. Auf dem Foto des Tieres in der ◘ Abb. 2.9a sehen wir die Kiemenanlage nicht, da die Mantellappen nach oben geschlagen sind, sich in der Mitte über dem zylindrischen Längskörper treffen und sich schützend über die Kiemen-anlagen legen. Im Schemabild der ◘ Abb. 2.9b kommt der zentrale Sack – die Mantel-höhle – und die gelbe Kiemenanlage zum Vorschein.

2.3.3 Die Verstärkung von Synapsen ist eine Basis des impliziten Kurzzeitgedächtnisses

Berührt der Wissenschaftler das Tier am Sipho, so zieht sich die Kiemenanlage reflexartig mit sanfter Bewegung in die Mantelhöhle zurück. Dieser Reflex hatte es Eric Kandel angetan, weil er hoffte, wichtige Prinzipien des Lernens und damit des Gedächtnisses zu entdecken. *Aplysia* ist insofern sehr geeignet, weil ihr Nervensystem erfreulich unkompliziert ist (nur 20.000 Nervenzellen in 10 Ganglien). Ganglien sind Haufen von Nervenzellen, wie es in ◘ Abb. 2.9c dargestellt ist. Außerdem sind die Nervenzellen bei *Aplysia* sehr groß (bis zu 1 mm Durchmesser, normalerweise 10-mal kleiner). Im Laufe der Untersuchungen konnten Kandel und sein Team Nervenzellen ausmachen, die für seine Beobachtung entscheidend waren. In ◘ Abb. 2.10 sind beispielhaft drei Nervenzellen gezeigt.

Die Verstärkung der Synapse geschieht hierbei durch eine wiederholte Benutzung der zwei Nervenzellen 1 und 2, ein Hinzutreten einer modulierenden dritten Nervenzelle, die Ausschüttung von höheren Mengen an Neurotransmittern und das vermehrte Ansprechen der Empfangsantennen auf der Seite jener Nervenzelle, die für die Bewegung verantwortlich ist. Die dritte Nervenzelle muss gezielt durch einen modulierenden elektrischen Schock am Schwanz angeschaltet werden (◘ Abb. 2.9b).

Die zeitliche Reihenfolge des Berührens des Sipho und des elektrischen Reizes am Schwanz sind wichtig. Das Berühren am Sipho muss zeitlich kurz vor dem elektrischen Stimulus am Schwanz erfolgen, wodurch der Elektroschock am Schwanz vorhergesagt wird. Die rote Nervenzelle 2 der ◘ Abb. 2.10 wird so kurz vor dem Eintreffen des Schwanzelektroschocks vorbereitet. Hat diese Vorbereitung stattgefunden, fällt der Rückzug der Kiemenanlage sehr viel stärker aus. Hat das Tier diese Verstärkung ein paar Mal hintereinander geübt, so reicht es völlig aus, nur noch am Sipho leicht zu berühren, um einen starken Rückzug zu beobachten. Außerdem wird jetzt noch zusätzlich Tinte ausgestoßen, was von weiteren motorischen Nervenzellen abhängig ist, die hinzugeschaltet werden. Aplysia wehrt sich nämlich wie Tintenfische mit Tintenausstoß.

Kandels Arbeitsgruppe und andere haben diese Mechanismen sehr genau untersucht und viele molekulare Einzelheiten gefunden, die im Rahmen dieses Buches nicht näher geschildert werden können. Im Wesentlichen ist das Prinzip in ◘ Abb. 2.10 veranschaulicht. Diese Verstärkung der synaptischen Verbindung entspricht dem Kurzzeitgedächtnis, weil dieses nur kurz über ein paar Sekunden bis Minuten Bestand hat. Das Kurzzeitgedächtnis ist so auf die Verschaltung von bereits vorhandenen Nervenzellen ausgelegt. Ganze Zellen, neue Strukturen oder neue Proteine müssen nicht hergestellt werden, alles ist vorbereitet.

Diese kurzfristigen Mechanismen sind die Plattform für ein längerfristiges Gedächtnis über Tage, Monate, gar Jahre. Davon wird unten mehr berichtet. Die zeitliche Abfolge erinnert darüber hinaus stark an das, was Psychologen und Physiologen die Konditionierung nennen. Können Sie sich an Pawlow erinnern?

2.3.4 Der Hund von Pawlow

Iwan Pawlow (1849–1936) war ein russischer Mediziner und Physiologe aus Ryazan, vier Autostunden südöstlich von Moskau. Pawlow interessierte sich vor allen Dingen für den Verdauungsapparat und dort für die Freisetzung der Verdauungssäfte. Er erkannte den

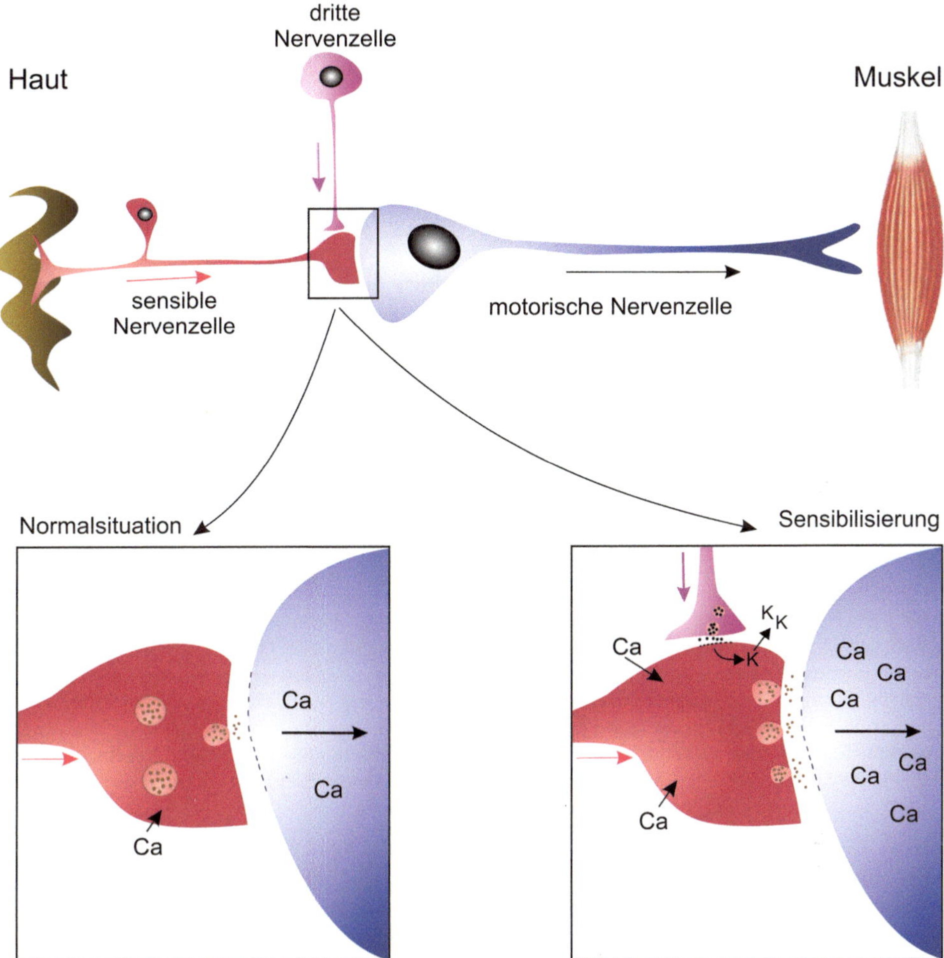

◘ Abb. 2.10   Verstärkung einer Synapse. Die rote Nervenzelle 1 empfängt ein Berührungssignal aus der Haut des Sipho (vgl. ◘ Abb. 2.9b), sie ist sensibel. Sie leitet das Signal an eine für die Bewegung zuständige blaue Nervenzelle 2 weiter; sie heißt motorisch (für die Bewegung zuständig). Eine dritte rosarote Nervenzelle kann zusätzlich modulatorisch Einfluss nehmen. In der Normalsituation ist die Synapse von geringer Stärke. Mithilfe der dritten rosaroten Nervenzelle kann die synaptische Verbindung gestärkt werden. Stärkung oder Sensibilisierung bedeutet vermehrtes Ausschütten von Neurotransmittern durch die rote Nervenzelle 1 (kleine dunkelbraune Pünktchen in den runden Bläschen) in den Zwischenspalt zur blauen Nervenzelle 2. Dies bedeutet auch vermehrtes Ansprechen von Empfangsantennen für Neurotransmitter auf der blauen Nervenzelle 2. Kalzium (*Ca*) strömt verstärkt ein und die Kiemenanlage bewegt sich heftig; *K* Kalium (vgl. Abb. 2.9b)

Einfluss des Gehirns auf die Freisetzung der Verdauungssäfte. Doch wie machte er das? Er benutze Hunde, bei denen er einen künstlichen Magenausgang anlegte, sodass der Magensaft direkt aus dem Magen ins Freie tropfte. Auf diese Weise wurde die Magensaftsekretion direkt beobachtet und Magensaft gesammelt.

Pawlow erkannte, dass die Freisetzung nicht erst durch den Fressvorgang startete, sondern bereits beim Anblick der Nahrung begann. Er entdeckte hierbei die klassische Konditionierung, bei der zunächst Nahrung (unkonditionierter Stimulus) angeboten

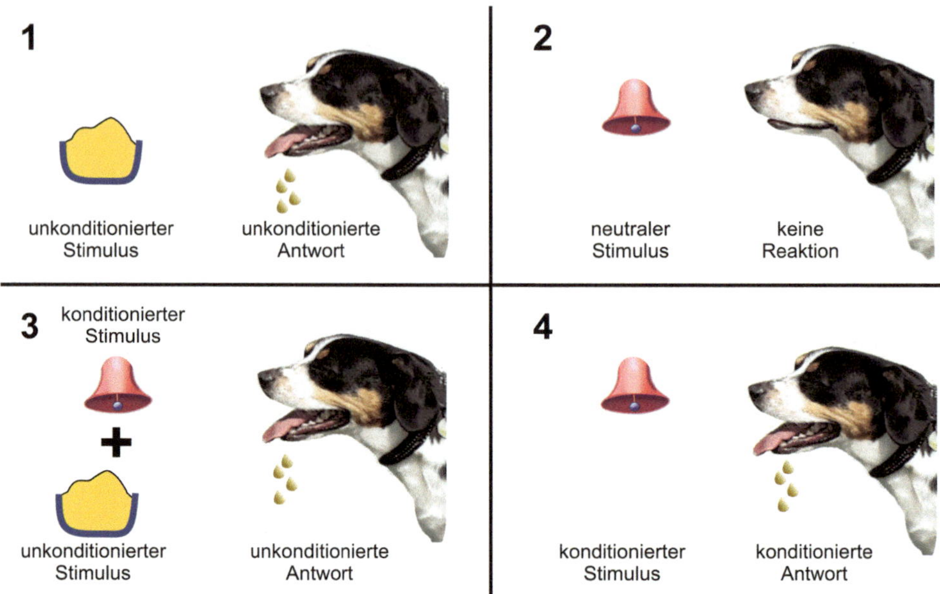

☐ Abb. 2.11   Konditionierung nach Pawlow. 1) Der Hund speichelt bei Nahrungsangebot. Die Nahrung ist der unkonditionierte Stimulus. 2) Die Glocke – ein neutraler Stimulus – löst normalerweise keinen Speichelfluss aus. 3) Die Kombination des neutralen Stimulus mit dem unkonditionierten Stimulus verändert bei mehrfacher Wiederholung den Charakter des neutralen Stimulus. Nach dem Lernen wird der neutrale Stimulus zum konditionierten Stimulus. 4) Auf diese Weise kann der konditionierte Stimulus alleine die Speichelsekretion in Gang setzen. Das ist übrigens mein Hund, ein Entlebucher Sennenhund

wird, was zur Speichelsekretion führt (☐ Abb. 2.11). Dann wird ein neutraler Reiz – zum Beispiel eine Glocke – angeboten, was keine Speichelreaktion auslöst. Kombiniert der Wissenschaftler nun den neutralen Reiz (die Glocke) mit der Darbietung von Nahrung (unkonditionierter Reiz), so wird die Bedeutung des neutralen Reizes verändert. Führt der Psychologe diese Lernstudie mehrfach durch, so wird aus dem neutralen Reiz ein konditionierter Reiz. Von nun an kann der Experimentator alleine mit der Glocke die Freisetzung des Magensafts stimulieren. Diese Form der klassischen Konditionierung ist eine Form des Lernens, bei dem ein implizites Gedächtnis angelegt wird.

Betrachten wir noch einmal ☐ Abb. 2.10. Der unkonditionierte Stimulus ist dort die Berührung des Sipho von *Aplysia,* der zu einer leichten Rückzugsbewegung des Kiemenapparates führt (= unkonditionierte Antwort laut ☐ Abb. 2.11). Der neutrale Stimulus ist die elektrische Stimulation am Schwanz von *Aplysia,* und dies löst eine schwache Rückzugsbewegung des Kiemenapparates aus. Erst wenn der Versuchsleiter den neutralen Stimulus (= elektrischer Stimulus am Schwanz) mit dem unkonditionierten Stimulus verknüpft (= Berühren am Sipho), kommt es zu einer starken Rückzugsreaktion. Nach mehrmaliger Anwendung der beiden Reize ist die Rückzugsreaktion bei alleiniger Berührung des Sipho sehr stark und gleichzeitig wird Tinte ausgeschüttet.

Auf diese einfache Art und Weise simulierte Eric Kandel bei der *Aplysia* den Lernvorgang Pawlows. Des Weiteren wies er durch direkte Ableitung von elektrischen Strömen die Beteiligung von Nervenzellen nach. Zum ersten Mal wurde ein einfacher Lernvorgang mit einer nachhaltigen Gedächtnisreaktion auf Nervenzellebene sichtbar.

Die Seele von *Aplysia* ist auf drei großen Nervenzellen gelandet. Pawlow erhielt 1904 und Kandel im Jahre 2000 den Nobelpreis.

2.3.5 Die Basis des impliziten Langzeitgedächtnisses

Wenn der Wissenschaftler bei *Aplysia* fünf oder mehr aufeinanderfolgende Elektroschocks im Schwanzbereich ausführt, verstärkt sich der Kiemenrückzug über einige Wochen hinweg. Dieser Vorgang ist nicht mehr mit den raschen Aktionen des Kurzzeitgedächtnisses ohne Strukturveränderung vergleichbar. Hier kommt es zu Strukturveränderungen größeren Ausmaßes:

1. Es kommt zu einer erhöhten Anzahl von Neurotransmitterbläschen in der Endigung der roten Nervenzelle in ◘ Abb. 2.10. Außerdem werden die Bläschen größer.
2. Des Weiteren erhöht sich die Zahl der funktionellen Synapsen durch ein aktives „Anschalten" der Synapse (◘ Abb. 2.12), eine Aussprossung von Anteilen der Nervenzelle mit Bildung einer neuen Synapse (◘ Abb. 2.12) oder eine Verstärkung der aktiven Zone einer Synapse (nicht eingezeichnet).

Offensichtlich hat diese strukturell wirksame Neuproduktion von Proteinen und Membranen in der Nervenzelle eine längerfristige Bedeutung. Stellen Sie sich einen Muskel vor, der nicht trainiert wird. Er ist dünn und kann nicht viel leisten. Nach einer gewissen Trainingsphase ist der Muskel dicker und kann mehr leisten. Im Muskel kommt es zu strukturellen Veränderungen, die sich an der Dickenzunahme zeigen. So ähnlich können wir uns strukturelle Veränderungen bei Nervenzellen vorstellen. Wer trainiert, hat mehr Synapsen.

In der ◘ Abb. 2.12 wurde dargestellt, wie die Endigungen der roten sensiblen Nervenzellen direkt am Körper der blauen motorischen Nervenzelle andocken. Die blaue Nervenzelle wächst mit kleinen Ärmchen (sie heißen Dendriten) auf die rote Zelle zu. Währenddessen kann ein richtiges Astwerk wie bei einer Baumkrone entstehen (in ◘ Abb. 2.12 nicht gezeigt). Diese Verästelung stellt auch eine Möglichkeit dar, die Interaktionszonen – also die Synapsen – zu vervielfachen.

Nun wird auch klar, dass diese strukturellen Veränderungen einem Langzeitgedächtnis entsprechen, weil sie dauerhaft vorhanden sind. Kandel und sein Team sowie andere Wissenschaftler haben die Feinheiten der strukturellen Veränderungen weiter untersucht. Sie konnten detaillierte molekulare Mechanismen entdecken, die Strukturänderungen anschalten und aufrechterhalten. Ich verweise den interessierten Leser auf die entsprechenden Übersichtsarbeiten.

2.3.6 Destabilisierung und Restabilisierung des impliziten Langzeitgedächtnisses

Wir sprachen bisher nur von Stabilisierung oder strukturelle Verstärkung und Vermehrung von Synapsen durch Verästelung von Kontaktstellen. Das Gegenteil existiert aber auch, wo Synapsen abgeschwächt oder sogar ganz aufgehoben werden. Neurowissenschaftler nennen es Destabilisierung. Auf einer neurophysiologischen und molekularen Ebene konnte die Destabilisierung an der roten sensiblen Nervenzelle der ◘ Abb. 2.12 gezeigt werden.

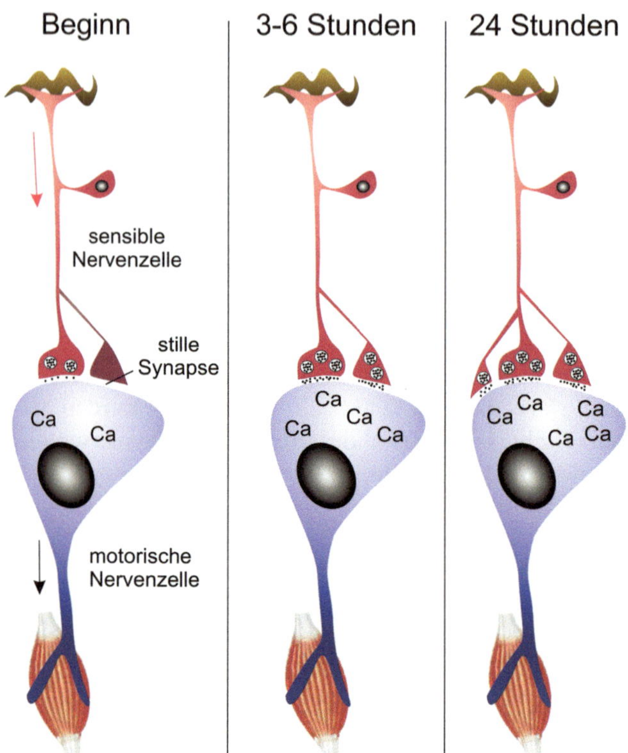

Abb. 2.12   Strukturveränderungen der Nervenzelle. Für die Entwicklung des Langzeitgedächtnisses werden strukturelle Änderungen durch Aussprossung von Anteilen der roten Nervenzelle notwendig. Zu Beginn gibt es eine einzige funktionierende Synapse; eine zweite Synapse ist still. Nach 3–6 h der Beobachtung wird die stille Synapse aktiv und enthält nun auch Neurotransmitterbläschen. Nach 24 h wird eine weitere Aussprossung als neue Synapse sichtbar. Alle strukturellen Veränderungen verstärken den Kalzium(*Ca*)-Einstrom und damit den Reflex

Diese Destabilisierung erfolgt typischerweise beim erneuten Abrufen des Gespeicherten. Wir haben das Phänomen bereits im ▶ Abschn. 2.2 *Neuropsychologische Wissenschaft und Bildgebung* kennengelernt (◘ Abb. 2.6 und das Spiel: Stille Post). Wenn also die *Aplysia* den verstärkten Kiemenrückzug fest gespeichert hat, etwas Zeit verstrichen ist und der Sipho erneut berührt wird, haben wir genau diese Situation. Das Gespeicherte – der starke Kiemenrückzug – wird erneut abgerufen. Das Team von Kandel führte solche Experimente durch. Beim wiederholten Aktivieren dieses Reflexes werden zunächst die zur Verstärkung führenden, strukturellen Veränderungen aufgehoben. Die verstärkenden Faktoren der ◘ Abb. 2.12 werden destabilisiert und daran nehmen wichtige Schreddermaschinen der Zelle teil, die Proteine in ihrer Einzelteile zerlegen.

Nach der Auflösung der Strukturen findet ein erneuter Aufbau statt. Proteine werden neu gebildet, die Synapse wird verstärkt wie in ◘ Abb. 2.12 und das Langzeitgedächtnis wird restabilisiert. Sie werden einwenden, dass dies doch eine erhebliche Mühe ist, da man doch besser das Alte belassen hätte, um die Energie für den Wiederaufbau zu sparen. Andersherum wissen wir, dass Rahmenbedingungen oder Umweltbedingungen beim Wiederaufbau eine wesentliche Rolle spielen müssen. Die parallel zur früheren

Einspeicherung vorhandenen Bedingungen können sich geändert haben. Die alte Situation muss überhaupt nicht mehr mit der neuen übereinstimmen. Das System wird durch diese Destabilisierung mit Proteinabbau und den erneuten Proteinaufbau mit Restabilisierung flexibler, um sich an neue Gegebenheiten anzupassen. Das ist für eine Korrektur des Langzeitgedächtnisses sehr wichtig.

Bei *Aplysia* haben wir im Wesentlichen das implizite Gedächtnis betrachtet, das wir im ▶ Abschn. 2.2 *Neuropsychologische Wissenschaft und Bildgebung* kennengelernt haben. Ich sprach von einer einfachen bewegungskontrollierenden Reflexbahn. Erinnern Sie sich? Implizit sind die indirekten, nicht ausdrücklich beschreibbaren Informationen des Gedächtnisses, die sehr schnell abgerufen werden, ohne Zeit für irgendwelche Handlungsalternativen zu haben. Beim expliziten Gedächtnis benötigen wir dagegen das Bewusstsein, um mit dem Gespeicherten zu klären, was wir meinen, tun oder tun wollen. Implizites und explizites Gedächtnis sind an verschiedenen Stellen im Gehirn verortet.

Es wäre nun schön, wenn wir auch auf der Seite des expliziten Gedächtnisses entsprechende Beispiele für neurophysiologische oder gar molekulare Erklärungen hätten, die den Befunden bei *Aplysia* ähneln. Das kann ein schwierigeres Unterfangen sein, weil das Bewusstsein des Versuchsobjektes und nicht nur eine unterbewusste Reflexbahn im Fokus ist. Somit sind bei der Prüfung des expliziten Gedächtnisses höhere Zentren des Gehirns zu betrachten, die nicht so leicht wie bei *Aplysia* untersucht werden können. An dieser Stelle des Unterkapitels über Molekulare Neurowissenschaften springen wir wieder zurück zum Hippokampus, dem Seepferdchen.

2.3.7 Wo bin ich?

Zunächst sind wir wieder in der McGill Universität in Montreal in Kanada. Dort arbeitete Mitte der 1960er Jahre der britisch-amerikanische Wissenschaftler John O'Keefe an seiner Doktorarbeit. Er konzentrierte sich zunächst auf den Mandelkern (◘ Abb. 2.2), punktierte diese Region mit feinen Elektroden von außen, beobachtete die sich freibewegende Katze und leitete an einzelnen Nervenzellen Signale ab, wie wir sie in ◘ Abb. 2.8 kennengelernt haben. Zur Erinnerung, der Mandelkern ist für die Gefahrenanalyse und für affekt- oder lustbetonte Empfindungen zuständig. Allerdings interessierten O'Keefe überraschenderweise die „stillen Nervenzellen" mehr als Nervenzellen mit elektrischen Signalen. Die stillen Nervenzellen machten auch nach längerer Beobachtung keinen elektrischen Mucks. Warum lenkte er seinen Blick auf diese regungslosen Zellen?

Er erkannte, dass die stillen Nervenzellen nur bei bestimmten äußeren Reizen erregt wurden. So fand er Nervenzellen bei der Katze, die auf das Bild einer Maus oder bei Vogelgesang feuerten. Anders ausgedrückt gab es da im Mandelkern schlummernde Nervenzellen, die nur dann gezielt aktiv wurden, wenn eine Maus oder ein Vogelpiepsen auftrat. Wie er in seiner Biografie später schrieb, erkannte er sofort, dass die stillen Nervenzellen die wichtigsten waren. Still gleich wichtig, wer hätte es gedacht? Von Montreal aus ging er aus privaten Gründen nach England in das *University College of London,* wo der 78-jährige O'Keefe heute noch arbeitet. Dort fokussierte er sich auf den Hippokampus und führte die begonnene Arbeit an den stillen Nervenzellen auf der Jagd nach dem besonderen Reiz fort. Er hatte einen bestimmten Zelltyp im Auge (die großen braunen Zellen in ◘ Abb. 2.7). Diese Zellen feuerten nicht durch einen äußeren visuellen oder akustischen Reiz, noch durch einen Bewegungsreiz. Bewegung spielte zwar eine Rolle, aber das war nicht alles. Plötzlich hatte er nach halbjähriger Suche nach der Bedeutung dieser stillen Zellen eine elektrisierende Eingebung. Er erkannte, dass die Zellen auf die räumliche Lage hin – also den Ort des Tieres (Ratte) im Versuchsraum – elektrisch feuerten (2D und 3D). Er fand die sogenannten Ortszellen des räumlichen Gedächtnisses, wofür er zusammen mit zwei Norwegern (die Mosers aus Trondheim, siehe unten) im Jahre 2014 den Nobelpreis erhielt.

Und wie schon Immanuel Kant in der Kritik der reinen Vernunft ausdrücklich betonte, ist die Vorstellung des Raumes in unserem Gehirn ohne vorausgehende Erfahrung verankert. Anders gesagt, Nervenzellen für die Vorstellung von Raum sind bereits von Geburt an vorhanden. Es braucht des Weiteren eine Lernphase, in der diese speziellen Nervenzellen auf bestimmte Orte geprägt werden. Die Vorstellung von Raum ist ein bewusster Prozess. So definieren die Ortszellen des Hippokampus den Raum nur, wenn das Tier wach und aufmerksam ist. Insofern ist die Erinnerung an den Ort im Raum Teil des expliziten Gedächtnisses, denn mit dem Gespeicherten erkläre ich bewusst, wo ich bin. Und wenn wir ehrlich sind, hat doch so ziemlich alles mit 2D und 3D zu tun, weswegen der Hippokampus zentral sein muss.

Erinnern Sie sich an die Gedächtnislandkarten? Elefanten in der Wüste Namib oder Buschmänner in der Kalahari müssen besondere Ortszellen haben!

2.3.8 Netzzellen und 3D-Raumkarte des expliziten Gedächtnisses

May-Britt und Edvard Moser von der Universität Trondheim erkannten im direkt an den Hippokampus angrenzenden Bereich des Schläfenlappens bestimmte Zellen (◘ Abb. 2.7), die mehr konnten als Ortszellen. Diese Zellen stellen ein Ensemble dar, und sie können mehrere Orte in einer 3D-Karte des Raumes abbilden. Sie nannten diese Zellen Netzzellen („grid cells").

Sie entdeckten zwei Typen von Netzzellen. Der eine Typ feuerte beim Vorhandensein von Objekten im gegenwärtigen Raum. Der andere Typ feuerte zeitgleich an Orten, wo bei früheren Trainingsläufen Objekte standen. Diese Arbeiten weisen auf unterschiedliche Zellen hin, die im Ensemble verschiedene Rollen in der Gegenwart spielen. Im Prinzip wurde so zum ersten Mal erkannt, dass Gegenwart und Vergangenheit auf der Nervenzellebene unterschiedlich repräsentiert sind.

Die Wissenschaftler konnten auch zeigen, dass im Schläfenlappen Vorbereitungen für die Abspeicherung der Raumkarte im Hippokampus getroffen werden. Die Informationen aus dem Schläfenlappen gelangen durch den in ◘ Abb. 2.7 bezeichneten „Eingang" zum Hippokampus. Alle Gedächtnisprozesse sind stark von der Aufmerksamkeit und vom bewussten Handeln abhängig, und weisen so auf das explizite Gedächtnis für Fakten hin – hier der Ort oder das Objekt an einem Ort.

2.3.9 Die gelernte Angst vor Räumen

Kommt ein Subjekt in einen neuen Raum, so ist dieser Raum zunächst ein neutraler Reiz – ganz wie die Glocke bei Pawlows Hund (◘ Abb. 2.11). Wird nun der neutrale Reiz in mehreren Lernepisoden mit einem unangenehmen Stimulus zum Beispiel einem lauten Ton, einem elektrischen Schlag oder einem üblen Geruch verbunden, ängstigt sich das Subjekt beim zukünftigen Betreten des Raumes. Auf diese Art und Weise kann eine Versuchsperson Angst erlernen, Angst vor dem ehemals neutralen Reiz – dem Raum. Bei starker Angst zeigt das Subjekt die Zeichen der Schreckstarre, was anhand von Bewegungsmeldern erkannt wird. Angst und Schreckstarre sind ein bewusster Vorgang, sodass auch hier das explizite Gedächtnis geprüft wird, denn mit dem Gespeicherten zeigt das Subjekt bei vollem Bewusstsein, wovor es Angst hat.

Unter Verwendung dieses Tests konnten Wissenschaftler den Prozess des Lernens, die Destabilisierung des Gelernten und die Restabilisierung des Gedächtnisses wie bei *Aplysia* testen. Für das erstmalige Lernen wurde ein bestimmter molekularer Faktor – nennen wir ihn Faktor B – ausfindig gemacht. Wurde nun die gelernte Angst nach einigen Tagen erneut abgerufen, so kam es zur Destabilisierung und erneuten Restabilisierung der Angst. Bei dieser Restabilisierung war ein anderer Faktor Z wichtig, der beim erstmaligen Lernen dagegen keine Rolle spielte. Dies weist darauf hin, dass die zwei Phasen des Lernens von verschiedenen molekularen Mechanismen gesteuert werden.

In einem anderen Experiment wurde die Bedeutung möglicher struktureller Veränderung im Gehirn des Subjekts untersucht. Das Subjekt lernte zunächst die Angst vor einem neuen Raum. Insgesamt 14 Tage nach dem Erlernen wurde das Subjekt wieder in den bekannten Raum versetzt. Verhinderte der Wissenschaftler allerdings davor den Neuaufbau struktureller Verbindungen durch die Gabe eines Pharmakons, das den Proteinaufbau hemmte, löschte er die Erinnerung ganz oder zumindest zum Teil. Mit dem proteinhemmenden Pharmakon fand der Aufbau der Synapsen nicht statt. Die Erinnerung an den angsteinflößenden Raum war verschwunden.

Dieser Ansatz ist therapeutisch interessant, weil die negativen Erinnerungen an ein psychisches Trauma gelöscht werden könnten. Tatsächlich gelang diese Löschung einer unangenehmen Erinnerung in einem experimentellen Test bei Menschen. In dem Test wurde übrigens ein leichter elektrischer Schlag am Handgelenk verabreicht, ein Stimulus, der nicht mit einer Reizsituation unter Lebensgefahr verglichen werden kann (wie bei einem richtigen Trauma), aber dennoch hat die Löschung funktioniert.

2.3.10 **Zusammenfassung – Molekulare Neurowissenschaften**

Neben dem einfachen Nervenzellsystem der *Aplysia* sind der Hippokampus und der angrenzende mittlere Schläfenlappen zentrale Organe der neurophysiologischen und molekularen Gedächtnisforschung.

Im Hippokampus (das Seepferdchen) wurde eine wichtige Dreisynapsenbahn identifiziert. Wenn der Wissenschaftler den Eingang dieser Dreisynapsenbahn elektrisch stimuliert, kann er eine langfristige Verstärkung der Spannungsänderungen beobachten (Langzeitpotenzierung), die als Pendant einer Gedächtnisbildung anerkannt ist. Dieser Langzeitpotenzierung liegen Mechanismen zugrunde, die eine strukturelle Verstärkung der drei Synapsen verursachen.

Eric Kandel zeigte zuerst bei *Aplysia*, wie die Verstärkung der Synapse praktisch und molekular funktioniert. Bei kurzfristigen Gedächtnisleistungen wird die Verfügbarkeit von Neurotransmittern durch prompte Umstellungsreaktionen im synaptischen Spalt erhöht und damit die Bewegung der Kiemenanlage verstärkt. Er konnte ein Pendant der klassischen Konditionierung nach Iwan Pawlow sichtbar machen.

Beim Langzeitgedächtnis kommt es zu strukturellen Veränderungen, bei denen Proteine und Membranen am Ort des Geschehens neu gebildet werden. Gedächtnis muss zuerst stabilisiert oder konsolidiert werden. Danach kann bei Abruf eine Destabilisierung stattfinden. So werden die synaptischen Verbindungen mit intrazellulären Schreddermaschinen abgebaut und mit Proteinbildungsmaschinen wieder neu aufgebaut. Das entspricht der erneuten Stabilisierung, die Restabilisierung oder Rekonsolidierung nach ◘ Abb. 2.6.

Die gezeigten Mechanismen sind bei einfachen impliziten Reflexbahnen *(Aplysia)*, komplizierteren impliziten Gedächtnisleistungen und auch bei expliziten Gedächtnisleistungen (Ort im Raum oder Angstlernen) grundsätzlich ähnlich. Um den Rahmen des Buches nicht zu sprengen, verzichtete ich auf tiefergehende Details. Der interessierte Leser findet weiterführende Literatur im Anhang.

Auf den Punkt gebracht

- Es gibt zwei große Zugänge zur Gedächtnisforschung: 1) Neuropsychologie plus Bildgebung (und andere Verfahren), 2) molekulare Neurowissenschaft. Sie ergänzen sich gegenseitig.
- Das Geruchsgedächtnis ist auf der Zeitskala der Evolution eine frühe Form des Gedächtnisses.
- Menschen können auch sehr gut riechen!
- Der Hippokampus, das Seepferdchen, ist ein sehr wichtiges Hirngebiet für das Gedächtnis. Geruchssignale kommen im Hippokampus und im sogenannten limbischen System an.
- Paul Broca und Carl Wernicke beschrieben in der zweiten Hälfte des 19. Jahrhunderts die wesentlichen Regionen für das menschliche Sprachsystem im Stirn- und Schläfenhirn. Damit wurde zum ersten Mal gezeigt, dass „geistige Phänomene" an definierten Orten des Gehirns untergebracht sind. Die Seele ist erstmals in definierten Nervenzellen angekommen.
- Hermann Ebbinghaus macht die ersten Gedächtnisexperimente und publiziert dies 1885. Er entdeckte die Vergessenskurve.
- Neuropsychologen unterscheiden verschiedene Gedächtnisbereiche: Ultrakurzzeitgedächtnis (oder sensorisches Gedächtnis; Millisekunden bis Sekunden), Kurzzeitgedächtnis (und Arbeitsgedächtnis, Sekunden – Minuten – Stunden) und Langzeitgedächtnis (Stunden – Tage – Wochen – Jahre).
- Hinsichtlich des Langzeitgedächtnisses gibt es ein bewusst verarbeitendes Gedächtnis für Erinnerungen an Episoden und an Fakten (= explizit), auf der anderen Seite existiert ein unbewusstes Gedächtnis für Geschicklichkeit, Prozeduren und Ähnliches (= implizit).
- Der Fluss der Umweltinformation bis zum bleibenden Gedächtnis gestaltet sich wie folgt: Die Information wird über die Sinneseingänge aufgenommen, eingespeichert und über Nacht oder mehrere Nächte konsolidiert (verfestigt) und sodann abgelegt. Diese Information kann wieder abgerufen werden. Destabilisierung des Gedächtnisses ist die Folge und hierauf folgt eine erneute Konsolidierung. Dies kann mit einer Verfälschung und mit einer abstrakten Verfestigung der Information verbunden sein.
- Neben dem Einspeichern gibt es das Vergessen. Ebbinghaus beschrieb das Vergessen mithilfe einer logarithmisch abfallenden Kurve. Beim Abruf von Informationen aus dem Speicher kann es zum vollständigen Vergessen kommen. Wir können Informationen absichtlich vergessen.

- Kinder und alte Menschen haben ein kleines Gedächtnis für Episoden, aber ein gutes Gedächtnis für altersgemäße Geschicklichkeit. Alte Menschen haben ein großes Gedächtnis für das Wissen in der Welt (Faktenwissen und Sprache). Im Alter nehmen die Verarbeitungsgeschwindigkeit des Gehirns und die Konzentrationsfähigkeit ab.

- Im Hippokampus erkennen wir ein wichtiges Phänomen der Gedächtnisbildung, die wir als Verstärkung von Spannungsänderungen an Nervenzellen – auch Langzeitpotenzierung genannt – beobachten.

- Eric Kandel und sein Team fanden bei der Meeresschnecke *Aplysia* wichtige Phänomene der Gedächtnisbildung: Verstärkung der Synapse zwischen zwei Nervenzellen mit verstärktem Kalziumeinstrom (Kurzzeitgedächtnis), Vermehrung von Synapsen (Langzeit), Aktivierung von stillen Synapsen (Langzeit) und Vermehrung von Nervenfaserbahnen und -verschaltungen (Langzeit).

- Kandel zeigte an *Aplysia* mit seinem Team auch das Phänomen der durch Abruf ausgelösten Destabilisierung des Gespeicherten. Schreddermaschinen nehmen in der Zelle die Strukturproteine auseinander und zerstören die Synapsen. Danach kann es zu einem erneuten Aufbau der Strukturen mithilfe von Proteinbildungsmaschinen kommen.

- John O'Keefe und die Mosers aus Norwegen entdeckten Nervenzellen für „innere Landkarten" (2D) und Raum (3D). Diese Nervenzellen sind Teil des bewussten, expliziten Gedächtnisses und im Hippokampus bzw. in angrenzenden Regionen des Schläfenhirns untergebracht.

- Mit dem Test der gelernten Angst vor einem Raum kann der Wissenschaftler den Prozess des Lernens, die Destabilisierung des Gelernten und die Restabilisierung des räumlichen Gedächtnisses untersuchen.

Weiterführende Literatur

Baddeley AD, Eysenck MW, Anderson MC (2015) Memory. Psychology Press, Hove

Bähr M, Frotscher M (2014) Neurologisch-topische Diagnostik. Georg Thieme, Stuttgart

Bailey CH, Kandel ER, Harris KM (2015) Structural components of synaptic plasticity and memory consolidation. Cold Spring Harb Perspect Biol 7(7):a021758

Brock DA, Callison WE, Strassmann JE, Queller DC (2016) Sentinel cells, symbiotic bacteria and toxin resistance in the social amoeba Dictyostelium discoideum. Proc Biol Sci 283(1829):rspb

Douglas RM, Goddard GV (1975) Long-term potentiation of the perforant path-granule cell synapse in the rat hippocampus. Brain Res 86(2):205–215

Ebbinghaus H (1885) Über das Gedächtnis. Dunker & Humblot, Leipzig

Feld GB, Born J (2017) Sculpting memory during sleep: concurrent consolidation and forgetting. Curr Opin Neurobiol 44:20–27

Hatt H, Dee R (2011) Das Maiglöckchen-Phänomen: Alles über Riechen und wie es unser Leben bestimmt. Piper, München

Hirano M (2015) Evolution of vertebrate adaptive immunity: immune cells and tissues, and AID/APOBEC cytidine deaminases. Bioessays 37(8):877–887

Kandel ER (2006) In search of memory – the emergence of a new science of mind. Norton, New York

Kandel ER, Dudai Y, Mayford MR (2014) The molecular and systems biology of memory. Cell 157(1):163–186

Kant I (2003) Kritik der reinen Vernunft, Kritik der praktischen Vernunft, Kritik der Urteilskraft. Fourier, Wiesbaden

Lautin A (2002) The limbic brain. Kluwer, New York

Lee SH, Kwak C, Shim J, Kim JE, Choi SL, Kim HF et al (2012) A cellular model of memory reconsolidation involves reactivation-induced destabilization and restabilization at the sensorimotor synapse in Aplysia. Proc Natl Acad Sci U S A 109(35):14200–14205

Markowitsch HJ, Welzer H (2010) The development of autobiographical memory. Psychology, Hove

McGann JP (2017) Poor human olfaction is a 19th-century myth. Science 356(6338) pii: eaam7263.

Müller GE, Pilzecker A (1900) Experimentelle Beiträge zur Lehre vom Gedächtnis. Z Psychol 1:1–300

O'Keefe J (2014) John O'Keefe – Biographical. ► https://www.nobelprize.org/nobel_prizes/medicine/laureates/2014/okeefe-bio.html

Parker ES, Cahill L, McGaugh JL (2006) A case of unusual autobiographical remembering. Neurocase 12(1):35–49

Scoville WB, Milner B (1957) Loss of recent memory after bilateral hippocampal lesions. J Neurol Neurosurg Psychiatry 20(1):11–21

Vorster AP, Born J (2015) Sleep and memory in mammals, birds and invertebrates. Neurosci Biobehav Rev 50:103–119

Walker MP, Stickgold R (2006) Sleep, memory, and plasticity. Ann Rev Psychol 57:139–166

Das immunologische Gedächtnis

© Springer-Verlag GmbH Deutschland, ein Teil von Springer Nature 2020
R. H. Straub, *Drei Gedächtnisse für den Körper*, https://doi.org/10.1007/978-3-662-59131-4_3

Die komplexen Prozesse des Immunsystems werden in Lehrbüchern dargestellt, aber auf diese standardisierte Ausführung wird hier bewusst verzichtet, weil ich an die vorausgegangene Behandlung des mentalen Gedächtnisses anlehnen will. Die Ähnlichkeiten zwischen mentalem und immunologischem Gedächtnis werden behandelt.

Natürlich sind bezüglich dieser zwei Gedächtnisse die Orte der Abspeicherung, die Art und Weise der Abspeicherung, die Reize zum Abruf der Erinnerungen usw. verschieden, aber im Prinzip erkennen wir viele Prinzipien, die beiden Gedächtnissen zugrunde liegen. Dazu gehören Erkennen, Abspeichern, Verfestigen, Ablegen und Erinnern (Abrufen) (◘ Abb. 2.6). Gedächtnis funktioniert nun mal so!

Hinsichtlich der Systematik der Gedächtnislehre können die Immunologen übrigens viel von den Neuropsychologen lernen, da letztere das wissenschaftliche Geschäft schon ein halbes Jahrhundert früher begannen und in ihrer Systematik weiter voranschritten. Das Immunsystem kann Informationen zum Teil lebenslang speichern. Am Schluss des Kapitels zeigt eine tabellarische Gegenüberstellung die Analogien des mentalen und des immunologischen Gedächtnisses.

3.1 Der wundersame Schutz

Die meisten Kinder in den entwickelten Ländern werden heute in den Kinderjahren gegen bekannte Viren wie Masern oder Mumps geimpft. Wir hatten das Beispiel Keuchhusten der Cyrielle im einführenden Kapitel genannt. Vor der Ära der Immunisierung erlebten die Kinder die Krankheiten mit mehr oder weniger starken Krankheitssymptomen. Im Falle von Masern hat der Betroffene nach durchgemachter Krankheit eine lebenslange Immunität oder Abwehrkraft. **Einmal Masern, nimmer Masern!** Vor diesem Hintergrund kann ich nicht verstehen, warum Eltern ihre Kinder nicht impfen lassen. Dieser wundersame Schutz ist ein Segen für alle.

Um es genauer zu sagen, ist es die Errungenschaft des Gedächtnisses des angepassten Immunsystems, denn wir unterscheiden zwei verschiedene Formen des Immunsystems. Wir sprechen einerseits vom angeborenen und andererseits vom angepassten Immunsystem, die in den nächsten Unterkapiteln behandelt werden. Das angepasste Immunsystem besitzt ein spezifisches Gedächtnis für den bestimmten Infektionsfall. Das Abwehrgedächtnis für Masern ist einzigartig und daher nur für Masern relevant. Die Dauer des immunologischen Schutzes ist in ◘ Abb. 3.1 dargestellt.

Die zwei Typen von Immunzellen, die in ◘ Abb. 3.1 genannt wurden, zeigen eine unterschiedliche relative Stärke des Gedächtnisses über die Zeit. Das Gedächtnis der B-Zellen nimmt im Vergleich zum Ausgangswert nur wenig ab, wohingegen das Gedächtnis der T-Zellen eine Vergessenskurve zeigt, die der Ebbinghaus-Vergessenskurve zumindest in der logarithmischen Form ähnelt. Sie erinnern sich: Die Ebbinghaus-Kurve zeigte am Anfang noch 100 % und zuletzt nur noch 15 % der gelernten Information. Der Zeitraum der Betrachtung war bei Ebbinghaus allerdings sehr viel kürzer (über 30 Tage) als beim immunologischen Gedächtnis. Die 15 % können ein Leben lang erhalten bleiben.

Dem immunologischen Gedächtnis liegt das Vorhandensein sogenannter Gedächtniszellen zugrunde, die entweder B-Gedächtniszellen oder T-Gedächtniszellen heißen. Wenn sie einmal gebildet wurden – wie das geschieht, erfahren wir gleich, werden sie ohne erneuten Kontakt mit dem Erreger durch körpereigene Hilfsstoffe an speziellen

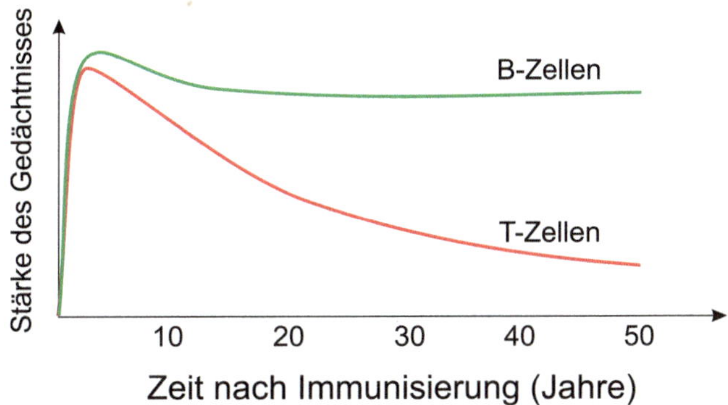

◘ Abb. 3.1   Dauer des immunologischen Gedächtnisses nach einer Infektion oder Immunisierung. Hinsichtlich des angepassten Immunsystems werden zwei Zellen unterschieden, die diesen Schutz ausmachen. Die einen heißen B-Zellen, die anderen T-Zellen. B steht für bursa fabricii, ein Lymphorgan der Vögel, wo diese Zellen zuerst entdeckt wurden. T steht für Thymus, ein Lymphorgan des Menschen zwischen Herz und Brustbein. B-Zellen sind für die Produktion von Antikörpern zuständig. Wenn der Arzt sagt, dass der Antikörpertiter (oder die Konzentration) nach einer Impfung hoch ist, besteht ausreichender Schutz. T-Zellen dagegen helfen den B-Zellen und können darüber hinaus auch virusinfizierte, körpereigene Zellen zerstören. Denn zerstören diese Immunzellen die infizierte Zelle, ist auch die Reproduktionsmaschinerie des Virus erledigt. Der Schutz hält mehr als 50 Jahre

Orten jahrelang durchgepäppelt. Nach diesen allgemeinen einführenden Worten zum immunologischen Gedächtnis wollen wir nun das Immunsystem genauer unter die Lupe nehmen.

3.2 Das angeborene Immunsystem und das angepasste Immunsystem

Beim mentalen Gedächtnis wurde eine wichtige Unterscheidung gemacht. Alt sind im Gehirn der Hippokampus, das limbische System, Thalamus, Mandelkern, Kleinhirn, Hirnstamm und Rückenmark (◘ Abb. 2.2). Daneben gibt es bei Säugern und insbesondere bei Primaten neue Bereiche, zum Beispiel die menschliche Hirnrinde. Dieser Unterschied von evolutionsgeschichtlich alten und neuen Anteilen existiert auch beim Immunsystem. Die Immunologen nennen die zwei Bereiche „angeborenes" (altes) und „angepasstes" (auch „adaptives"; neues) Immunsystem.

3.2.1 Angeborenes Immunsystem

Angeboren wird das System genannt, weil die entsprechenden Empfangsantennen – die Rezeptoren (von lat. *recipere*, aufnehmen, annehmen) – in den Genen der Zellen fest installiert sind und sich in ihrer Grundstruktur nicht wesentlich ändern können. Diese Empfangsantennen oder Rezeptoren befinden sich auf der Oberfläche oder im Inneren so ziemlich aller Immunzellen und auf/in den meisten anderen Köperzellen. Diese fest installierten Rezeptoren erkennen Dinge wie Bakterienbestandteile, Viruspartikel, Bruchstücke von Pilzen oder von Pflanzen, Strukturen von Einzellern und Würmern und freigesetzte Elemente von körpereigenen Zellen, wenn diese sich aus irgendwelchen

Gründen öffnen. Diese Rezeptoren sind evolutionsgeschichtlich so alt, dass sie bei der Fruchtfliege und bei Pflanzen eine wichtige Rolle spielen (letzter gemeinsamer Vorfahre vor 2 Mrd. Jahren).

Polly Matzinger (geb. 1947), Tochter einer französischen Mutter und eines holländischen Vaters, ist eine schillernde Figur der immunologischen Wissenschaften. Nach einer erfahrungsreichen „Ausbildungszeit" als Kellnerin, Zimmerin, Jazz-Musikerin, Hundetrainerin und Bunny in einem Playboy-Club wurde Polly Matzinger in San Diego promoviert. Sie wurde bekannt, weil sie eine provozierende Immunologin ist und die sogenannte „Danger-Theorie" aufbrachte.

Die FAZ nannte sie in einem Artikel vom 12. Januar 2016 „eine Außenseiterin mit Ausdauer", machte aber auch klar, dass ihre Danger-Theorie bisher in einigen Details nicht geprüft wurde. Im Gegensatz zu der Standardvorstellung, dass das Immunsystem sich hauptsächlich mit fremden Strukturen befasst und Selbst und Nichtselbst streng unterscheiden will, sagt die Danger-Theorie, dass sich das Immunsystem dagegen mit jenen Dingen befasst, die Schaden anrichten und eine Gefahr darstellen. Die Unterscheidung von Selbst oder EIGEN und Nichtselbst oder FREMD sind weniger wichtig.

Die Bruchstücke von Bakterien, Viren, Pilzen usw. stellen solche Reize dar, weil sie Gefahr signalisieren. Diese Gefahrensignale aktivieren die angeborene Immunantwort, ein Entzündungsvorgang beginnt und die Gefahrensignale werden beseitigt. Mit dieser Danger-Theorie wird die besondere Bedeutung der aus der Umwelt einer Zelle stammenden Gefahrenreize in den Mittelpunkt gestellt, und das hat seinen Reiz mindestens beim angeborenen Immunsystem. Für die Entdeckung dieser Rezeptoren wurden Jules Hoffmann (geb. 1941), Bruce Beutler (geb. 1957) und Charles Janeway jr. (1943–2003) bekannt und die zwei Ersten erhielten 2011 den Nobelpreis. Für Janeway kam die Ehrung leider zu spät, weil er allzu früh verstarb.

In unserem Körper gibt es nun viele verschiedene Zelltypen des angeborenen Immunsystems, die diese Rezeptoren auf der Oberfläche besitzen. Diese Zellen reagieren typischerweise mit einer Aufnahme des Gefahrensignals oder mit einer Ausschüttung von destruierenden Faktoren, wodurch Zellen in der Nachbarschaft absterben. Dies lockt Fresszellen an und auf diese Weise wird nach und nach aufgeräumt.

3.2.2 Angepasstes Immunsystem

Was ist das Besondere, das Anzupassende (das Adaptive), und an wen oder was wird es angepasst? Normalerweise ist die genetische Ausstattung der Zellen unseres Körpers fest im Erbgut, der DNA, verankert. Während eines Lebens wird die Reihenfolge der Bausteine eines Gens unter keinen Umständen verändert, denn es bestünde die Unsicherheit der bösartigen Entartung. Tumoren entstehen, weil Mutationen der DNA zu genetischen Veränderungen führen, die das Wachstum und die Wanderung im Körper unkontrolliert fördern. Daher ist das Erbgut heilig, und es wird durch verschiedene Tricks vor Änderungen geschützt. Allerdings gibt es eine raffinierte Ausnahme von dieser wichtigen Regel bei B-Zellen und T-Zellen, die das „Angepasste" dieses Immunsystems ausmachen.

David Baltimore (geb. 1938) ist ein amerikanischer Molekularbiologe und Immunologe, der in dem Stadtteil Forrest Hills in Queens, New York, als Sohn jüdischer Eltern in den 1940er und 1950er Jahren aufwuchs. Forrest Hills ist eine lebendige Gegend, die viele Stars aus verschiedenen Bereichen hervorbrachte. Aus seiner Schule stammen

Olympiasieger, Musiker, Drehbuchautoren, Basketballspieler von nationaler Größe, eine Astronautin der heil gebliebenen Raumfähre *Atlantis,* der Filmregisseur Francis Ford Coppola *(Der Pate),* ein Vizepräsident des ehemaligen Bankhauses Lehman Brothers usw.

So hatte David Baltimore nach Stationen am *Cold Spring Harbor Labor,* an der Rockefeller Universität, am *Massachusetts Institute of Technology,* Albert Einstein *College of Medicine,* Salk-Institut, *California Institute of Technology* und *Whitehead Institute of Biomedical Research* mindestens zwei entscheidende Ideen. Zunächst entdeckte er eine Enzymmaschine *(„reverse transcriptase"),* die es Viren ermöglicht, ihr Genmaterial in die DNA der Wirtszelle einzulagern, wodurch viral ausgelöste Tumoren entstehen können. Hierfür wurde er im Alter von 37 Jahren mit dem Nobelpreis geehrt. Auch das HI-Virus lagert so sein Genmaterial in das Erbgut der Wirtszelle ein und die medikamentöse Hemmung dieser Enzymmaschine war ein entscheidender Durchbruch bei der Therapie der HIV-1-Infektion.

In der zweiten Hälfte der 1980er Jahre entdeckten er und sein Team den grundlegenden molekularen Mechanismus der Erbgutveränderung der B-Zellen und T-Zellen *(„recombination-activating gene 1 and 2").* Diese Immunzellen des angepassten Immunsystems haben die raffinierte Fähigkeit, durch einen zufälligen Prozess der „programmierten Erbgutänderung" theoretisch mehr als eine Billiarde Antigene zu erkennen (z. B. von Infektionserregern). Daher ist die Variabilität des angepassten Immunsystems mit B- und T-Zellen so hoch.

Die Immunzellen des angepassten Immunsystems heißen einerseits B-Zellen. In den Lymphorganen benutzen sie den genannten rein zufällig eingesetzten, erbgutverändernden Mechanismus, sodass eine große Zahl verschiedener B-Zellen entstehen kann. In einem zweiten Prozess, der in Lymphknoten und Milz stattfindet, benutzen B-Zellen ein weiteres Programm zur geplanten Erbgutänderung. Sie passen sich in einem komplizierten Reifungsprozess an das infektiöse Agens, den krankmachenden Faktor, das Antigen, an. Eine wichtige Enzymmaschine wurde von dem Japaner Tasuku Honjo und seinem Team im Jahr 2000 entdeckt *(„activation-induced cytidine deaminase",* Nobelpreis 2018).

Bei diesem Reifungsprozess der B-Zellen erkennt der zentrale Rezeptor, der sogenannte B-Zellrezeptor, das Antigen immer besser. Der Reifungsprozess verstärkt die Erkennung und die Reaktion der Zellen auf das Antigen. Dazu ist ein Plan zur Änderung des genetischen Materials dieser Rezeptoren in diesen B-Zellen einprogrammiert. Hier wird ganz absichtlich das genetische Material variiert, damit eine bessere Erkennung des infektiösen Agens erfolgen kann. Dieses Manöver wird bei jeder Infektionskrankheit eingesetzt. Das bedeutet Anpassung pur – und daher heißt es angepasstes Immunsystem. Die Veränderung findet allerdings nur in einem sehr kleinen Bereich des Gens des B-Zellrezeptors statt. Große Veränderungen sind gefährlich. Deshalb gibt es viele Typen von Tumoren, die von diesen B-Zellen ausgehen.

Die anderen Immunzellen des angepassten Immunsystems heißen T-Zellen. Das T steht für Thymus oder deutsch Bries. Dieses T-Organ sitzt hinter dem Brustbein und noch vor dem Herzen. In manchen Restaurants gibt es Kalbsbries, und wenn Sie das gerne essen, essen Sie auch T-Zellen vom Kalb. T-Zellen haben den rein zufällig eingesetzten, erbgutverändernden Mechanismus wie die B-Zellen *(„recombination-activating gene 1 and 2"),* und so entsteht auch bei ihnen eine riesige Zahl verschiedener T-Zellen im Thymus (theoretisch 1 Billiarde verschiedener T-Zelltypen). Im Gegensatz zu den B-Zellen machen die T-Zellen im weiteren Verlauf keinen gleichartigen Reifungsprozess durch, bei dem sie sich an das infektiöse Agens anpassen. T-Zellen und B-Zellen sind die Schlüsselzellen des angepassten Immunsystems.

Wir fassen nun zusammen. Das Immunsystem benutzt unveränderliche Rezeptoren zur Erkennung von Gefahrensignalen, die einerseits angeboren und genetisch fest installiert sind (angeborenes Immunsystem). Andererseits benutzt es variable Rezeptoren (angepasstes Immunsystem bei B-Zellen und T-Zellen). Das angeborene Immunsystem ist evolutionsgeschichtlich sehr alt (mehr als 2 Mrd. Jahre) und das angepasste/adaptive Immunsystem ist jünger (etwa 420 Mio. Jahre).

Hier hat die Reise der Ähnlichkeiten zwischen mentalem und immunologischem Gedächtnis bereits begonnen. Ähnlich ist die Tatsache, dass es evolutionsgeschichtlich alte und neue Strukturen gibt. Die alten Dinge sind eher unveränderlich, die neuen Dinge sind variabel und können sich anpassen. Neu sind die menschliche Hirnrinde und das angepasste Immunsystem. Beide sind im Vergleich zu den evolutionsgeschichtlich alten Anteilen wesentlich fähiger, Informationen aus der Umwelt zu erkennen, abzuspeichern, zu verfestigen, abzulegen und zu erinnern.

3.3 Die Dynamik des immunologischen Gedächtnisses

Hinsichtlich der Dynamik des immunologischen Gedächtnisses können wir ähnlich wie beim mentalen Gedächtnis Ultrakurzzeit- oder „sensorisches" Gedächtnis, Kurzzeitgedächtnis mit Arbeitsgedächtnis und Langzeitgedächtnis unterscheiden. Das zum Kurzzeitgedächtnis gehörende Arbeitsgedächtnis wird nach der Darstellung des Langzeitgedächtnisses besprochen.

3.3.1 Das „sensorische" Gedächtnis des Immunsystems

Dieses Gedächtnis wird durch einen Reiz stimuliert, ein Agens, eine Triebfeder, eine Struktur mit Aufrufcharakter, eine Umweltinformation, die von speziellen Rezeptoren erkannt wird. Beim mentalen Gedächtnis wurde ein Reiz besprochen, der mittels Sinnesorganen aufgenommen wird, wie beim bewegten flackernden Laserstrahl. Für die Erkennung von solchen Sinnesreizen sind beim Hören, Sehen, Riechen, Schmecken und Tasten sogenannte Rezeptoren zuständig. Je nach Sinnesreiz sind verschiedene Rezeptoren verantwortlich. Das Immunsystem besitzt auch solche Rezeptoren, die die Immunologen je nach Reiz und zuständiger Zelle in unterschiedliche Klassen einteilen.

Hier geht die Reise der Ähnlichkeiten weiter: Beim mentalen und immunologischen Gedächtnis sind es Sinnesreize aus der Umwelt, die in den für die Erfassung zuständigen Zellen eine Zustandsänderung auslösen, sodass gilt: „Ich erkenne, reagiere und speichere mindestens ultrakurz eine Reizinformation aus der Umwelt." Ein typisches Zeichen für diese Erkennung von Umweltinformationen an einem Rezeptor ist das Einströmen von Kalzium, wie wir es in ◘ Abb. 2.10 bei Nervenzellen gesehen haben. An dieser Stelle ist es noch unklar, ob die eintreffende Information zu einem festen Bestandteil eines lange währenden Gedächtnisses wird. Warum sollte ich mir die Bahn eines bewegten flackernden Laserstrahls oder das Vorhandensein eines Gefahrensignals länger merken wollen?

Beim Immunsystem sind die Umweltreize in erster Linie Gefahrensignale von Infektionserregern. Der Kontakt des Immunsystems mit der Innenwelt findet quasi überall statt, weil Immunzellen in allen Geweben „patrouillieren." Die Fühlung der Außenwelt findet hauptsächlich im Nasen-Rachen-Raum, auf der Haut, in der Lunge, im Magen-Darm-Kanal und im Bereich von Blase und Geschlechtsorganen statt. Dort sind

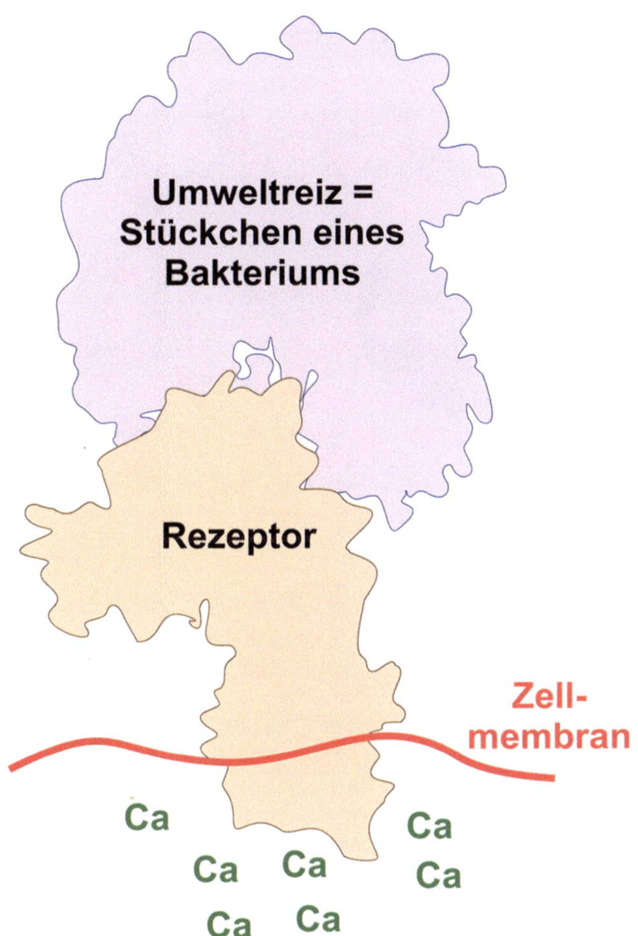

◘ Abb. 3.2   Schematische Darstellung eines Rezeptors mit einem Umweltreiz In dieser Schemazeichnung erkennen wir den Einstrom von Kalzium (Ca) nach Bindung der Partner, was ein erstes Zeichen der Aktivierung und Erkennung ist

wir „offen" und da befinden sich dauernd Immunzellen, die die entsprechenden Gewebe überwachen. Deren Rezeptoren werden durch einen Umweltreiz wie ein Bakterien- oder Virenbestandteil erregt. Kalzium strömt ein und Immunzellen werden aktiviert. Die entsprechende Immunzelle ändert ihren Zustand und Kalzium ist ein wichtiger Faktor für die Änderung (◘ Abb. 3.2). Dieses schnelle Reizaufnehmen entspricht der Schnittstelle zwischen Erkennen und Speichern, die für das sensorische Gedächtnis typisch ist.

3.3.2 Das immunologische Kurzzeitgedächtnis

Zum Kurzzeitspeichern bedarf es besonderer Immunzellen, die diese Mittelposition zwischen Erkennen und kurzfristigem Abspeichern einnehmen. Fresszellen heißen sie und davon gibt es verschiedene Typen. Manche fressen wild und hacken das Gefahrensignal

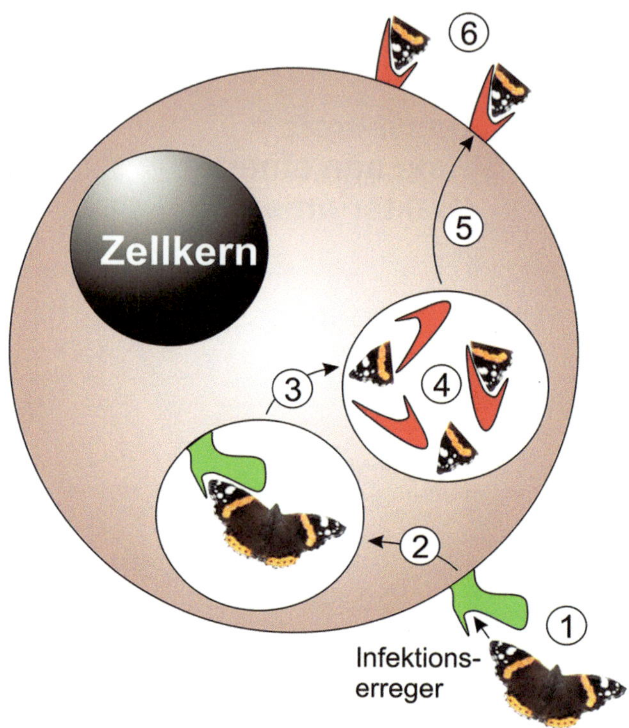

Abb. 3.3   Die Schlüsselzelle des immunologischen Kurzzeitgedächtnisses. 1. Die Schlüssel-zelle kann das gesamte Gefahrenmaterial mit Hilfe eines grünen Rezeptors aufnehmen (hier: ein Admiral-Schmetterling). 2. Das Material und der Rezeptor kommen in ein intrazelluläres Bläschen und werden zwischengespeichert. 3. Nun werden der Rezeptor und das Gefahrenmaterial kleingehackt. Nur die wesentliche Information (hier: ein Stück des Flügels) bleibt als Antigen erhalten. 4. Das Antigen wird in ein neues Molekül – den roten Präsentationskran – eingefügt und 5. zusammen werden roter Kran und das Antigen 6. an der Oberfläche ausgestellt oder präsentiert. Das Warum erfahren wir gleich

klein. Die Umwelt wird parallel mit Geschossen bombardiert und manchmal werden körpereigenen Zellen dabei zerstört. Diese Immunzellen sind wie Panzer, bei denen auch Kollateralschäden vorkommen. Sie gehören zum unveränderlichen angeborenen Immunsystem. Allerdings können sie nicht diese Mittelposition zwischen Erkennen und Speichern einnehmen. Sie haben nur Fressen und Kleinhacken nach alten Mustern gelernt (neutrophile Granulozyten).

Dann gibt es Fresszellen mit dem Rezeptor aus **Abb. 3.2**, die das Gefahrensignal aufnehmen, auch klein machen und aufbereiten und in Bläschen im Zellinneren lagern (**Abb. 3.3**). Diese Zellen sind wie Lastwagen mit Pritschenaufbau und mobilem Ladekran, die zunächst Material auf die Pritschenfläche laden und an andere Orte – nämlich die Lymphknoten – transportieren. Sie nehmen die Mittelposition zwischen Erkennen und Abspeichern ein (Makrophagen, dendritische Zellen). Allerdings speichern sie das Material nur zu kurzem Gebrauch in einem Zellbläschen. Sie sind aber die notwendigen zwischengeschalteten Immunzellen des immunologischen Kurzzeit-gedächtnisses (**Abb. 3.3**).

Zunächst sind diese Fresszellen stationär in einem beliebigen Gewebe. Das ist ein bisschen wie die Römerkastelle entlang des Limes, als römische Wachsoldaten auf den Einfall von Germanen warteten (Bedeutung von etwa 50 bis 600 n. Chr.). Diese speziellen Zellen üben sich in endloser Geduld, bis ein Gefahrensignal auftaucht. Die meisten Gewebe unseres Körpers besitzen diesen Typ von wartenden Fresszellen (z. B. in der Haut: *Langerhans-Zellen*). Nachdem sie das Gefahrensignal aufgenommen haben, werden sie mobil. Sie laden das Gefahrensignal auf die Pritschenfläche des Lastwagens und fahren so zum nächstgelegenen Lymphknoten (als Römer am Limes ist der Vergleich mit einem Pferd angebrachter). Die Straßen für die Lastwagen sind unsere Lymphbahnen, die bekanntlich an den Lymphknoten zusammenlaufen.

Dies ist eine weitere Ähnlichkeit zum mentalen Gedächtnis, denn auch dort wird die Umweltinformation an einer Stelle aufgenommen, die nicht für die tiefgängige Weiterverarbeitung zuständig ist. Die Schallaufnahme geschieht im Ohr und dann geht das Signal in den Hirnstamm und die Hirnrinde. Die Aufnahme von Lichtteilchen passiert in der Netzhaut im Auge und weiter geht es ins Zwischenhirn und die Hirnrinde. Die Straßen sind dort die Nervenbahnen. Der Ort des Erkennens ist nicht der Ort der Verarbeitung oder Langzeitspeicherung. Doch wir wollen mit dem Immunsystem fortfahren.

Im nächstgelegenen Lymphknoten ändert der Lastwagen seinen Charakter, denn er wird hier ein stationärer Kran mit hydraulisch ausfahrbaren Teleskopauslegern. Der Kran präsentiert das aufgeladene Material. Die ehemaligen Fresszellen werden auf diese Weise antigenpräsentierende Zellen (dendritische Zellen), weil sie wie in ◘ Abb. 3.3 das aufbereitete Material mit dem roten Kran anderen Immunzellen präsentieren können.

In der Zelle werden nur Bruchteile des Gefahrensignals verwendet. Die Verkleinerung führt je nach Art der Präsentation zu einem kurzen Eiweißstückchen mit einer Länge von 8–20 Aminosäuren (ich nenne sie die Aminosäurespanne des Antigens). Solch ein kurzes Stückchen Eiweiß nennen die Wissenschaftler Peptid im Gegensatz zu Protein (beide bestehen übrigens aus Aminosäuren). Dieses Peptid mit den 8–20 Aminosäuren ist die Information des aus der Umwelt stammenden Gefahrensignals im immunologischen Kurzzeitgedächtniss. Dieses Peptid kommt nun auf den roten Kran, den Präsentationskran, den die Immunologen ein MHC-Molekül nennen (von *„major histocompatibility complex"*).

Mit einem Satz: Alles ist nun für die Langzeitspeicherung vorbereitet. Bevor wir dazu kommen, wollen wir uns nochmals eine paar Ähnlichkeiten zwischen mentalem und immunologischem Kurzzeitgedächtnis klarmachen.

■ Ähnlichkeiten zwischen mentalem und immunologischem Kurzzeitgedächtnis

Das mentale Kurzzeitgedächtnis wird gerne durch eine sogenannte Ziffern- oder Wortspanne getestet. Dazu wird eine beliebige Folge von 4–20 einzelnen Ziffern oder von 4–20 einsilbigen Wörtern kurz angeboten (Ziffernspanne oder Wortspanne genannt). Aufgabe ist es nun, die kurz angebotene Folge sofort nach der Betrachtung zu erinnern, indem jede Ziffer und jedes Wort in der entsprechenden Reihenfolge genannt werden.

Hört sich leichter an, als es in Wirklichkeit ist. In der Regel können sich Menschen an 6 bis 10 Ziffern bzw. Wörter erinnern, aber es gibt interindividuelle Unterschiede dieser Spanne zwischen 4 und 20. Gedächtnisspezialisten können noch viel höher liegen. Ich kann es zweifelsfrei mit Ähnlichkeiten übertreiben, aber ist es nicht verblüffend, dass diese Zahl bei den beiden Formen des mentalen und immunologischen Kurzzeitgedächtnisses so ähnlich ist.

Im roten Präsentationskran können je nach Methode etwa 8–20 Aminosäuren eines Peptids präsentiert werden. Aminosäuren sind die Buchstaben oder Ziffern des aufgeladenen Peptids. Das Kurzzeitgedächtnis des Immunsystems besteht also auch aus einer Folge von 8–20 Aminosäuren (Aminosäurespanne des Antigens), die das Antigen oder das Peptid im roten Präsentationskran definieren. Auf jeden Fall können Sie sich nach diesem Abstecher zu den Ziffern- und Wortspannen den infrage kommenden Zahlenbereich von 4–20 leichter merken.

Eines ist jedenfalls sicher und das ist beim mentalen und beim immunologischen Kurzzeitgedächtnis gleich. Wenn die Spanne von Ziffern und Wörtern größer und größer wird, nimmt die Fähigkeit zur Speicherung ab. Beim Immunsystem ist es bei immer länger werdendem Peptid sehr ähnlich, denn das Stückchen passt zunehmend schlechter in den roten Kran.

Noch eine große Ähnlichkeit existiert hinsichtlich der Störbarkeit des mentalen und immunologischen Kurzzeitgedächtnisses. Wenn Sie Ziffernfolgen oder Wortfolgen mental kurzzeitig speichern möchten, sind Reize aus der Umwelt störend. Kein Stress bitte!

So ähnlich ist es auch beim Immunsystem. Wenn die obige Fresszelle das Gefahrenmaterial aufnimmt und präsentiert, geht es ohne Störung aus der Umwelt besser. Findet das Fressen zum Beispiel in Gegenwart von zu viel körpereigenem Stresshormon Kortisol statt, wird erstens schlecht gefressen, zweitens schlecht präsentiert und drittens schlecht erkannt.

Ein weitere Ähnlichkeit, die in der Neuropsychologie „binding“ genannt wird (Verknüpfen), ist das Verknüpfen von Eigenschaften zu einem Objekt. So ist die Verknüpfung der Farbe Rot mit der Form eines Würfels ein sogenanntes binding. Wir speichern „roter Würfel“ im mentalen Kurzzeitgedächtnis ab.

Beim Immunsystem wird auch nicht nur das antigene Peptid gespeichert, sondern auch weitere Informationen zur Art des Signals. Beim Präsentieren wird so das Peptid beim Laden auf den roten Kran mit einem freigesetzten Cocktail von Immunzellhormonen verknüpft, die Zytokine. Je nach Länge und Beschaffenheit des Peptids werden unterschiedliche Zytokine freigesetzt. Das Objekt ist also nicht alleine das präsentierte antigene Peptid, sondern ein neues Objekt, nämlich ein antigenes Peptid mit den verknüpften Zytokinen A, B, C oder ein antigenes Peptid mit den verknüpften Zytokinen U, S, W. Die Verknüpfung zu einem größeren Objekt im Sinne des „binding“ ist also auch im immunologischen Kurzzeitgedächtnis möglich. Nun ist aber wirklich alles für das Verständnis des immunologischen Langzeitgedächtnisses vorbereitet.

3.3.3 Das immunologische Langzeitgedächtnis

Wenn wir das Langzeitgedächtnis des Immunsystems betrachten, so gibt es im Wesentlichen zwei Zelltypen, die Langzeitinformation speichern können. Diese Zellen gehören zu den evolutionsgeschichtlich jüngeren Zelltypen des angepassten (adaptiven) Immunsystems. Wir haben sie als B-Zellen und T-Zellen kennengelernt (B-Lymphozyten und T-Lymphozyten). B-Zellen und T-Zellen sind jene Zellen mit dem hochvariablen Rezeptor. Unter Verwendung der Möglichkeiten aller B-Zellen und T-Zellen können sie zusammen genommen theoretisch eine Billiarde verschiedener Umweltreize erkennen (wie in ■ Abb. 3.2). Da B-Zellen und T-Zellen auf unterschiedliche Art und Weise das Langzeitgedächtnis einrichten, sollen diese beiden Pfade getrennt dargestellt werden.

■ Das Langzeitgedächtnis der immunologischen T-Zellen

Hier greifen wir im Wesentlichen die Information aus dem vorausgehenden Kapitel auf, weil sich die Darstellung des Langzeitgedächtnisses der T-Zellen nahtlos anschließt. Gehen wir kurz zurück zur ■ Abb. 3.3. Dort wird ein verkleinertes Gefahrensignal auf dem roten Kran präsentiert. Wir nannten die dazu fähige Immunzelle antigenpräsentierende Zelle. Sie erinnern sich: Diese Zelle holte sich das Gefahrensignal aus dem Gewebe und rauschte als Lastwagen mit dem Gefahrensignal/ Antigen auf der Pritschenfläche in den nächstgelegenen Lymphknoten. Nun nehmen wir einmal an, dass es sich hier um ein richtig schlimmes Gefahrensignal handelt, zum Beispiel das Masernvirus.

Nach einer Infektion im Nasen-Rachen-Raum hat unsere brave antigenpräsentierende Zelle im Gewebe zum Beispiel irgendwo am Hals ein Stückchen Masernvirus auf die Pritschenfläche des Lastwagens geladen und ist zum Lymphknoten gefahren. Für den Weg zum Lymphknoten brauchte sie nun nicht lange, ein paar Stunden. Übrigens können Infektionserreger auch direkt in einen Lymphknoten gelangen, quasi reingespült werden. Aus diesem Grund gibt es auch in Lymphknoten ständig ortsansässige, fressende antigenpräsentierende Zellen, die im roten Kran präsentieren können, sodass die Lastwagenfahrt entfällt.

Diese antigenpräsentierende Zelle setzt während der Präsentation im Lymphknoten auch gleichzeitig eine Menge verschiedener Zytokine frei. Hiermit lockt sie naive T-Zellen an, die naiv heißen, weil sie noch nie ein solches Antigen präsentiert bekamen. Diese naiven T-Zellen stammen direkt aus dem Thymus (Bries) und meistens passiert dieses Szenario bereits in den Kindertagen. Zum Zeitpunkt der Geburt sind alle T-Zellen naiv, da sie im Mutterleib nicht mit Antigenen konfrontiert wurden.

Diese naiven T-Zellen besitzen einen besonderen Rezeptor, den T-Zellrezeptor. Wenn die naiven T-Zellen den Thymus verlassen, sind diese T-Zellrezeptoren bereits fest installiert. Im Thymus findet die Reifung dieser T-Zellen statt und dort werden die verschiedenen Typen von T-Zellrezeptoren in die Zellmembran der T-Zelle fest eingebaut. Die Herstellung des T-Zellrezeptors ist ein zufälliger Prozess, der die theoretische Zahl von einer Billiarde verschiedener T-Zellrezeptoren zulässt.

Der T-Zellrezeptor einer aus dem Thymus entlassenen naiven T-Zelle ist ein Unikat, der möglichst keine körpereigene Strukturen erkennen darf (Gefahr der Aggression gegen das eigene Gewebe: Autoimmunität). Keine andere naive T-Zelle hat den gleichen T-Zellrezeptor und mit diesem Unikat werden sie in die Blutbahn entlassen, zirkulieren fröhlich im Blutstrom, patrouillieren durch verschiedene Gewebe und kommen schließlich irgendwo in einem Lymphknoten oder in der Milz an.

So geschieht es auch mit einer naiven T-Zelle im Lymphknoten am Hals bei unserem Kind mit Masern. Dort wandert sie magisch angezogen auf die antigenpräsentierende Zelle zu und erkennt mit ihrem T-Zellrezeptor nun das Antigen im roten Präsentationskran (■ Abb. 3.3). Übrigens kommen am Präsentationskran viele naive T-Zellen vorbei, aber nur ein paar wenige Typen entdecken mit ihrem Unikat von T-Zellrezeptor das Antigen in der Mulde des roten Präsentationskrans (■ Abb. 3.4). Nur einige wenige T-Zellen haben einen passenden Rezeptor.

3

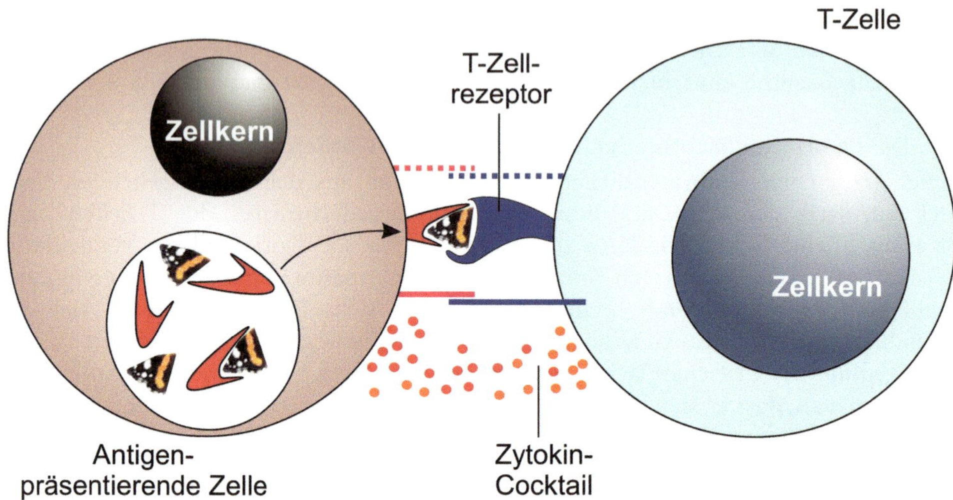

◻ **Abb. 3.4**   Antigenpräsentierende Zelle und T-Zelle unterhalten sich. Für die Unterhaltung benutzen sie den roten Präsentationskran aus ◻ Abb. 3.3, den zum Antigen passenden T-Zellrezeptor, die stabförmigen Zusatzantennen und einen Zytokin-Cocktail. Auf diese Weise verliert die naive blaue T-Zelle rechts ihre Unschuld. Sie wird zur antigenerprobten T-Zelle

Mit Hilfe von Zusatzantennen auf beiden Zelloberflächen und einem Cocktail von ausgespuckten Immunzellhormonen (Zytokinen) macht diese naive T-Zelle einen erstaunlichen Wandlungsprozess durch: Von der kindlichen Unbefangenheit hin zum reifen Erwachsensein. Spieglein, Spieglein an der Wand, wer passt am besten im ganzen Land? Weil sie so schön zum Masernantigen passt, darf sie sich nun vermehren, und sie beginnt sich zu teilen und zu teilen und zu teilen. Jetzt gibt es plötzlich viele T-Zellen mit dem Unikat des identischen T-Zellrezeptors: eine Unikatarmee.

Ein paar andere Antennen auf der Oberfläche dieser sich teilenden T-Zellen, nennen wir sie Ortsantennen, signalisieren den Ort dieser Vermehrung (hier: Lymphknoten am Hals, Nasen-Rachen-Schleimhaut und Haut). Diese T-Zellen verlassen nun den Lymphknoten am Hals und werden in die Blutbahn entlassen, zirkulieren fröhlich im Blutstrom und wandern schließlich mithilfe der Ortsantennen gezielt in die Schleimhaut der Nase und des Rachenraumes oder in die Haut ein. Dort werden sie gebraucht und dort erkennen sie nun das Antigen.

Haben die T-Zellen dieses Gefahrensignal erkannt, helfen sie beim Abtöten der Schleimhautzelle oder Hautzelle und so stirbt auch das Masernvirus. Das macht viel Schmutz und Gefahrensignale treten aus der toten Schleimhaut- oder Hautzelle aus. Dies lockt die Panzer-Fresszellen an, die nun ohne Rücksicht auf Verluste abräumen. Dieses Szenario führt zur Elimination der Masernviren, hinterlässt aber ein Trümmerfeld, das wir als roten entzündeten Ausschlag an Schleimhaut und Haut erkennen. Weh tut es, weil die Trümmer die Schmerznervenfasern erregen, die das Entzündungssignal ins Gehirn weiterleiten. Es ist Masernzeit!

Der Vermehrungsprozess im Lymphknoten dauert typischerweise 7–14 Tage und führt zu einer 100.000-fachen Vermehrung der spezifischen antigenerkennenden T-Zellen mit dem Unikat des T-Zellrezeptors. Der Aufräumprozess dauert insgesamt 3–4 Wochen. Während dieser Zeit ist das Kind zumindest anfangs über 7–14 Tage schlapp und ans Bett gefesselt, danach ist es auch kein Held großer Aktivitäten, weil es immer noch müde ist. Der Vermehrungsprozess der passenden T-Zellen kostet sehr viel Energie und dann kann das betroffene Kind nicht fröhlich im Garten spielen. Das Krankheitsverhalten wird eingeschaltet, das sogenannte „sickness behavior".

Wenn alle Masernantigene verschwunden sind, gibt es keinen Vermehrungsgrund mehr, nichts wird mehr im Lymphknoten am Hals präsentiert, und das ist das Signal zum großen Rückzug der Unikatarmee: Die tapferen hilfreichen T-Zellen mit dem Unikat des passenden T-Zellrezeptors sterben fast vollständig ab. Ein paar wenige mit besonderen Eigenschaften bleiben. Aus diesen Überlebenden wird die **T-Gedächtniszelle** geboren. Nach einer solchen Episode finden Ärzte etwa 1 bis max. 10 % der T-Zellen, die für diese Maserninfektion ein spezifisches T-Zellgedächtnis haben. Diese T-Gedächtniszellen können sich im zugehörigen Lymphknoten am Hals oder viel häufiger noch in der Schleimhaut/Haut viele Jahre halten, bei Masern ein ganzes Leben lang. Sie werden durch Zellhormone (Zytokine) aus der Nachbarschaft genährt, sodass sie munter bleiben und lange überleben.

Kommt nun der Träger dieser Gedächtniszellen wieder einmal mit Masernviren in Berührung, ist die Antwort dieser Gedächtniszellen superschnell, die Vermehrung startet sofort, geht in 3 Tagen über die Bühne, das Masernvirus wird schnell eliminiert und der Betroffene zeigt nicht einmal Krankheitsverhalten: Viel Energie wird eingespart! Immunologisches Gedächtnis hilft Energiesparen!

■ Das Langzeitgedächtnis der immunologischen B-Zellen

Wir haben den Lastwagen mit Ladekran, die antigenpräsentierende Zelle, kennengelernt. Die T-Zellen sind davon stark abhängig, weil sie das Antigen nur schön zubereitet haben wollen. Bei B-Zellen ist das ziemlich anders, da sie mit ihrem B-Zellrezeptor auch große, frei herumschwimmende Infektionserreger oder andere Fremdkörper erkennen können. Das machen sie zum Beispiel in den Lymphknoten, wenn die fremden Partikel durch die Lymphbahnen hereingespült werden. Sie brauchen nicht die feine Aufbereitung in einem Zellbläschen und den roten Präsentationskran. Neben Erregern können sie auch große Strukturen wie Pollen oder andere große Antigene erkennen.

Kurz nach der Geburt – und das ist ähnlich wie bei T-Zellen – sind die B-Zellen naiv, weil sie noch nie einen Erreger oder ein Antigen gesehen haben. Naive B-Zellen stammen aus dem Knochenmark, besiedeln Lymphknoten und hoffen auf den passenden Fang. Naive B-Zellen erkennen einen Erreger sehr direkt, ohne dass dieser gefressen und kleingehackt wird. Im Gegenteil können naive B-Zellen mit ihrem passenden B-Zellrezeptor das Antigen selbst fressen, kleinhacken, in Zellbläschen zwischenspeichern, und im eigenen roten Präsentationskran präsentieren. Das machen sie typischerweise in einem Lymphknoten oder in der Milz. Nicht alle naiven B-Zellen, sondern nur jene sind dazu fähig, die den Erreger mit ihrem Unikat von B-Zellrezeptor gut binden können.

B-Zellen erkennen mit ihrem B-Zellrezeptor die Erreger oder das Antigen aber noch besser, wenn am Erreger ein Signalfaktor angebracht wurde *(Komplement)*. Diese Signalfaktoren schwirren überall in unserem Körper herum, sind in allen Säften enthalten, strömen im But und in der Lymphflüssigkeit dahin und haften sich bei Bedarf sofort an infektiöse Eindringlinge oder andere Fremdpartikel an. Kommt nun ein so gezeichneter Infektionserreger in einem Lymphknoten an, wird er sofort anhand des

Signalfaktors erkannt. Das signalgezeichnete Antigen ist das rote Tuch, und die passende B-Zelle ist der Stier.

Der markierte Eindringling wird durch das Signal gerne auch von vielarmigen Stützzellen im Lymphknoten festgehalten *(follikuläre dendritische Zellen)*, und benachbarte B-Zellen erkennen mit ihrem B-Zellrezeptor erstens den Eindringling und zweitens den Signalfaktor in der Haltevorrichtung der Stützzelle. Nun ist die B-Zelle entfesselt, nun wird gefressen, kleingehackt, im Bläschen zwischengespeichert und im eignen roten Kran Teile präsentiert. Die B-Zelle wird so auch antigenpräsentierende Zelle. Doch wem präsentieren sie das Antigen?

Wenn die B-Zelle auf die genannte Weise mit dem Erreger fertig geworden ist, ist es noch nicht zu Ende. Sie wandert auf die T-Zellen zu und zeigt ihnen das Erregerteilchen im eigenen roten Präsentationskran. Die T-Zellen sind bereits vorbereitet – also an das Antigen angepasst und nicht mehr naiv – und erkennen ebenfalls das Antigen im Präsentationskran. Dann helfen die T-Zellen und geben viele Unterstützungssignale, nur teilt sich dieses Mal nicht die T-Zelle sondern die B-Zelle. Weil alles so schön zusammenpasst, darf die B-Zelle sich nun vermehren. In einem weiteren komplizierten Schritt werden jene B-Zellen geschaffen und ausgesucht, die das Erregerteilchen am besten erkennen und präsentieren können.

Genau hier kommt der Mechanismus zum Tragen, der zu einer Änderung des Erbgutes der B-Zelle führt, um eine bessere Anpassung an den Erreger oder das Antigen zu gewährleisten. Wir nannten es deshalb das angepasste (adaptive) Immunsystem, weil der B-Zellrezeptor in mehreren Reifungsrunden immer besser angepasst wird. Wir sagten: „Normalerweise ist die genetische Ausstattung der Zellen unseres Körpers fest im Erbgut verankert. Während eines Lebens wird die Reihenfolge der Bausteine eines Gens unter keinen Umständen verändert, denn es bestünde die Unsicherheit der bösartigen Entartung." Hier ist die Ausnahme: Kleine Stücke des Erbguts, die für die Herstellung des B-Zellrezeptors notwendig sind, können programmiert geändert werden. Alles dient der besseren Anpassung.

Nach mehreren Runden der Optimierung – benennen wir diesen Vorgang mit dem Schlüsselwort „die Achterbahn der B-Zellreifung" – verwandelt sich die optimal angepasste B-Zelle in eine B-Gedächtniszelle und so darf sie den Lymphknoten oder die Milz verlassen. Sie strömt im Blutkreislauf fröhlich dahin und wandert ins Knochenmark ein, wo die naiven B-Zellen herkommen, und lebt fortan in deren Nachbarschaft in einer Höhle.

Die B-Gedächtniszelle kann im Knochenmark viele Jahre ausharren (als sogenannte *Plasmazelle*), weil sie dort mit Zellhormonen (Zytokinen) durchgepäppelt wird. Übrigens nicht alle B-Gedächtniszellen gehen ins Knochenmark und produzieren Antikörper, denn eine bestimmte Zahl bleibt in den Lymphknoten und in der Milz, um dort an der weiteren Überwachung des Körpers teilzunehmen.

Die B-Gedächtniszelle in der Knochenmarkshöhle produziert die sogenannten Antikörper und beteiligt sich auf diese Art und Weise am Abwehrprozess. Die Antikörper passen exakt zum Erreger oder Antigen wie der Schlüssel zum Schloss (◘ Abb. 3.5), und so erhalten wir zum Beispiel lebenslangen Schutz vor Infektionserregern. Die Antikörper treten in die Blutbahn über, schwimmen frisch dahin, gelangen so ziemlich in alle Körperregionen und Körpersäfte – auch in die Muttermilch – und binden passgenau nach dem Schlüssel-Schloss-Prinzip einen Erreger oder ein Antigen. Der Antikörper wiederum ist ein wichtiger Signalfaktor, der den Erreger

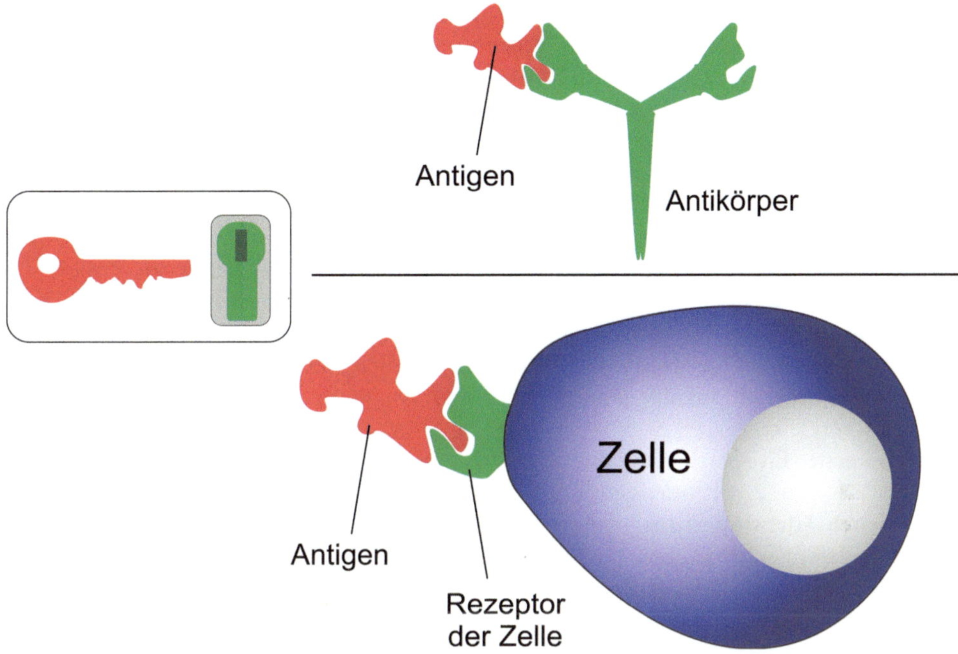

�‣ Abb. 3.5   Schlüssel-Schloss-Prinzip In der oberen Bildhälfte ist das Schlüssel-Schloss-Prinzip der Bindung eines Antikörpers mit dem Antigen gezeigt. Beide können in den Körperflüssigkeiten frei dahinströmen. Das Ganze kann auch als Komplex transportiert und abgelagert werden. In der unteren Bildhälfte ist das Schlüssel-Schloss-Prinzip der Bindung eines Rezeptors auf der Zelloberfläche einer Immunzelle mit dem Antigen gezeigt. Dieses findet typischerweise im Gewebe statt

oder das Antigen markiert, sodass das fremde Material von Fresszellen erkannt und unschädlich gemacht werden kann.

Bereits die mit Kiefern ausgestatteten Knorpelfische wie Haie und Rochen, mit denen wir den letzten gemeinsamen Vorfahren vor 420 Mio. Jahren hatten, besitzen dieses vielschichtige adaptive Immunsystem mit T-Zellen, T-Zellrezeptoren, B-Zellen, B-Zellrezeptoren, antigenpräsentierenden Zellen, der gewollten Umprogrammierung des Erbguts und der Anpassung an eigen und fremd. Darüber hinaus besitzen sie das immunologische Langzeitgedächtnis, das uns an das mentale Langzeitgedächtnis an dieser Stelle erinnern soll. Wir wollen noch einmal ein paar Vergleiche wagen.

■ Ähnlichkeiten zwischen mentalem und immunologischem Langzeitgedächtnis

Das mentale Langzeitgedächtnis speichert Informationen typischerweise in jenen Hirnregionen, die auch mit dem jeweiligen Sinneseingang in enger Verbindung stehen. So werden Informationen, die über das Hören aufgenommen werden, in den für das Hören zuständigen Hirngebieten des Schläfenlappens langzeitgespeichert. Die mit den Augen aufgenommene Information bleibt im Wesentlichen im zugehörigen Areal der Sehrinde am Hinterhaupt. Informationen, die über das Tasten und Berühren aufgenommen werden, befinden sich langzeitig in den Arealen des Scheitelhirns usw. (◣ Abb. 2.2).

Bei T-Gedächtniszellen gibt es eine Entsprechung dieser Regel. Bei B-Gedächtniszellen kennen Immunologen diese Zusammenhänge nicht in gleicher Weise. Wenn die Information des Antigens zum Beispiel in der Haut aufgenommen wurde, befindet sich das zugehörige Langzeitgedächtnis in Form spezieller T-Gedächtniszellen auch in der Haut. Masern war das Beispiel.

Wenn die Information im Bereich der Schleimhaut des Darmes aufgenommen wurde, befindet sich das entsprechende Gedächtnis in der Schleimhaut des Magen-Darm-Kanals. Wurde die Information des Gefahrensignals in der Lunge aufgenommen (Grippe), so sind die T-Gedächtniszellen in der Lunge zu finden. Die große Mehrheit der T-Zellen im Gewebe sind T-Gedächtniszellen (90 % beim Erwachsenen). Die Zuordnung zu den verschiedenen Orten wird durch spezielle Antennen auf der Oberfläche der T-Gedächtniszellen erreicht. Immunologen nennen diese Ortsantennen auf der Oberfläche die Ortssignatur. Und hier kommt noch ein anderer Vergleich.

Die erste Einspeicherungsstelle im Gehirn ist der Hippokampus, den wir in ◘ Abb. 2.2 und 2.7 kennengelernt haben. Er steht in enger Verbindung mit verschiedenen Hirnrindenarealen besonders mit dem Stirnhirn. Der Hippokampus ist unter anderem wichtig, weil er die Speicherung der Informationen des umgebenden Raumes als innere 2D-Landkarte oder 3D-Raumkarte vornimmt. Im Hippokampus treffen die ersten Informationen ein, die später in Nervenzellnetzwerken der Hirnrinde verfestigt werden. Der Hippokampus ist die primäre Einspeicherungsstelle, konsolidiert wird in der Hirnrinde.

In ähnlicher Weise fungieren die Lymphknoten bzw. die Milz als primäre Einspeicherungsstellen, wo T-Zellen, B-Zellen und antigenpräsentierende Zellen aufeinander treffen. Der Ort der Verfestigung oder Konsolidierung des Gedächtnisses nach einer Auseinandersetzung mit einem Infektionserreger ist im Gewebe bzw. Knochenmark zu finden, wo T-Gedächtniszellen (verschiedene Gewebe) bzw. B-Gedächtniszellen (Plasmazellen in der Höhle im Knochenmark) sehr lange erhalten bleiben.

Eine weitere Ähnlichkeit ist mit der Gesamtzeithypothese veranschaulicht. Beim mentalen Lernen ist die Menge des Gelernten direkt proportional zur dafür verwendeten gesamten Lernzeit: Je länger gelernt wird, desto größer ist die gespeicherte Information. Beim Immunsystem ist es gleich, denn ein lebenslanges Lernen führt zu einer großen Menge an T-Gedächtniszellen und B-Gedächtniszellen für die unterschiedlichsten Infektionserreger: Je länger gelernt wird, desto größer ist die gespeicherte Information gegenüber Infektionskeimen.

Da der Thymus (Bries) nach dem Wachstumsstopp langsam untergeht – er wird in ein narbiges Restgewebe umgewandelt, gibt es im späteren Erwachsenenalter kaum mehr naive T-Zellen, die aus dem Thymus stammen. Die ◘ Abb. 3.6 zeigt die Häufigkeiten der T-Gedächtniszellen im Gewebe und im strömenden Blut sowie die Häufigkeit der Krankenhausaufnahmen, die durch Infektionen bedingt sind. Obwohl im Alter von 50–60 Jahren die Zahl der T-Gedächtniszellen maximal wird, nimmt die Infektionshäufigkeit ab dem 65. Lebensjahr deutlich zu. Die Rahmenbedingungen für das Immunsystem werden im hohen Alter zunehmend schlechter. Darüber wird im Abschn. 3.5 *Jung und Alt und immunologisches Gedächtnis* weiter unten mehr berichtet.

Es gibt noch eine interessante Ähnlichkeit zwischen mentalem Gedächtnis und T-Zellgedächtnis. Wenn wir komplizierte Informationen aufnehmen, lernt jener am besten, der die Informationen gut in Kategorien und Hierarchien einteilen kann. Ich nenne

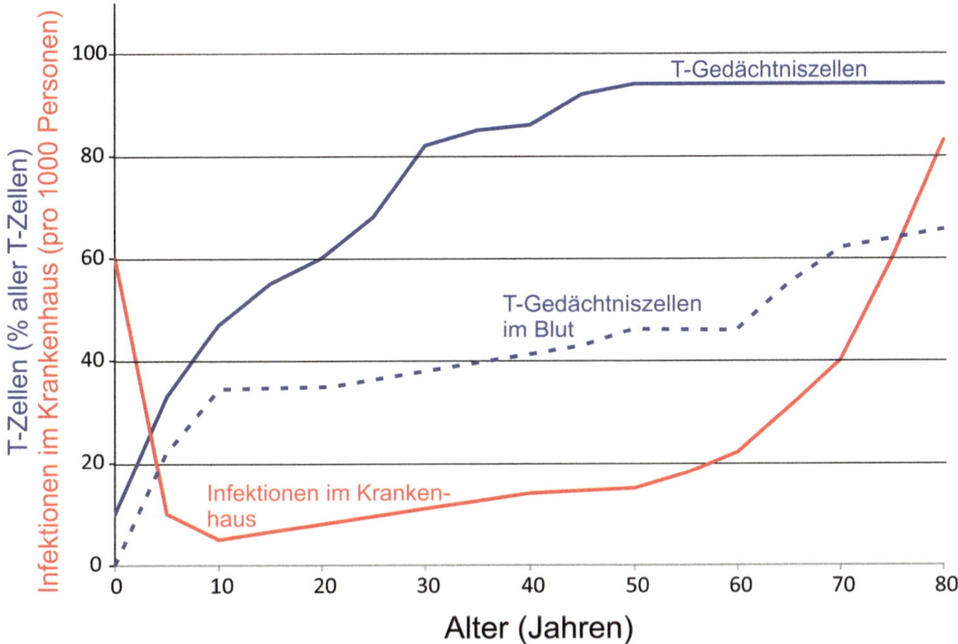

◻ Abb. 3.6 Häufigkeit von T-Gedächtniszellen und Empfänglichkeit für Infektionskrankheiten über Alter

diese Art von Lernen auch Systemlernen („Stadt, Land, Fluss" und memory). Wächst das mentale System der Kategorien, verfestigen sich dieselben zunehmend, das System wird gefüttert und stabilisiert. Im schlechten Fall führt es zu „Schubladendenken".

Beim Immunsystem gibt es eine Entsprechung dieser Regel. Das Immunsystem ordnet die Aktivität der verschiedenen T-Zellen in Kategorien (*T-Helfer 1, T-Helfer 2, T-Helfer 9, T-Helfer 17, T regulatorische Zellen* usw.). Innerhalb dieser Kategorien und Unterkategorien sind T-Zellen fähig, einen definierten Cocktail an Zytokinen und Lockstoffen (Chemokine) zu produzieren oder darauf zu reagieren. Entfalten die T-Zellen eine Aktivität, werden die spezifischen Zytokine und Lockstoffe der jeweiligen Kategorie ausgeschüttet und wirken stärker durch gemeinsame Wirkungen. Auch die T-Gedächtniszellen besitzen diese Kategorien und auf diese Weise entsteht ein verstärktes immunologisches Gedächtnis mit mehreren Kategorien und daher mehreren Signaturen von Zytokinen und Lockstoffen. Bei B-Gedächtniszellen ist diese Kategorisierung nicht annähernd so komplex wie bei T-Zellen (bzw. die Immunologen kennen sie noch nicht).

Die Neuropsychologen benutzen die Formulierung „positives oder negatives *Priming*" (engl. Vorbereiten), wenn ein vorausgehender Reiz zu einer Verbesserung bzw. Verschlechterung der Prozessierung, Einspeicherung und Erinnerung führt. Ähnliches existiert im immunologischen Gedächtnis. Bei dem Phänomen der „Antigenerbsünde" (im Englischen: „original antigenic sin") kann eine vorausgehende Auseinandersetzung mit einem Erreger wie das Dengue-Fiebervirus in einer früheren Infektionsphase zu einem negativen Priming führen. Dies geschieht, weil bei einer zweiten Infektion mit einem gering veränderten Dengue-Fiebervirus nur jene

Immunantworten aus dem Langzeitgedächtnis abgerufen werden, die zum Erreger bei Erstkontakt passen. Die passenden Antworten für den veränderten Dengue-Fiebervirus bleiben bei der zweiten Begegnung aus und die Bekämpfung wird so verschlechtert. Negatives Priming! Sünde ist es, weil die Abwehrstrategie nicht gut passt. Priming heißt es, weil ein Ersterreger den Gedächtnisabruf beim Kontakt mit dem Zweiterreger beeinflusst, in dem Fall negativ.

Und weil es mit Ähnlichkeiten so schön ist, gibt es hier noch eine weitere. Fergus Craik und Robert Lockhart beschrieben im Jahre 1972 in ihrem Modell der Gedächtnispsychologie die Art und das Ausmaß – die Tiefe – der Informationsverarbeitung. Sie erkannten, dass diese „Tiefe der Verarbeitung" entscheidend für das Einspeichern und Ablegen ist. Wenn bei der Informationsaufnahme mehrere Ebenen bei der Verarbeitung vom reinen Betrachten oder Hören, hin zum Benennen mit Worten und zur Einbindung der eigenen Person in das Geschehen durchschritten werden, bleibt etwas besonders gut in Erinnerung. Wenn ich also sage, während ich höre und sehe: „Das ist die Fünfte von Beethoven und ich war 1808 bei der Uraufführung im Theater an der Wien", dann bleibt die gesamte Information besser erhalten. Es lag eine größere Tiefe der Verarbeitung vor.

Das Immunsystem kennt dieses Prinzip auch sehr gut und ich kann hier gleich mehrere Beispiele machen. In dem Beispiel der Impfung gegen einen Infektionserreger gibt der Arzt typischerweise statt lebenden Keimen abgetötete Infektionserreger. Ein solcher Erreger stellt für sich genommen schon einen guten Stimulus für antigenpräsentierende Zellen mit rotem Präsentationskran dar. Wir betrachten bei diesem Spiel nur die Verarbeitungsebene des Infektionserregers (also eine Ebene).

Gibt der Arzt nun aber zusammen mit dem abgetöteten Keim gleichzeitig einen weiteren starken Immunstimulus wie ein schwefeliges Salz des Aluminiums (Alum), addiert er eine Ebene hinzu. Die Tiefe der Verarbeitung ist nun eine andere, weil nicht nur Keime sondern auch ein Immunstimulus einwirken und die Fresszelle mit dem roten Präsentationskran aktivieren. Die Antwort der Fresszelle und die Bereitschaft einer aktivierten T-Zelle, die im Lymphknoten kommunizieren will, werden nun deutlich verstärkt. Beim Impfen gibt der Arzt daher immer weitere Immunstimuli hinzu, um eine verbesserte oder vertiefte Langzeitspeicherung über mehrere Verarbeitungsebenen zu gewährleisten. Das ist ein wichtiges Forschungsgebiet bei Impfstoffen.

3.3.4 Das immunologische Arbeitsgedächtnis

Schließlich sprach ich im vorigen Kapitel das sogenannte Arbeitsgedächtnis an, das noch zum Kurzzeitgedächtnis dazugehört, das aber erst jetzt nach der Klärung des immunologischen Langzeitgedächtnisses besprochen werden kann. Es stand in jenem Kapitel geschrieben: „Der Arbeitsspeicher dient dem Abgleich zwischen neuen und schon abgespeicherten Informationen und er greift hier auf das Langzeitgedächtnis zurück. Dazu braucht es eine übergeordnete Instanz zur Bewertung bzw. Entscheidung von alt und neu und einen Arbeitspuffer, um verschiedene Gedächtniselemente parallel betrachten zu können."

Dieses immunologische Arbeitsgedächtnis befindet sich in den Lymphknoten und in der Milz. Dort sehen naive B-Zellen und naive T-Zellen zum ersten Mal die neuen Antigene, aber gleichzeitig kommen auch erfahrene B-Gedächtniszellen und T-Gedächtniszellen vorbei, um bei der Instruktion der naiven Zellen mitzureden. Kann zum Beispiel eine bereits vorhandene B-Gedächtniszelle das Antigen erkennen, so gibt es doch wenig Sinn, wenn eine naive B-Zelle sich in die Achterbahn der kontinuierlichen B-Zellreifung begibt, damit viel Zeit verschwendet (nämlich 7–14 Tage), die Gefahr der programmierten Erbgutveränderung auf sich nimmt, um nach all den mühsamen Teilungsrunden auch nicht besser als eine bereits vorhandene B-Gedächtniszelle zu sein. Das kann das Immunsystem abkürzen, und deshalb ist es gut, wenn in diesem Arbeitsspeicher bewertet sowie Altes mit Neuem verglichen wird und alles in einem abgegrenzten Arbeitspuffer stattfindet.

Vergleich, Bewertung und Entscheidung richten sich danach, ob eine vorhandene immunologische Gedächtniszelle das Antigen besser erkennt, als alle anderen naiven Zellen im jeweiligen Club. Wenn hier das Wort Club genannt wird, bezieht sich dies auf die Orte des Vergleichs, der Bewertung und Entscheidung. B-Zellen haben den B-Zell-Club, und dort dürfen fast nur B-Zellen hinein. Der B-Zell-Club heißt „Lymphfollikel". Die T-Zellen haben dagegen die T-Zellareale im Lymphknoten und in der Milz, den T-Zell-Club. Nur an den Grenzzonen zwischen B-Zell-Club und T-Zell-Club können sie sich treffen, quasi außerhalb der jeweiligen Clubräume im Foyer. Wir können das Clubhaus auch Arbeitspuffer nennen, wo das jeweilige Antigen gesondert im B-Zell-Club und im T-Zell-Club bzw. an der Grenzzone betrachtet wird.

Diesen Arbeitspuffer gibt es auch im Gehirn und es wird dort das Alte mit dem Neuen verglichen. Außerdem können mehrere Informationen in diesem Arbeitspuffer gleichzeitig – quasi spielerisch im Multitaskingverfahren – parallel bearbeitet werden. So können wir beispielsweise Informationen beurteilen, die wir gleichzeitig hören, sehen und erinnern. Im B-Zell- und im T-Zell-Club können auch mehrere Antigene parallel bearbeitet werden. Ein Erreger blockiert also nicht den ganzen Laden, denn das ist fatal, wenn das Immunsystem zufällig mit zwei Infektionskrankheiten gleichzeitig konfrontiert wird. B-Zellen benutzen übrigens bei der parallelen Reifungsveranstaltung gegenüber zwei verschiedenen Erregern ähnliche oder gar die gleichen Steuerfaktoren, was energetisch betrachtet ziemlich sinnvoll ist.

Zusammengefasst sind die Entsprechungen hinsichtlich der Funktion zwischen mentalem und immunologischem Arbeitsgedächtnis vielfältig.

3.4 Wie fließt Information in das immunologische Gedächtnis und wieder heraus?

Beim mentalen Gedächtnis wurde der Fluss der Information aus der Umwelt in das Gedächtnis und wieder heraus beschrieben (◘ Abb. 2.6). Eine ähnliche Abbildung lässt sich auch für das Immunsystem anfertigen, weil es dort in ähnlicher Weise ersteingespeichert, erstkonsolidiert, abgelagert, wieder abgerufen, destabilisiert, reenkodiert und schließlich rekonsolidiert wird. Diese besondere Entsprechung sei hier mit T-Zellen und B-Zellen kurz geschildert.

Bei der Einspeicherung des Erstsignals wurden zunächst das „sensorische" Gedächtnis des Immunsystems und das Kurzzeitgedächtnis genannt, die zur Ersteinspeicherung und Aufbereitung des Signals notwendig sind. Die entscheidende Zelle ist die antigenpräsentierende Zelle, die bei Erstinfektion das Gefahrensignal aufnimmt und als Antigen präsentiert (◘ Abb. 3.3). Während dieses Prozesses und der nachfolgenden Verfestigung des Aufgenommenen spielen Umwelteinflüsse oder Kontexteinflüsse eine wichtige Rolle. Zum Beispiel Stress oder Schlaf!

Tanja Lange aus Lübeck und Jan Born aus Tübingen wiesen einen wichtigen Zusammenhang zwischen immunologischem Gedächtnis und Schlaf nach. Zunächst konnte Jan Born mit seiner Gruppe Anfang bis Mitte der 2000er Jahre zeigen, dass das mentale Gedächtnis für Fakten durch Schlaf verfestigt werden kann (explizites mentales Gedächtnis). Es ist somit stark vom Kontext Schlafen oder Nichtschlafen abhängig.

Mit diesem Wissen untersuchten die Wissenschaftler, ob die Impfantwort gegenüber einem herkömmlichen Erreger durch den Schlaf beeinflusst werden kann. Die durch die Zweitimpfung oder gar Drittimpfung ausgelöste Immunantwort ist die Gedächtnisreaktion des Immunsystems auf einen infektiösen Erreger. Sie immunisierten insgesamt 27 gesunde junge Männer mit abgeschwächten Hepatitis-A-Viren zu drei verschiedenen Zeitpunkten (zu Beginn, nach 8 Wochen, nach 16 Wochen). Die Hälfte der Gruppe durfte in der Nacht nach jeder Impfung normal schlafen, die andere Hälfte blieb während der gesamten Nacht und am nächsten Tag wach.

Es zeigte sich, dass die schlafende Gruppe im Vergleich zu den Schlaflosen eine deutlich höhere Zahl von virusspezifischen T-Gedächtniszellen und eine höhere Blutkonzentration an virusspezifischen Antikörpern aufwies (also B-Zellgedächtnis). Dies spricht eindeutig dafür, dass sowohl bei der Ersteinspeicherung als auch bei den wiederholten Impfungen (Abruf und Rekonsolidierung) nach 8 und 16 Wochen eine bessere Verfestigung des immunologischen Gedächtnisses stattfand. Da Schlafen Kontextfaktoren wie Hormone und Stressachsen stark beeinflusst, spricht sehr viel dafür, dass der Kontext enorm wichtig für die Verfestigung des Gedächtnisses ist. Stressfaktoren können die Verfestigung des mentalen und immunologischen Gedächtnisses stören.

Bildgebende Techniken, mit denen Wissenschaftler in lebende Lymphknoten hineinsehen können, demonstrieren ein wichtiges Zeitfenster von etwa 24 h für diese Phase der Erstkonsolidierung. Die vollständige Entwicklung des immunologischen Gedächtnisses kann allerdings bis zu 6 Monaten dauern und geht mit einer Verschiebung der Zellen von Lymphknoten/Milz zu anderen Orten einher.

Mit der Phase der Konsolidierung kommt die Phase der Ablagerung. Sie findet im großen Stil außerhalb der Lymphknoten statt, die für die Konsolidierung mitverantwortlich waren. Ablagerung findet in Form von gewebeständigen T-Gedächtniszellen mit Ortssignatur in verschiedenen Geweben und als antikörperproduzierende B-Gedächtniszellen (Plasmazelle) in Knochenmarkhöhlen statt. Darüber hinaus gibt es mobile T- oder B-Gedächtniszellen, die im Blut unterwegs sind und in Lymphknoten patrouillieren.

Findet nun eine Zweitinfektion statt, kommt es zum Abruf des immunologischen Gedächtnisses. Sodann werden das T-Zellgedächtnis und das B-Zellgedächtnis im Lymphknoten/Milz überprüft. Das vormalige Gedächtnis dieser Zellen kann durch neue T-Gedächtniszellen und B-Gedächtniszellen ergänzt werden. Passt die neue Gedächtniszelle besser zum Infektionserreger, wird die Reaktion der neuen Gedächtniszellen stark gefördert und das alte Gedächtnis wird vernachlässigt. Die entsprechenden Vorrichtungen dieser Überprüfung und Destabilisierung sind im Lymphknoten/Milz angesiedelt, ebenso die nachfolgende Reenkodierung und Rekonsolidierung. Danach kann Gedächtnis erneut im Gewebe (bei T-Zellen) oder im Knochenmark (bei B-Zellen → Plasmazellen) abgelagert werden. Sowohl alte als auch neue Inhalte können nebeneinander vorliegen (■ Abb. 3.7).

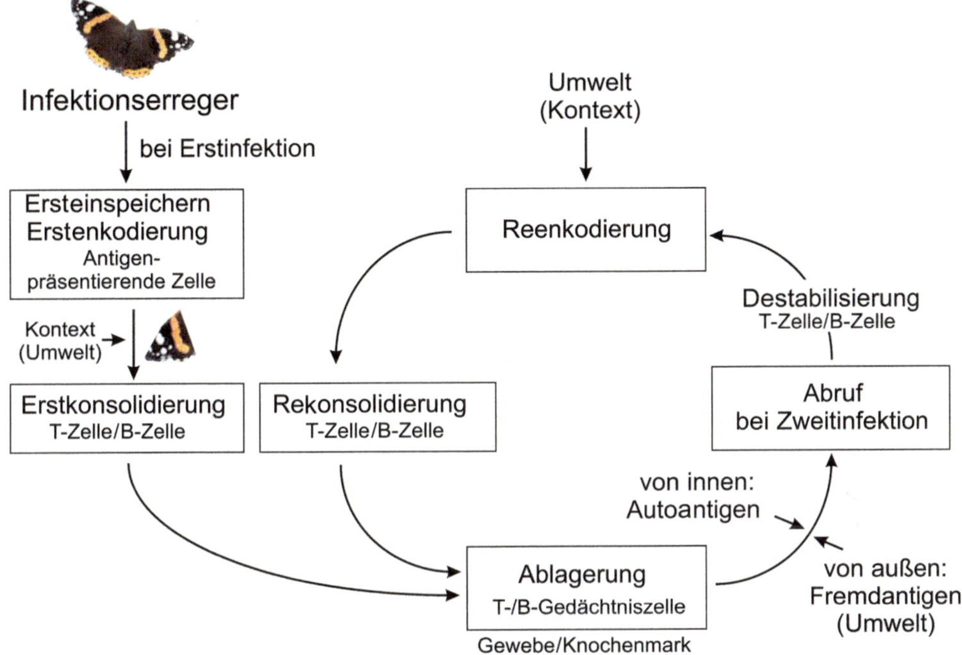

Abb. 3.7 Fluss der Information in das und aus dem immunologischen Gedächtnis

Dieser Ablauf erinnert nun stark an die Plastizität im Nervensystem, wo alte Informationen mit neuen überschrieben werden. Sie erinnern sich: Es werden Schreddermaschinen benutzt, um alte Strukturen abzubrechen und mit anderen Maschinen neue Proteine aufzubauen. Proteinhemmer verhindern Gedächtnisneuaufbau. So ähnlich läuft es auch im Lymphknoten und der Milz ab. Das Immunsystem erhält sich auf diese Art und Weise die Flexibilität, auf geänderte Bedingungen variabel reagieren zu können. Wie wir beim Dengue-Fiebervirus sahen (die Antigenerbsünde), funktioniert dies zwar nicht immer, aber bei vielen Infektionserregern ist diese Plastizität absolut maßgeblich.

3.4.1 Ähnlichkeiten zwischen mentalem und immunologischem Gedächtnis bezüglich des Abrufs

Der Abruf des immunologischen Gedächtnisses kann schiefgehen, wenn sich der Infektionserreger seit dem letzten Abruf stark verändert hat. Das Beispiel des Influenzavirus erklärt es. Dieses Virus besitzt die Eigenschaft sich ständig zu verändern, sodass der Abruf aus dem bestehenden Gedächtnis nicht funktioniert. Unter diesen Umständen hilft das immunologische Gedächtnis nicht weiter, und das Virus kann sich gefährlich vermehren. Das immunologische Gedächtnis bildet sich gegen das Influenzavirus neu aus, kommt aber immer einen Schritt zu spät, weil sich das Virus bereits wieder verändert hat. Dafür gibt es in der Biologie den Fachbegriff der „Red-Queen-Hypothese" (Erklärung, *Red-Queen-Hypothese*).

> **Erklärung**
>
> ### Red-Queen-Hypothese
>
> Im Fortsetzungsbuch zu *Alice im Wunderland* von Lewis Caroll *(Alice hinter den Spiegeln)* erscheint die hektische Rote Königin und erklärt Alice, dass sie „in diesem Land sehr schnell rennen muss, um am gleichen Fleck zu bleiben." Im Kontext von Infektionskrankheiten bezeichnet dies das ständige Wettrüsten zwischen Infektionserreger und Immunsystem des Infizierten. Beim Influenzavirus geschieht es dauernd. Das Influenzavirus wird erkannt, es wird eine immunologische Abwehr aufgebaut, es wird ein Gedächtnis angelegt, dann verändert sich das Virus, das Gedächtnis kann nicht richtig abgerufen werden, das Virus verändert sich erneut, das Immunsystem baut eine neue Abwehr auf usw. Das Wettrüsten kostet eine Menge Energie, und die Krankheit dauert lange.

Hinsichtlich des mentalen Gedächtnisses kennt der Neuropsychologe in ähnlicher Weise eine Störung des Abrufs, wenn sich Abrufsignal und dazugehöriges Gedächtnis nicht verknüpfen lassen. Dann kann zwar ein Gedächtnis vorliegen, aber Abrufen geht nicht. Zum Abruf braucht es immer viel Aufmerksamkeit, und manchmal scheitert es auch daran. Aufmerksamkeit existiert meines Erachtens im übertragenen Sinne auch beim Immunsystem. Aufmerksamkeit des Immunsystems ist ein Zustand höherer Aktivität der beteiligten Immunzellen, die durch die Bindungsstärke zwischen Antigen und Rezeptor gegeben ist. Hat sich das Influenzavirus so verändert, dass die Bindung zwischen Antigen und Rezeptor schwach wird, „mangelt es an Aufmerksamkeit".

Manchmal fehlen die spezifischen Rahmenbedingungen für den Abruf wie im folgenden Beispiel. Wir hatten im ▶ Abschn. 2.2 *Neuropsychologische Wissenschaft und Bildgebung* folgende Szene geschildert: „Sitze ich an meinem Schreibtisch im Büro und habe aufgrund der dortigen Tätigkeit, den Einfall etwas an einem völlig anderen Ort erledigen zu müssen – sagen wir im Keller, kann es passieren, dass ich auf dem Weg in den Keller, den Einfall vergesse." Es wurde dort erklärt, dass die spezifischen Rahmenbedingungen für den Abruf des Gedächtnisses im Keller andere wie am Schreibtisch im Büro seien, weswegen der Abruf im Keller nicht funktioniere. Der Abruf im Büro dagegen funktioniert. Beim Immunsystem gibt es ähnliche Dinge.

T-Gedächtniszellen besitzen für verschiedene Gewebe spezifische Ortsantennen, die ihnen das Auffinden des jeweiligen Gewebes erlauben. Die T-Zellen erhielten diese Ortssignatur, weil sie mit dem aus dem Gewebe kommenden Lastwagen mit dem Infektionserreger auf der Pritschenfläche konfrontiert wurden. In der sich daraus entwickelnden T-Gedächtniszelle wird die spezifische Ortssignatur mit der Verfestigung der Information im Gedächtnis abgelegt. Wir erinnern uns an das Masernbeispiel in Haut und Schleimhaut. Die spezifischen Rahmenbedingungen beim Einspeichern und beim Abrufen führen zur Ortssignatur, und die Ortssignatur schafft spezifisches Gedächtnis vor Ort. Der Abruf des Immunzellgedächtnisses geschieht nur an diesem speziellen Ort (im Büro statt im Keller – in der Rachen- statt in der Darmschleimhaut).

Ähnlich ist es auch mit den sogenannten Assoziationen, den strukturelle Verknüpfungen zwischen Gedächtnisinhalten wie beispielsweise Frucht – Banane oder Hund – Katze. So können auch ursprünglich isolierte Inhalte wie das Bild eines Pilzes und der Geruch des Pilzes vorliegen, die eine enge Verbindung eingehen können. Ein typisches Beispiel bei den Pilzen ist der Stinkmorchel. Geht der Pilzkenner zum Beispiel durch den

Wald und riecht den Stinkmorchel, ohne ihn zu sehen, wird das gesamte Gedächtnis zu Stinkmorchel abgerufen und er kann den Pilz sofort zeichnen. Solche Assoziationen zwischen verschiedenen Gedächtnisinhalten führen zum Gesamtbild des Gedächtnisses.

So etwas Ähnliches muss es beim Immunsystem auch geben, da eine Gesamterinnerung an ein Ziel sich aus mehreren Antigenen im Sinne einer Assoziation zusammensetzen kann. Zum Beispiel besitzen wir ein T-Zellgedächtnis für Influenzavirus, obwohl wir noch nie mit dem Erreger in Verbindung gekommen sind. Auch gibt es Personen mit einem T-Zellgedächtnis gegen HIV-1, obwohl diese Personen noch nie mit dem Erreger infiziert wurden. Die T-Gedächtniszellen müssen bei diesen Personen das Gedächtnis durch andere vorhandene Zielstrukturen erlernt haben. Oft lernen die T-Gedächtniszellen von den auf Körperoberflächen vorhandenen Mikroben, die ähnliche Antigene besitzen. Die Reaktion heißt Kreuzreaktion.

Nennen wir eine solche immunologische Gesamterinnerung Influenzavirus – Mikrobe 1 – Mikrobe 2, so kann erstens eine wirksame Abwehr gegen alle drei vorhanden sein, und zweitens kann das Vorhandensein eines einzelnen Erregers eine Immunantwort gegen alle drei Keime hervorrufen. Das gesamte Gedächtnis gegenüber einer Zielstruktur ist also auf verschiedene einzelne Gedächtnisinhalte bzw. T-Gedächtniszellen und B-Gedächtniszellen verteilt. Solche virusspezifischen Gedächtniszellen können mit körpereigenen Antigenen (Autoantigene) interagieren, und dann kann es gefährlich werden (Autoimmunkrankheit). Im ▶ Abschn. 1.5 *Darminfekt im Urlaub* hatten wir ein Beispiel genannt: Das Bakterium CJ kann zu einer Kreuzreaktion führen, wo es zum Angriff gegen Bakterium einerseits und fälschlicherweise gegen Nerven andererseits kommt. Diese immunologische Assoziation ist deshalb gefährlich.

3.5 Jung und Alt und immunologisches Gedächtnis

Das Immunsystem eines Neugeborenen ist noch ziemlich schwach, sowohl das angeborene als auch das angepasste Immunsystem. Elemente des angeborenen Immunsystems funktionieren wenigstens zu einem bestimmten Prozentsatz, sodass gleich nach der Geburt ein gewisser Schutz besteht. Darüber hinaus ist für das Neugeborene der Schutz durch Antikörper in der Muttermilch ausgesprochen wichtig. Dieser Neugeborenenschutz wird für 9–12 Monate benötigt, dann entwickelt sich nach und nach ein Gedächtnis gegenüber Erregern.

Dazu werden die naiven T-Zellen aus dem Thymus und die naiven B-Zellen aus dem Knochenmark – die Zellen des angepassten Immunsystems – kontinuierlich mit Antigenen von Mikroben konfrontiert. So entsteht ein Gedächtnis gegenüber vielen antigenen Strukturen, das langsam aber kontinuierlich wächst. Dazu benötigen wir bestimmte Bakterienstämme im Darm (z. B. segmentierte fadenförmige Bakterien), um richtige aggressive immunologische Abwehrstrategien zu entwickeln. Das Gedächtnis für das Immunsystem braucht zur vollständigen Entwicklung den Zeitraum bis zum 6. Lebensjahr und reift weiter in die Pubertät hinein. Wir können zusammenfassen, dass das ältere angeborene Immunsystem zuerst da ist. Das adaptive Immunsystem reift erst nach und nach, um ein spezifisches Gedächtnis anzulegen.

Bezüglich der Entwicklung auf der mentalen Seite dauert es ebenfalls lange, bis ein Gedächtnis aufgebaut wird. Allerdings ist das implizite Gedächtnis für Fertigkeiten oder einfache Prozeduren früher vorhanden als das explizite Gedächtnis für Episoden oder Fakten. Fertigkeiten und Prozeduren wie das Halten einer Trinkflasche sind vor allen Dingen in den evolutionsgeschichtlich älteren Hirnanteilen verortet, wohingegen

Episoden und Fakten (inklusive Sprache) in der evolutionsgeschichtlich neuen Hirnrinde untergebracht sind. Das Gedächtnis bezüglich der neueren Anteile wird bis zur Pubertät zunehmend besser, das Gedächtnis bezüglich der Prozeduren ändert sich von Geburt bis ins Erwachsenenalter nur wenig.

Ist das nicht verblüffend, dass diese Ähnlichkeit zum Immunsystem existiert? Auch dort funktioniert das evolutionsgeschichtlich alte, angeborene Immunsystem sehr viel früher als das neuere angepasste Immunsystem mit T-Zellen und B-Zellen, dessen Ausbildung und Fortentwicklung bis in die Pubertät hinein geschieht. Doch wie sieht die Situation beim alten Menschen ab dem 65. Lebensjahr aus. Betrachten Sie noch einmal die ◘ Abb. 3.6, und Sie erkennen, dass ab dem 65. Lebensjahr die Zahl der Infektionen deutlich zunimmt. Während einer Influenzavirusinfektion in einer Saison sind 90 % der daran verstorbenen Personen älter als 65 Jahre. Des Weiteren ist die Impfantwort bei alten Menschen schlecht.

Zwar nimmt im Alter die Zahl der T-Gedächtniszellen in Relation zu den anderen T-Zellen stetig zu, aber die Zahl der naiven T-Zellen ist sehr gering. Nun könnten wir sagen, dass wir die naiven T-Zellen nicht brauchen, weil wir doch im Laufe eines Lebens ein genügend großes T-Zellgedächtnis angelegt haben. Zum Teil stimmt das auch, aber jede etwas gewandelte Form eines Erregers – bei Influenzavirus kommt so eine Veränderung oft vor – kann mit den vorhandenen Gedächtniszellen nicht mehr abgewehrt werden. Auch bei B-Zellen nimmt die Zahl der naiven Zellen kontinuierlich ab, und die B-Gedächtniszellen wirken ausgelaugt, sodass ähnliche Probleme des B-Zellgedächtnisses auftreten können.

Dieses Abnehmen der naiven Immunzellen und damit das fehlende Aufbauen eines neuen Gedächtnisses für neue Antigene und ihren Kontext erinnern ein bisschen an die Abnahme der Speichermöglichkeiten für neue Episoden im mentalen Gedächtnis. Gerade das explizite Gedächtnis für Episoden ist dort besonders gestört, nicht so das Faktengedächtnis, das noch bis ins hohe Alter leicht ansteigen kann.

Interessanterweise nimmt die Zahl der laufenden Infektionen mit relativ harmlosen Infektionserregern während des Alterns stetig zu. Der Betroffene bekommt nicht viel davon mit, weil die Infektionen heimlich ablaufen. Das immunologische Gedächtnis verhindert eine offene Infektionskrankheit. Damit erhöht sich dennoch die allgemeine Entzündungslage etwas.

Ein Beispiel für einen solchen Erreger ist das Zytomegalievirus, das bei Erstkontakt nur geringe Krankheitssymptome wie leichtes Fieber verursacht. Ist ein solches Virus nun dauernd vorhanden und vermehrt es sich still und heimlich, benötigt der Betroffene zur Abwehr dauernd eine kleine Unikatarmee mit einem geeigneten T-Zellrezeptor zur Erkennung und Bekämpfung des Virus. Hat der Leidtragende mehrere solcher unangenehmen viralen und bakteriellen Untermieter, braucht er mehrere Unikatarmeen.

Das Aufbauen, das Versorgen und Einquartieren solcher Unikatarmeen verbraucht allerdings Ressourcen, sodass die Unterhaltung kostspielig werden kann. Mit anderen Worten: Das kann ungewollt ziemlich Energie kosten. In einer Untersuchung von Patienten mit dem Erreger der Leberentzündung, die der Arzt „Hepatitis C" nennt, konnte bei allgemein guter Leberfunktion, ohne Leberzirrhose und ohne offensichtliche Krankheitssymptomatik eine erhöhte Energieausgabe pro Tag im Vergleich zu gesunden Personen gemessen werden.

Auch nimmt die Unikatarmee den Raum im Lymphknoten oder in der Milz ein, sodass es zu einer Platznot für frische Unikatarmeen kommen kann. So kann die Konkurrenz um den Raum so stark sein, dass eine gleichzeitig existierende, frische Infektion nicht gut abgewehrt wird. Dies trägt zur bekannten Zunahme schwerwiegender Infektionen ab dem 65. Lebensjahr bei.

Hinsichtlich des älterwerdenden Gehirns ist die verringerte Verarbeitungsgeschwindigkeit und die größere Störbarkeit durch äußere Reize ein typisches Charakteristikum. Ob es eine geringere Verarbeitungsgeschwindigkeit beim alten Immunsystem gibt, ist mir nicht bekannt. Dazu müsste man bei jungen und alten Personen den Zeitbedarf vom Eindringen eines Erregers bis zum Aufbau einer Unikatarmee und bis zur Antikörperproduktion testen. Bezüglich der Störbarkeit kann die Platznot mit parallel ablaufenden Immunreaktionen konkurrierender Abwehrprozesse eine erhebliche Störung bedeuten. Diese Konkurrenzsituation nimmt im Alter zu und stört den normalen Ablauf.

An dieser Stelle will ich den Vergleich zwischen mentalem und immunologischem Gedächtnis mithilfe einer Tabelle zusammenfassen (◘ Tab. 3.1).

◘ **Tab. 3.1** Ähnlichkeiten zwischen mentalem und immunologischem Gedächtnis

Mentales Gedächtnis	Immunologisches Gedächtnis
Allgemein	**Allgemein**
Evolutionsgeschichtlich alte und neue Anteile	Evolutionsgeschichtlich alte und neue Anteile
Alt (Hippokampus, das limbische System, Thalamus, Mandelkern, Kleinhirn, Hirnstamm und Rückenmark)	Alt (angeborenes Immunsystem, Rezeptoren nicht variabel)
Neu (Hirnrinde, hochflexibel)	Neu (T-/B-Zelle, angepasst, hochflexibel)
Langsam sich entwickelndes Gedächtnis nach der Geburt und im Kindesalter (besonders neue Anteile entwickeln sich langsam)	Langsam sich entwickelndes Gedächtnis nach der Geburt und im Kindesalter (besonders neue Anteile entwickeln sich langsam)
Größere Störbarkeit des Gedächtnisses im Alter und geringere Verarbeitungsgeschwindigkeit	Anhäufung von T-Gedächtniszellen kann naive Antwort stören und vielleicht auch die Verarbeitungsgeschwindigkeit verlangsamen
Besonders das explizite Gedächtnis für Episoden nimmt ab, nicht aber das Gedächtnis für Fakten	Nachlassen der naiven T-Zellen und naiven B-Zellen, die für die Einspeicherung neuer Antigene und deren Kontext wichtig sind
Erkennen	**Erkennen**
Sinnesleistungen sind Hören, Sehen, Riechen, Schmecken und Tasten	„Sinnesleistung" ist „Erkennen des Antigens" im roten Präsentationskran
Rezeptoren sind entscheidend	Rezeptoren sind entscheidend
Einstrom von Kalzium in Nervenzellen	Einstrom von Kalzium in Immunzellen
Aufnahme der Information in Sinnesorganen weit entfernt vom Ort der Verarbeitung	Aufnahme der Information am Infektionsort weit entfernt vom späteren Ort der Verarbeitung im Lymphknoten/Milz
Abspeichern	**Abspeichern**
Kurzfristige Aufnahme von Information im Kurzzeitgedächtnis (Hippokampus und Stirnhirn sind wichtig)	Kurzfristige Aufnahme des Antigens in antigenpräsentierenden Zellen (Lastwagen mit rotem Präsentationskran)
Arbeitsgedächtnis (Multitasking), Vergleich mit gespeicherten Inhalten des LZG	Lymphknoten und Milz (parallele Antigene), Vergleich mit gespeicherten Inhalten des LZG

(Fortsetzung)

▣ Tab. 3.1 (Fortsetzung)

Mentales Gedächtnis	Immunologisches Gedächtnis
Ziffern- und Wortspanne: 4–20	Aminosäurenspanne des Antigens: 8–20
Hohe Ziffern- oder Wortspanne = schlechte Speicherung	Hohe Aminosäurenspanne = schlechte Speicherung
Stressfaktoren stören Kurzzeitgedächtnis	Stressfaktoren stören Kurzzeitgedächtnis
Binding: roter Würfel	*Binding:* Antigen und Zytokin-Cocktail
Verfestigen/Konsolidieren/Ablegen	**Verfestigen/Konsolidieren/Ablegen**
LZG in der Hirnrinde fern vom primären Ort der Erstverarbeitung (Hippokampus)	LZG im Gewebe (T) und Knochenmark (B) fern vom primären Ort der Erstverarbeitung in Lymphknoten/Milz
Größe des Gedächtnisses proportional zur Lernzeit	Größe des Gedächtnisses proportional zur Lernzeit
Bildung von Kategorien und Hierarchien	T-Zellkategorien mit spezifischen Cocktails an Zytokinen und Lockstoffen
Priming: Negatives oder positives Beeinflussen der Gedächtnisbildung	Die Antigenerbsünde als Beispiel für negatives Priming
Craik & Lockhart: Je tiefer die Verarbeitung, desto besser wird gespeichert und abgelegt	Vertiefung der Verarbeitung beim Impfen durch 1) Antigen und 2) Hilfsstoff (z. B. Alum)
Kontext spielt wichtige Rolle beim Verfestigen	Kontext spielt wichtige Rolle beim Verfestigen
Erinnern/Abrufen	**Erinnern/Abrufen**
Kontext spielt wichtige Rolle beim Abrufen (Büro und Keller)	Kontext spielt wichtige Rolle beim Abrufen (Ort der Erstinfektion)
Abrufen bedeutet Destabilisierung der Inhalte und erneutes Verfestigen (Plastizität)	Abrufen kann mit einer Vernachlässigung alter Inhalte und mit einer Verfestigung neuer Inhalte einhergehen (Plastizität)
Abruf kann gestört sein (schwaches Signal, sich änderndes Signal, geänderter Kontext)	Abruf kann gestört sein (Änderung des Antigens, Beispiel Influenzavirus; geänderter Kontext)
Assoziationen: Strukturelle Verknüpfung von Gedächtnisinhalten	Assoziationen: Strukturelle Verknüpfung von Gedächtnisinhalten

LZG Langzeitgedächtnis

Auf den Punkt gebracht

- Der Impferfolg weist auf die Fähigkeiten des immunologischen Gedächtnisses hin.
- Immunologen unterscheiden zwei verschiedene Bereiche des Immunsystems: angeboren (evolutionsgeschichtlich alt) und angepasst (evolutionsgeschichtlich neu).
- Bei B-Zellen und T-Zellen – Zellen des angepassten Immunsystems – existiert eine hochvariable Anpassung der Rezeptoren gegenüber dem Antigen. Das angepasste Immunsystem bildet das spezifische Gedächtnis für Infektionserreger aus. Theoretisch können die Zellen eine Billiarde verschiedener Antigene erkennen.

- Ich unterscheide ein „sensorisches" immunologisches Gedächtnis, das mit der Erkennung des Antigens, der Aufnahme des Antigens in die Zelle und der Speicherung des Antigens in Zellbläschen einhergeht.
- Das immunologische Kurzzeitgedächtnis wird durch die antigenpräsentierende Zelle repräsentiert, die Antigene aufbereitet und im roten Präsentationskran darbietet.
- Das Arbeitsgedächtnis findet sich im Lymphknoten und in der Milz. Dort werden alte Gedächtnisinhalte ständig mit der neuen Situation verglichen. In einer Art Multitasking erfolgt eine parallele Prozessierung verschiedener Informationen (Antigene). Die Kontrolle im Arbeitsgedächtnis ist durch die Passgenauigkeit der Rezeptoren und die nichtzufällige, räumliche Anordnung in B-Zell-Clubs und T-Zell-Clubs gegeben.
- Die immunologischen Gedächtnisinhalte werden in Form von spezifischen T-Gedächtniszellen und B-Gedächtniszellen verfestigt. Dies geschieht im Lymphknoten und in der Milz. Dazu werden raffinierte Verfahren der programmierten Erbgutveränderung bei B-Zellen benutzt (nicht bei T-Zellen). Ich nannte sie die „Achterbahn der B-Zellreifung".
- Die spezifischen Inhalte werden durch Unikate der T-Gedächtniszellen und B-Gedächtniszellen gewährleistet. Der Kontext spielt bei der Verfestigung eine wesentliche Rolle: z. B. Schlaf ist gut, Stress ist schlecht.
- Das eigentliche Langzeitgedächtnis der T-Zellen ist in den Geweben angesiedelt, das der B-Zellen im Knochenmark (Antikörperproduktion, Plasmazellen).
- Bei einer Zweitinfektion mit dem gleichen Erreger wird das Gedächtnis abgerufen. Auch hier spielt der Kontext während des Abrufs eine wichtige Rolle. Alte Gedächtnisinhalte und neue werden verglichen, wodurch es zu einer Überschreibung des alten Gedächtnisses durch neue Informationen kommen kann (Vernachlässigung des Alten und Konsolidierung des Neuen)
- Das Immunsystem des jungen Menschen ist bis zum 6. Lebensjahr sehr ineffizient, was besonders das angepasste, evolutionsgeschichtlich neue Immunsystem betrifft. Bis zur Pubertät entwickelt sich das Immunsystem zur vollen Reife.
- Das Immunsystem des alten Menschen zeichnet sich durch einen zunehmenden Verlust der naiven T-/B-Zellen aus, was eine Neuanpassung an neue Keime (Reenkodierung, Rekonsolidierung, Plastizität) schwierig macht. Die Infektionsgefahr nimmt im Alter ab dem 65. Lebensjahr deutlich zu.
- Die Ähnlichkeiten zwischen mentalem und immunologischem Gedächtnis sind erstaunlich. Es geht um Erkennen, Abspeichern, Verfestigen, Ablegen und Erinnern (Abrufen).

Weiterführende Literatur

Amanna IJ, Carlson NE, Slifka MK (2007) Duration of humoral immunity to common viral and vaccine antigens. N Engl J Med 357(19):1903–1915

Aranburu A, Piano Mortari E, Baban A, Giorda E, Cascioli S, Marcellini V et al (2017) Human B-cell memory is shaped by age- and tissue-specific T-independent and GC-dependent events. Eur J Immunol 47(2):327–344

Brandt VL, Roth DB (2008) G.O.D.'s Holy Grail: discovery of the RAG proteins. J Immunol 180(1):3–4

Farber DL, Yudanin NA, Restifo NP (2014) Human memory T cells: generation, compartmentalization and homeostasis. Nat Rev Immunol 14(1):24–35

Fulop T, Larbi A, Dupuis G, Le Page A, Frost EH, Cohen AA et al (2017) Immunosenescence and inflamm-aging as two sides of the same coin: friends or foes? Front Immunol 8:1960

Ivanov II, Atarashi K, Manel N, Brodie EL, Shima T, Karaoz U et al (2009) Induction of intestinal Th17 cells by segmented filamentous bacteria. Cell 139(3):485–498

Lange T, Dimitrov S, Bollinger T, Diekelmann S, Born J (2011) Sleep after vaccination boosts immunological memory. J Immunol 187(1):283–290

Laydon DJ, Bangham CR, Asquith B (2015) Estimating T-cell repertoire diversity: limitations of classical estimators and a new approach. Philos Trans R Soc Lond B Biol Sci 370(1675):20140291

Matzinger P (2002) The danger model: a renewed sense of self. Science 296(5566):301–305

Muller L, Pawelec G (2015) As we age: Does slippage of quality control in the immune system lead to collateral damage? Ageing Res Rev 23(Pt A):116–123

Muramatsu M, Kinoshita K, Fagarasan S, Yamada S, Shinkai Y, Honjo T (2000) Class switch recombination and hypermutation require activation-induced cytidine deaminase (AID), a potential RNA editing enzyme. Cell 102(5):553–563

Murphy K, Weaver C (2015) Janeway's Immunobiology. Garland Science & Taylor & Francis Group, New York

Murray JS (1998) How the MHC selects Th1/Th2 immunity. Immunol Today 19(4):157–163

O'Brien C, Flower DR, Feighery C (2008) Peptide length significantly influences in vitro affinity for MHC class II molecules. Immunome Res 4:6

Simon AK, Hollander GA, McMichael A (2015) Evolution of the immune system in humans from infancy to old age. Proc Biol Sci 282(1821):20143085

Vaniet E (2016) Eine Außenseiterin mit Ausdauer: Liegt die Immunologie falsch? Frankfurter Allgemeine Zeitung. Frankfurter Allgemeine Zeitung GmbH. ► http://www.faz.net/aktuell/wissen/medizin-ernaehrung/eine-aussenseiterin-mit-ausdauer-liegt-die-immunologie-falsch-13997474-p2.html

Wikipedia. ► https://en.wikipedia.org/wiki/Forest_Hills,_Queens#Notable_people

Das Gedächtnis für gespeicherte Energie

© Springer-Verlag GmbH Deutschland, ein Teil von Springer Nature 2020
R. H. Straub, *Drei Gedächtnisse für den Körper*, https://doi.org/10.1007/978-3-662-59131-4_4

Gemäß dem allgemeinen Motto für das Gedächtnis „Erkennen, Abspeichern, Verfestigen, Ablegen und Abrufen" wird nun in diesem Kapitel ein ähnlicher Ansatz gewählt, wie er in den vorangegangenen beiden Kapiteln dargestellt wurde. Bevor die einzelnen Elemente des energiespeichernden Gedächtnisses Stück um Stück beschrieben werden, wird zunächst der Begriff der Energie im menschlichen Körper erläutert. In einem zweiten Schritt werden die Steuerungssysteme besprochen, die helfen, Energie im Körper zu speichern und freizusetzen. Die beiden folgenden Unterkapitel greifen damit kurz auf einige Elemente aus meinem Buch „Altern, Müdigkeit und Entzündungen verstehen" zurück.

4.1 Was ist Energie im menschlichen Körper?

Energie ist in diesem Buch eine rein physikalische Größe gemäß den Gesetzen der Naturwissenschaften. In der Physik ist Energie das Produkt aus Kraft (Einheit: Newton) mal Weg (Einheit: Meter). Mit anderen Worten, um etwas von A nach B zu bringen, braucht der Experimentator eine Kraft über einen bestimmten Weg, also Energie = Kraft x Weg (Einheit: 1 Newtonmeter = 1 Joule). Energie wird in Kilojoule (kJ) oder auch altmodischerweise in Kilokalorien (kcal) angegeben (eine kcal sind 4,19 kJ oder andersherum: 1 kJ sind 0,24 kcal). Wollen Sie Ihren Körper von A nach B bewegen, brauchen Sie Energie. Wird innerhalb des menschlichen Körpers etwas bewegt, wird Energie verbraucht.

Diese Energie wird dem Körper in Form von Nahrung zugeführt. Dort sind die Energieträger im Wesentlichen Kohlehydrate (Traubenzucker = Glukose; 100 g ≈ 1.675 kJ [400 kcal]), Fette (Fettsäuren; 100 g ≈ 3.930 kJ [938 kcal]) und Proteine (Aminosäuren; 100 g ≈ 1.675 kJ [400 kcal]). Sie werden im Darm aufgenommen und entlang definierter Pfade in den Zellen abgebaut. Wasser und Kohlendioxid (CO_2) entstehen und Energie wird freigesetzt. Die Energie wird für das Wärmen (gleichbleibende Körpertemperatur), die willkürliche Bewegung der Skelettmuskeln, die unwillkürliche Bewegung (z. B. der Atmungsmuskulatur, des Herzens, des Darmes, der Gefäßwände), den Stofftransport durch Zellwände hindurch, das Herstellen von Botenstoffen (z. B. Neurotransmitter, Hormone oder Zytokine [Zellhormone], siehe ◘ Abb. 4.1), den Aufbau von Zellen, die Herstellung des Erbguts (DNA) usw. benutzt. Das geht alles nicht von alleine, denn wir sind keine utopischen Maschinen (kein Perpetuum mobile).

Wenn die Versuchsperson etwa 1,80 m groß ist und 85 kg wiegt, benötigt sie bei sitzender Tätigkeit 10.000 kJ (2.388 kcal) pro Tag. Ein Radfahrer der Tour de France braucht bis zu 30.000 kJ (7.165 kcal) pro Tag, wenn er den *Col du Tourmalet* in den französischen Pyrenäen erreicht. Soldaten im Dschungeltraining benötigen bis zu 20.000 kJ (4.777 kcal) pro Tag. Wenn Sie völlig entspannt im warmen Bett liegen und nichts denken und tun, benötigen Sie bei obigen Körpermaßen etwa 7.500 kJ (1.791 kcal) pro Tag, dies ist der sogenannte Grundbedarf. Im Darm kann der Mensch maximal 20.000 kJ (4.776 kcal) pro Tag aufnehmen. Die schwangere Frau benötigt zusätzlich etwa 474 kJ (113 kcal) pro Tag, und wenn sie ein Baby stillt, geht der Tagesbedarf um durchschnittlich 1.778 kJ (425 kcal) nach oben.

Etwa 85 % der aufgenommenen Energie wird für die Wärmeerzeugung verwendet (die konstanten 37° Grad müssen aufrechterhalten werden). In einem sogenannten thermoneutralen Bereich – zum Beispiel unter der Bettdecke – brauchen wir für das Heizen oder Kühlen am wenigsten Energie.

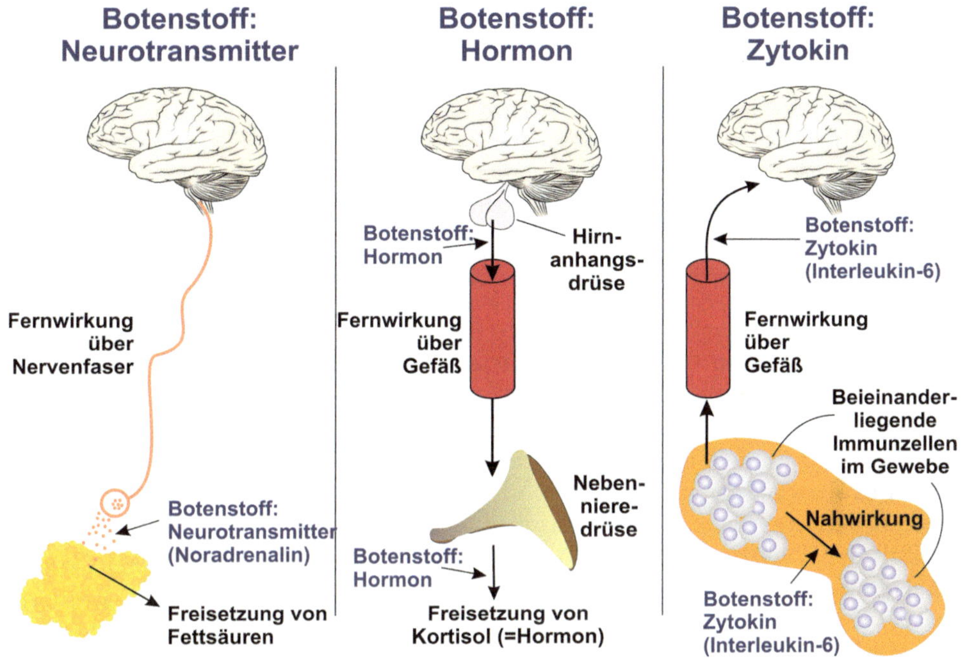

▣ Abb. 4.1 Botenstoffe im menschlichen Körper – Nah- und Fernwirkung Neurotransmitter-produzierende Nervenzellen, hormonproduzierende Drüsenzellen und zytokinproduzierende Immunzellen brauchen Energie für die Herstellung der Botenstoffe

Im Gegensatz hierzu sind wechselwarme Tiere wie Eidechsen oder Schlangen immer nur so warm wie ihre Umgebung, da sie passiv durch die äußere Temperatur aufgewärmt werden. Bei Minustemperaturen gefrieren sie fast wie Wasser, aber sie besitzen in den Zellen Schutzmechanismen, die ein Zerreißen der Zellen durch Eiskristalle verhindern. Wechselwarme Tiere benötigen daher keine Energie für die Wärmeerzeugung. Auf diese Art und Weise können sie sehr viel Nahrung einsparen, aber bei niedrigen Temperaturen sind sie ziemlich matt.

Während eines Tages benötigen alle Muskeln zusammengenommen am meisten Energie (in Ruhe: 2.500 kJ = 597 kcal). Bei Bewegung kann der Wert deutlich größer werden (siehe Radfahrer oben). Den Muskeln folgt das Gehirn mit etwa 2.000 kJ (478 kcal), das Immunsystem mit 1.600 kJ (382 kcal), die Leber ohne Immunzellen mit 1.400 kJ (334 kcal), das Herz mit 1.100 kJ (263 kcal) und die Nieren mit 600 kJ (143 kcal) pro Tag. Die funktionelle Einheit aus Gehirn und Skelettmuskulatur – nennen wir es das psychomotorische System – braucht in Ruhe 4.500 kJ (1.075 kcal). Warum nennen wir es hier Einheit? Die Skelettmuskulatur kann nicht selbst entscheiden, wie viel Energie sie pro Tag ausgeben will. Das Gehirn diktiert der Skelettmuskulatur den täglichen Energieverbrauch, in dem es über die körperlichen Aktivitäten entscheidet. Das Gehirn steht auf einer hierarchisch höheren Stufe als die Skelettmuskulatur.

Bei all diesen Aktivitäten benötigen wir Energiespeicher, weil wir in Krisenzeiten zum Beispiel bei Nahrungsmangel aktiv bleiben müssen, um Nahrung zu beschaffen. Der menschliche Körper ist energetisch betrachtet ein offenes System, das ständig

Energie verliert (z. B. Wärmeverlust). So ist es sinnvoll, Energiebausteine zu erkennen, abzuspeichern, zu verfestigen, abzulegen und schließlich bei Bedarf abzurufen. Die wesentlichen Energiespeicher befinden sich im Fettgewebe (ca. 500.000 kJ [119.422 kcal]) und in der Skelettmuskulatur (verfügbar ca. 50.000 kJ [11.942 kcal]).

Die Energie in der Skelettmuskulatur steht dem restlichen Körper kaum zur Verfügung, da die Energieträger nur zu einem kleinen Teil die Muskulatur verlassen. Was dort einmal abgespeichert ist, wird für den lokalen Muskelhaushalt benötigt. Insofern ist die Darstellung eines Energiegedächtnisses insbesondere eine Abhandlung zur Fettspeicherung, die quantitativ den größten Anteil ausmacht.

4.2 Speicherung und Freisetzung von Energie

Im Prinzip ist es ein bisschen ähnlich wie bei einem Pumpspeicherkraftwerk, bei dem überschüssige Energie in verbrauchsarmen Zeiten gespeichert und notwendige Energie in Krisenzeiten rasch freigesetzt wird. Beim Pumpspeicherkraftwerk wird die überschüssige Energie benutzt, um Wasser aus einer geografisch niedrigeren Lage mit elektrischen Pumpen in einen höher gelegenen Speichersee zu befördern. Doch wie funktioniert das Speichern im menschlichen Körper?

4.2.1 Speicherung

Übertragen auf die Situation im Menschen bedeutet es: Wenn keine Krisenzeiten vorliegen, können wir überschüssige Nahrungsenergie in das Fettgewebe und in den Skelettmuskel „pumpen". Für diesen Vorgang sind die folgenden neuronal-hormonal geregelten Botenstoffachsen zuständig (Botenstoffe siehe ◘ Abb. 4.1), die vom Gehirn aus angetrieben und gesteuert werden:
A. Vagusnerv aus dem verlängerten Rückenmark (großer Verdauungsnerv; stimuliert Insulin, regelt die Verdauung)
B. Gehirn-Bauchspeicheldrüsen-Achse (Botenstoff: Insulin, zuständig für Aufnahme von Traubenzucker und Fettsäuren in das Fettgewebe und die Skelettmuskulatur)
C. Gehirn-Geschlechtshormon-Achse (Botenstoffe: Androgene= männliche, Östrogene= weibliche, zuständig für geschlechtstypischen Fett- und Muskelaufbau)
D. Gehirn-Wachstumshormon-Achse (Botenstoff: der insulinähnliche Wachstumsfaktor für den Aufbau von Muskeln und vielen anderen Geweben)

4.2.2 Freisetzung

Im Gegensatz dazu sind für die rasche Freisetzung der Energie aus den Speichern einerseits die sogenannten Stressachsen zuständig. Dazu gehören folgende neuronal-hormonal geregelten Botenstoffachsen, die alle ihren Ursprung im Gehirn besitzen (genauer im Hypothalamus, das sind die schwarzen Kerne in ◘ Abb. 2.2 und 2.3).
1. Sympathisches Nervensystem (Botenstoffe: Adrenalin, Noradrenalin)
2. Gehirn-Nebennieren-Achse (Botenstoff: das Kortisol)
3. Gehirn-Schilddrüsen-Achse (Botenstoffe: die Schilddrüsenhormone)

4. Gehirn-Wachstumshormon-Achse (Botenstoff: das Wachstumshormon aus der Hypophyse)
5. Sympathische Nierenhormonachse (Botenstoffe: RAA-Hormone, also Renin, Angiotensin, Aldosteron)

Andererseits kann das aktivierte Immunsystem durch viele verschiedene Immunzellhormone oder Zytokine (Botenstoffe siehe ◘ Abb. 4.1) in sehr ähnlicher Weise Energiereserven abrufen. Typische Immunbotenstoffe sind:
6 Tumornekrosefaktor (TNF) (Botenstoff: Zytokin)
7. Interleukin-1, Interleukin-6 (Botenstoff: Zytokine)
8. Leukozytenhormone aus aktivierten Immunzellen (Botenstoff: zum Beispiel Kortisol)
9. Leukozyten-Neurotransmitter aus aktivierten Immunzellen (Botenstoff: z. B. Noradrenalin)
10. Gefahrensignale aus toten Immun- und anderen Zellen (Botenstoff: ausgekippter Zellinhalt)

Die Faktoren 6–10 stammen aus lokalen oder im Kreislauf zirkulierenden Immunzellen, die diese Faktoren freisetzen. Die Faktoren 1–10 hemmen die Funktion des Vagusnervs, verhindern die Ausschüttung von Insulin aus der Bauchspeicheldrüse und hemmen die Pumpfunktion von Insulin für Traubenzucker und Fettsäuren in die Fett- und Muskelspeicher. Die Faktoren 1–10 sind Gegenspieler des Insulins. Wer hier mehr wissen will, muss in meinem Buch „Altern, Müdigkeit und Entzündungen verstehen" nachlesen.

Von dieser Position aus können wir nun die Ausführungen zum Gedächtnis für gespeicherte Energie fortsetzen. Da die Energiespeicherung im Wesentlichen Fettspeicherung bedeutet, wird sie hier in den Vordergrund gerückt.

4.3 Die Dynamik der Fettspeicherung

4.3.1 Eine kleine Lehre der Fettmoleküle

Die Energiebausteine Glukose, Fettsäuren und Aminosäuren werden mittels Enzymen im Magen und Dünndarm (besonders Zwölffingerdarm) aus großen Nahrungsbestandteilen herausgelöst. Wurden Speisen auf diese Weise verkleinert, so betrachten wir als kleinste Einheit die einzelnen Fettsäuren und daneben Cholesterin und Glyzerol (die rote Gabel in ◘ Abb. 4.2). Betrachten Sie bitte sorgfältig die ◘ Abb. 4.2, um sich von diesen Molekülen ein Bild zu machen.

Auch wenn wir gerne Cholesterin mit dem Fett in Verbindung bringen, ist es kein typischer Energieträger, da Cholesterin hauptsächlich in Membranen, als Vorläufermolekül (für Vitamin D, Gallensäuren und Steroidhormone des Typs Kortison oder Östrogen) und als Transportmolekül für Fettsäuren benötigt wird.

Glyzerol ist ein Gerüstmolekül, das bis zu 3 Fettsäuren aufnehmen und so im Fettgewebe ablagern kann (die „rote Gabel" in ◘ Abb. 4.2). Glyzerol mit den drei gebundenen Fettsäuren heißt Triglyzerid. Dieses Wort kennen Sie vom Hausarzt, der es vermutlich schon einmal bei Ihnen gemessen hat.

Exemplarisch für eine besondere Fettsäure sei hier das Bienenwachs besprochen, das nicht in unserem Körper vorkommt. Bienenwachs wird von Honigbienen zum Bau der

4

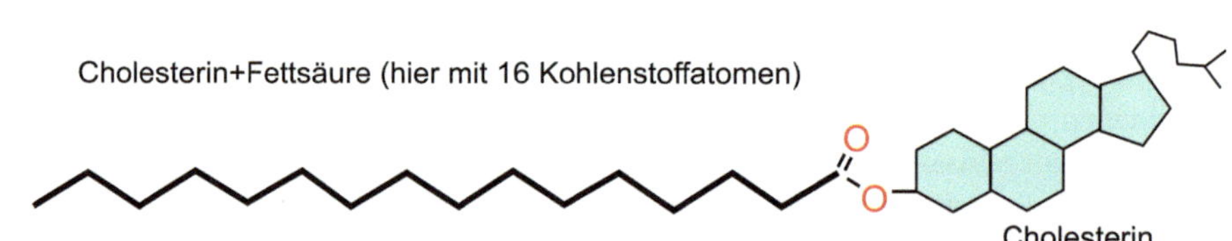

◘ **Abb. 4.2**   Fettsäuren, Glyzerol und die Verbindung aus Glyzerol und Fettsäuren (Monoglyzerid) **a** Fettsäure mit 16 Kohlenstoffatomen (C steht für Kohlenstoff) heißt Palmitinsäure. Der Teil mit den zwei roten Sauerstoffmolekülen (O) ist der sogenannte Säurerest, weswegen sie Fettsäure heißt. H ist das Wasserstoffatom. **b** Schematische Darstellung der Palmitinsäure aus Abbildung A. **c** Einfach ungesättigte Fettsäure mit einer Gruppe doppeltgebundener C-Atome. Mehrere doppeltgebundene C-Atome sind typisch für mehrfach ungesättigte Fettsäuren. **d** Glyzerol (die rote Gabel) ist ein Gerüstmolekül, das Fettsäuren binden kann. Glyzerol wird aus Glukose hergestellt. Bei der Bindung, wie sie in E) dargestellt ist, wird Wasser freigesetzt. **e** Eine gebundene Fettsäure am Glyzerol heißt Monoglyzerid. Sind es drei Fettsäuren, so heißt es Triglyzerid, die wesentliche Speicherform. **f** Eine Fettsäure – hier eine mit 16 Kohlenstoffatomen – kann direkt an Cholesterin gebunden sein. Wir nennen es „Cholesterin + Fettsäure". Egal welche Form der Fettsäure vorliegt, alle Moleküle haben einen hohen Energiegehalt

Bienenwaben hergestellt und abgesondert. Honigbienen haben dafür eigens eine Wachsdrüse. Bienenwachs besteht zu 75 % aus einer unglaublichen langkettigen Fettsäure mit 16 und 30, also 46, Kohlenstoffatomen (zwischen Kohlenstoffatom 16 und 30 ist ein Sauerstoffatom). Es ist absolut wasserunlöslich und wärmeisolierend, und so bietet es den idealen Schutz für die Nachkommen.

Zur Herstellung eines Kilogramms Bienenwachs benötigen die Bienen sehr viel eigenen Honig (4–6 kg). Hier wird also aus Glukose im Honig (80 g Glukose/100 g Honig) eine langkettige Fettsäure mit viel Energie hergestellt. Auch Menschen können in der Leber aus Glukose Fettsäuren herstellen und auf diese Weise tragen Süßigkeiten zur Füllung des Fettgewebes bei. Da die Herstellung des Bienenwachses für die Bienen so kostspielig ist, versuchen die Imker diese Energieausgabe zu minimieren. Dazu entnehmen sie das alt und schlecht gewordene Wachs, reinigen es nach Verflüssigung und stellen daraus die bekannten Wachsmittelwände her, die die Bienen zu kompletten Waben umbauen und für die Brutpflege verwenden. So spart die Biene einen Großteil des Neuaufbaus der Waben.

Die Fettsäuren beim Menschen können unterschiedliche Längen mit 4–30 Kohlenstoffatomen besitzen, die in einer langen Kette aufgereiht sind. Je länger die Kette ist, desto mehr Energie kann daraus gewonnen werden. In den Beispielen in ◘ Abb. 4.2 sind Fettsäuren mit 16 und 18 aneinanderhängenden Kohlenstoffatomen gezeigt. In Nahrungsmittel kommen Fettsäuren in der Regel von 4–30 Kohlenstoffatomen vor. Mit 4–9 Kohlenstoffatomen werden sie kurzkettig und ab 10 werden sie langkettig genannt. Nach diesem kleinen Ausflug zu den Fettmolekülen kommen wir nun zum sensorischen Gedächtnis für Fettsäuren.

4.3.2 Das „sensorische" Gedächtnis für Fettsäuren – die Sinnesleistung der Dünndarmzelle

Erst nach der Verkleinerung von Fetten in der Nahrung im Darmkanal zu Fettsäuren (◘ Abb. 4.2) können im Darmrohr mithilfe von Cholesterin und Gallensäuren neue Fettklümpchen gebildet werden, die an ihrer Außenfläche gut mit Wasser reagieren, aber innen hauptsächlich aus Fettsäuren bestehen. In der ◘ Abb. 4.3 sind das die gelben Kreisflächen. Dadurch können kleinste Fettklümpchen von 5 millionstel Millimeter Durchmesser gebildet werden, die sich an die Schleimhautzelle des Dünndarms anlagern (◘ Abb. 4.3).

Wenn nun das Fettklümpchen an der Schleimhautzelle anhaftet, kommen die Inhaltsstoffe wie die Fettsäuren in direkten Kontakt mit Rezeptoren auf der Oberfläche bzw. in der Zelle. Der Rezeptor erkennt den Umweltreiz und sendet ein ultrakurzes Signal in die erkennende Zelle aus, was immer mit einer Kalziumerhöhung einhergeht. Das Umweltsignal ist hier die Fettsäure. Die „Sinnesleistung" ist das Erkennen der Fettsäure.

Langkettige Fettsäuren und Monoglyzeride (siehe ◘ Abb. 4.3) benutzen sogenannte Fettsäuretransporter, die als spezifische Rezeptoren dieses Umweltsignals fungieren, sodass die Fettsäure in das Zellinnere transportiert werden kann. Das ist sehr ähnlich wie bei den immunologischen Fresszellen, die auch das Umweltsignal erkennen und aufnehmen. Kurzkettige Fettsäuren mit weniger als 10 Kohlenstoffatomen können auch durch die Membran hindurch diffundieren und binden in der Zelle an einen Rezeptor (Bindeprotein in ◘ Abb. 4.3).

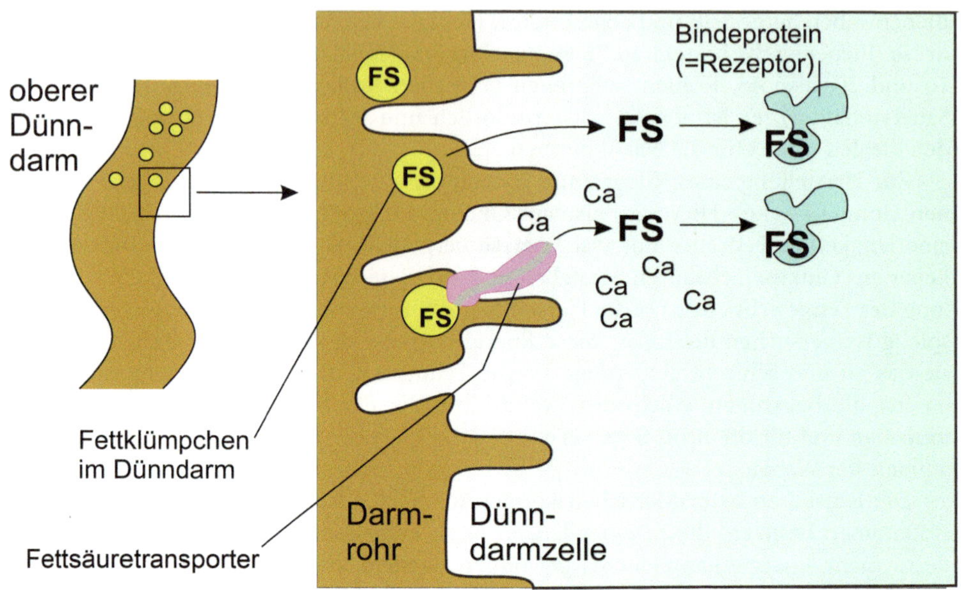

◘ Abb. 4.3   Aufnahme und Ultrakurzzeitspeicherung der Fettsäure. Fettklümpchen (gelb) mit Fettsäuren (FS) entstehen im Darm und binden an den violetten Fettsäuretransporter/Rezeptor an der Dünndarmzelle auf der Darmrohrseite. Der Fettsäuretransporter schafft die Fettsäure in die Zelle, wo sie an das hellblaue Bindeprotein bindet. Der Transporter hat die Funktion eines Rezeptors auf der Zelloberfläche, das Bindeprotein hat die Funktion eines Rezeptors in der Zelle. Kurzkettige Fettsäuren können auch direkt durch die Membran diffundieren und an das hellblaue Bindeprotein binden. Der Prozess geht mit einer Ausschüttung von Kalzium (Ca) einher

In dieser Konstellation dient der Energieträger, die Fettsäure, nun als Umweltsignal für das sensorische Gedächtnis für gespeicherte Energie. Ohne die Weiterverarbeitung gäbe es keine Langzeitspeicherung. Das wird deshalb klar, weil an der Verarbeitung in der Dünndarmzelle weitere wichtige Hilfsstoffe beteiligt sind, ohne die die aufgenommenen Fettsäuren nicht in den Blutkreislauf und das Fettgewebe gelangen würden. Krankheiten, bei denen diese Hilfsstoffe defekt sind oder ganz fehlen, machen das klar. Diese Menschen zeigen von Anfang an eine Fettaufnahmestörung mit Durchfällen wegen hohem Fettgehalt im Stuhl und eine erhebliche Wachstumsverzögerung im Kindesalter wegen der fehlenden Energie, die zum Wachsen benötigt wird (davon mehr im Buchteil III, ► Kap. 12 *Die Aufnahme von Fettsäuren funktioniert nicht – die DGAT1-Krankheit*).

4.3.3 Das Kurzzeitgedächtnis für Fettsäuren

Beim mentalen und immunologischen Gedächtnis wurde geschrieben: „… das Kurzzeitgedächtnis kann die Umweltinformation für kurze Zeit speichern." Dazu wird im Kurzzeitgedächtnis die Information besonders aufbereitet. Im Arbeitsgedächtnis kann die Information mit Inhalten des Langzeitgedächtnisses in Beziehung gebracht werden, sodass die Verarbeitung aus dem Langzeitgedächtnis heraus beeinflusst werden kann. Informationen können parallel bearbeitet und bewertet werden. Allerdings ist dieses Kurzzeitgedächtnis mit Arbeitsgedächtnis nicht gleich dem Ort der Langzeitspeicherung. Im Gehirn war das Kurzzeitgedächtnis vor allen Dingen im Hippokampus und Stirnhirn lokalisiert. Beim Immunsystem war es im Lymphknoten/Milz mit den verschiedenen Clubs für B-Zellen und T–Zellen.

Kann es einen solchen Ort hinsichtlich des Kurzzeitgedächtnisses für Fettsäuren geben? Es gibt ihn gleich zweifach, und zwar in der lokalen Dünndarmzelle und in der Leberzelle, und das Langzeitgedächtnis ist im Fettgewebe angesiedelt. Doch zunächst sollen die Mechanismen rund um die Dünndarmzelle besprochen werden.

■ **Die Rolle der Dünndarmzelle in der Kurzzeitspeicherung von Fettsäuren**

In der Dünndarmzelle treffen die Fettsäuren auf Enzyme, die aus ihnen und aus Monoglyzeriden das Triglyzerid aufbauen (rote Gabel mit drei Fettsäuren). Ein Triglyzerid hat drei Fettsäuren, wo ein Monoglyzerid nur eine Fettsäure hat (lesen Sie die Bildlegende zu ◘ Abb. 4.2. Danach finden weitere wichtige Schritte statt, die zu innerzellulären Fettbläschen in der Dünndarmzelle führen.

In ◘ Abb. 4.4 ist ein Fettbläschen mit „Bläschen 1" bezeichnet, das ein innerzellulärer Speicher des Triglyzerids ist. Aus diesem Kurzzeitspeicher bedient sich die Zelle, um ein zweites Fettbläschen mit Namen „Bläschen 2" herzustellen. Bläschen 1 ist somit ein Arbeitspuffer für die Herstellung von Bläschen 2. Dort ist auch der Prozess der Bildung des Bläschens 2 gezeigt. Das Bläschen 2 heißt übrigens Chylomikron. Das griechische Wort *Chylos* bedeutet Milchsaft (*mikron* bedeutet „das Kleine"). Gewinnt der Wissenschaftler nämlich die Flüssigkeit aus den Lymphbahnen des Dünndarms, ist diese Flüssigkeit milchig. Viele Bläschen 2 trüben diese Flüssigkeit, wie ein bisschen Milch Wasser trüben kann.

In den Lymphbahnen befindet sich eine Emulsion mit Millionen von Bläschen 2. Dieser Milchsaft gelangt direkt und unter Umgehung der Leber in den Blutkreislauf. Von dort werden die Bläschen 2 in das Fettgewebe gespült und die Fettsäuren eingelagert (siehe ► Abschn. 4.3.4 *Das Langzeitgedächtnis der Fettsäuren: von Fruchtfliegen und Menschen*). Wenn ich hier Fettgewebe schreibe, so ist das der Hauptspeicherort. Allerdings kommen die Fettbläschen auch im Skelettmuskel oder im Herzmuskel an, welche Triglyzeride zur Energiegewinnung speichern können. Die Muskeln geben das gespeicherte Fett aber nicht an die Allgemeinheit ab, weil sie es lokal zur Energieherstellung brauchen.

Nun kann dieser Prozess der Herstellung von Bläschen 2 durch Faktoren aus dem Blutkreislauf und damit durch Rückgriff auf bereits Gespeichertes beeinflusst werden. Und das ist typisch für das Kurzzeitgedächtnis oder Arbeitsgedächtnis. Wenn zum Beispiel im Blutkreislauf hohe Mengen an Fettsäuren – sie können aus den Langzeitspeichern wie dem Fettgewebe stammen – herumschwimmen, wird die Freisetzung von Bläschen 2 stimuliert (◘ Abb. 4.4). Das ist sinnvoll, weil frei herumschwimmende Fettsäuren eine Aktivierung der Stressachsen und ein Abruf der Fettsäuren aus dem Fettgewebe anzeigen, sodass nun auch die Fettsäuren aus der Dünndarmzelle abgerufen werden können. Ein ähnliches Abrufsignal für die Dünndarmzelle stellt Noradrenalin aus dem sympathischen Nervensystem dar.

Eine andere Art der Beeinflussung des Arbeitsgedächtnisses in der Dünndarmzelle kann durch das körpereigene Speicherhormon Insulin geschehen. Insulin greift regelnd in den Energiehaushalt ein, und definiert somit auch den Füllungszustand

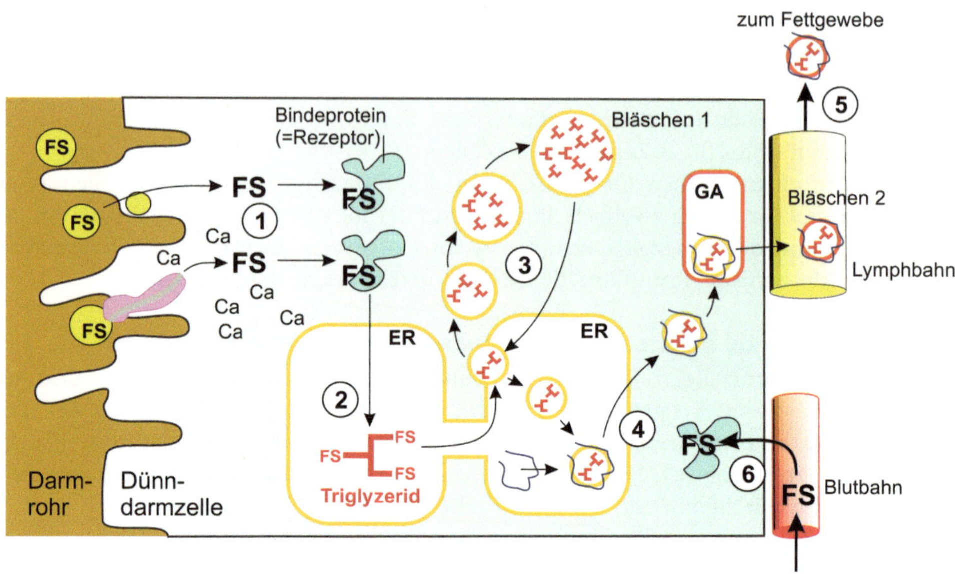

☐ **Abb. 4.4   Kurzzeitgedächtnis der Fettspeicherung in der Dünndarmzelle** Die Beschreibung folgt den Zahlen 1–6 in der Abb. (1) Zunächst wird das Umweltsignal – die Fettsäure (FS) – aufgenommen, und danach werden einzelne Fettsäuren zum Triglyzerid zusammengefasst (2). Die Herstellung von Triglyzeriden findet in der Zellorganelle ER statt (ER: endoplasmatisches Retikulum). Dazu braucht die Zelle das rote Gerüstmolekül Glyzerol (die rote Gabel) aus ☐ Abb. 4.2, das drei Fettsäuren binden kann. Glyzerol (die rote Gabel) wird übrigens als Monoglyzerid aufgenommen oder lokal aus Glukose hergestellt. Diese Triglyzeride werden in der Zellorganelle ER neu verpackt und so gibt es zwei Wege für das nun entstehende Fettbläschen. (3) Ein Weg führt in einen innerzellulären Kreislauf, bei dem das Bläschen 1 größer wird, aber auch Inhalt wieder an die Zellorganelle ER abgeben kann. Dieses Bläschen ist eine Art Zwischenspeicher für Triglyzeride in der Dünndarmzelle. Der Speicher existiert nach Nahrungsaufnahme für 12–16 h. (4) Beim zweiten Weg schnappt sich das Bläschen mit den Triglyzeriden ein blaues Eiweißmolekül (heißt ApoB48), das es in die Membranwand einlagert, und so die Zellorganelle ER verlässt. Auf dem Weg durch die Zelle kommt es in eine zweite Zellorganelle GA (Golgi-Apparat). Dort wird die Bläschenwand erneuert und weiter stabilisiert. Schließlich tritt Bläschen 2 aus der Zelle aus und in die Lymphbahn ein. (5) Von der Lymphbahn aus gelangt Bläschen 2 schließlich in den großen Blutkreislauf und zum Fettgewebe. (6) Im Blut anströmende Fettsäuren aus dem Langzeitgedächtnis des Fettgewebes stimulieren die Bildung und Freisetzung von Bläschen 2. Insulin hemmt die Freisetzung von Bläschen 2 und Adrenalin (sympathisches Nervensystem) fördert die Freisetzung

der Fettspeicher (siehe ▶ Abschn. 4.2 *Speicherung und Freisetzung von Energie*). Nach Nahrungsaufnahme wird Insulin ausgeschüttet, und Insulin speichert vor allen Dingen Glukose in Form von Stärke (in der Leber und im Muskel) und Fettsäuren in Form von Triglyzeriden (im Muskel und hauptsächlich im Fettgewebe).

An der Dünndarmzelle ist Insulin auch für die Speicherung von Fettsäuren zuständig. Insulin kann nämlich die Freisetzung von Bläschen 2 verhindern. Nach Nahrungsaufnahme wird auf diese Weise das rasche Anfluten großer Mengen von Bläschen 2 in den großen Blutkreislauf unterdrückt. Diese Insulinblockade wird über 12–16 h nach und nach gelockert. Sie wird in der Regel am Anfang der Nacht am stärksten gelockert, sodass Bläschen 2 zu dieser Zeit aus den Dünndarmzellen freigesetzt wird. In der Nacht ist Insulin nämlich niedrig, was besonders dann zutrifft, wenn wir abends nichts gegessen haben.

Auf die beschriebene Weise kann Information aus dem Langzeitspeicher (Fettgewebe) den Arbeitsprozess im Arbeitsgedächtnis der Dünndarmzelle beeinflussen. Die Abläufe in der Dünndarmzelle erinnern uns an das mentale und immunologische Kurzzeit- bzw. Arbeitsgedächtnis. Die Dünndarmzelle erkennt den Umweltreiz Fettsäure, bereitet ihn auf, sorgt für eine parallele Verarbeitung von Umweltreizen (verschiedene Fettsäuren, Monoglyzeride, Cholesterin und Glukose und Aminosäuren gleichzeitig) und bewertet das kurzfristig Gespeicherte durch Rückgriff auf die Informationen des Langzeitspeichers (z. B. Fettsäuren, Noradrenalin und Insulin).

■ **Die Rolle der Leber in der Kurzzeitspeicherung von Energieträgern**

Die Leber wird gerne das „zentrale Organ des Stoffwechsels" genannt. Die Energieträger gelangen aus dem Darm über die Pfortader direkt in die Leber. Die Leber ist somit ein Filter für die Dinge aus dem Darm, zweitens ist sie ein kleiner Speicher der Energieträger und drittens ein Logistikzentrum. Ja, aus der Sicht des Energiehaushaltes ist die Leber ein „Logistikzentrum", da dort verschiedene Energieträger ineinander umgebaut werden können. Mit anderen Worten, die Energieträger Glukose, Aminosäuren und Fettsäuren werden für den jeweiligen Zweck ineinander umgewandelt und schön verpackt.

Des Weiteren haben wir gelernt, dass der Abtransport von Bläschen 2 mit den langkettigen Fettsäuren, in Form von Triglyzeriden, komplett anders abläuft. Sie werden in die Lymphbahnen entlassen und werden an der Leber vorbei direkt in den großen Blutkreislauf eingeschleust (Stichwort: Milchsaft und Chylomikron). Die zwei verschiedenen Wege sind in ▪ Abb. 4.5 noch einmal dargestellt. Mit dieser Abbildung wird auch klar, warum wir zwei solcher Orte für ein Kurzzeit- und Arbeitsgedächtnis brauchen: Wir brauchen es für langkettige und kurzkettige Fettsäuren und für den internen Fettsäurekreislauf K in ▪ Abb. 4.5.

In der ▪ Abb. 4.5 ist auch gezeigt, dass die Leber ein neues Fettbläschen mit der Nummer 3 herstellen kann. Ärzte nennen es auch VLDL (very low density lipoprotein), das reich an Triglyzeriden ist. Für die Herstellung von Bläschen 3 kann die Leber die Triglyzeride aus Glukose, aus kurzkettigen Fettsäuren und aus manchen Aminosäuren herstellen. Übrigens fließt hier auch der Alkohol ein, dessen Folgeprodukte in Fettsäuren umgewandelt werden können. Das ist das große „Logistikzentrum", wenn aus verschiedenen Ausgangsstoffen ein komplett neuer Stoff hergestellt werden kann. Die Leber entlässt Bläschen 3, das in den großen Blutkreislauf und so in das Fettgewebe gelangt. Dort wird der Inhalt zum größten Teil im Langzeitgedächtnis der Energiespeicherung abgelegt

Die Funktion der Leber im Sinne eines Arbeitsgedächtnisses wird vom Langzeitgedächtnis beeinflusst. Zum Beispiel kehren Fettbläschen aus dem Fettgewebe zurück (Bläschen 4 [HDL: high density lipoprotein], die Reste von Bläschen 3 nach Entleerung [LDL: low density lipopotein] und die Reste von Bläschen 2 [Chylomikron] nach Entleerung). Diese Rückkehrerbläschen nehmen Einfluss auf den Neuaufbau von Bläschen 3 (VLDL).

Wenn wir uns noch einmal an die Charakteristika des Kurzzeit- und Arbeitsgedächtnisses erinnern, so findet in der Leber in ähnlicher Weise wie in der Dünndarmzelle eine Aufbereitung der Umweltreize, eine parallele Verarbeitung von Umweltreizen (mehrere Energieträger gleichzeitig) und eine Bewertung des kurzfristig Gespeicherten durch Rückgriff auf die Informationen des Langzeitgedächtnisses statt.

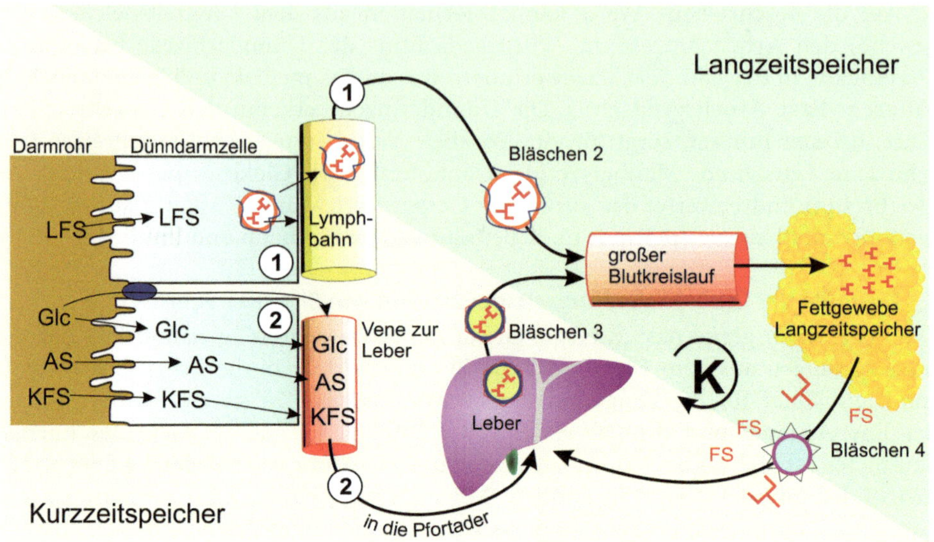

◨ **Abb. 4.5   Abtransport von Energieträgern aus dem Dünndarm** Es gibt zwei Hauptwege des Abtransportes von Energieträgern aus dem Darm bzw. der Dünndarmzelle hin zum Langzeitgedächtnis der Fettspeicherung (Fettgewebe), die hier mit 1 und 2 benannt sind. (1) Langkettige Fettsäuren (LFS) werden wie in ◨ Abb. 4.3 und 4.4 als Bläschen 2 durch die Dünndarmzelle in die Lymphbahnen als Milchsaft transportiert. Die größte Langzeitspeicherung findet im peripheren Fettgewebe statt. (2) Glukose (Glc), Aminosäuren (AS) und kurzkettige Fettsäuren (KFS) werden schnell durch die Dünndarmzelle in die abtransportierende Vene und die Pfortader zur Leber gespült. In der Leber wird aus diesen Energieträgern ein anderes Bläschen mit Nr. 3 gebildet (VLDL). Dieses Bläschen verlässt die Leber in den großen Blutkreislauf. Auf dem Bild wird durch die zwei Farbbereiche gelb und grün die Trennung zwischen Kurzzeit- und Langzeitspeicherung dargestellt. Mit dem Kreislauf „K" wird die Interaktion zwischen Leber/Bläschen 3 und Fettgewebe/Bläschen 4 und den freien Fettsäuren (FS) und Glyzerol (die rote Gabel) gezeigt. Bläschen 4, die freien Fettsäuren und Glyzerol (die rote Gabel) gelangen nämlich aus dem Fettgewebe zurück zur Leber im Sinne eines Kreislaufes. Bläschen 2 = Chylomikron, Bläschen 3 = VLDL, Bläschen 4 = HDL

Außerdem gibt es in der Leberzelle ähnlich wie in der Dünndarmzelle ein Bläschen 1 für die Zwischenspeicherung (vergleichen Sie ◨ Abb. 4.4), einen Arbeitspuffer.

▪ Ähnlichkeiten zur Kurzzeitspeicherung im Gehirn und Immunsystem

Rund um die Besprechung der ◨ Abb. 4.2 wurde deutlich, dass die Fettsäuren in den Nahrungsmitteln in der Regel 5–30 Kohlenstoffatome besitzen. Langkettig werden sie ab 10 Kohlenstoffatomen genannt. Ist es nicht interessant, dass hier erneut die Zahl 5 bis etwa 30 auftaucht, die wir beim mentalen Kurzzeitgedächtnis als Ziffern- oder Wortspanne und beim immunologischen Kurzzeitgedächtnis als Aminosäurenspanne des Antigens kennengelernt haben. Ich will sie hier die Kohlenstoffspanne der Fettsäuren nennen. Wenn Umweltsignale eine bestimmte Länge erreichen, werden sie für die Speicherung interessant. Wenn sie aber eine andere bestimmte Länge überschreiten, sind sie nicht mehr gut speicherbar. Das Optimum liegt zwischen 4 und 30 Einheiten.

Ähnlich wie das mentale und immunologische Kurzzeitgedächtnis durch störende Umweltreize an der Aufnahme behindert werden, kann auch die Dünndarmzelle an der Aufnahme von Fettsäuren gehindert werden. Denken Sie dazu nur an die letzte Magen-Darm-Infektion und Sie wissen, was gemeint ist. Generell gehen Infektionen mit einer verringerten Aufnahme von Energieträgern einher. Auch stressvolle Lebensumstände können die Einspeicherung behindern. Denken Sie an die Situation, bei der Sie den ganzen Tag nichts essen konnten, weil sie mit vielen stressvollen Aufgaben konfrontiert waren. Das sind alles störende Umweltreize.

Können Sie sich an den Begriff *Binding* erinnern, den roten Würfel aus den Inhalten „rot" und „Würfel" im mentalen Kurzzeitgedächtnis. Beim immunologischen Kurzzeitgedächtnis war es das Antigen mit den verknüpften Zytokinen A, B, C oder U, S, W. Beim Fettspeichern in der Dünndarmzelle gibt es auch diese Form der Bindung von Umweltinformationen, die zu einer komplexeren Struktur aus zwei diskreten Objekten führt. Die diskreten Informationen sind hier Fettsäure und Glyzerol (die rote Gabel) oder auch Cholesterin und Fettsäure, wie wir sie in ◘ Abb. 4.2 sahen. Das Binding der zwei diskreten Objekte ist das Monoglyzerid und der Komplex aus Cholesterin + Fettsäure. Binding ist schließlich die Domäne der Biochemie. Hier werden tatsächlich diskrete Objekte strukturell verbunden.

Nun ist alles für die Darstellung des Langzeitgedächtnisses für gespeicherte Energie vorbereitet.

4.3.4 Das Langzeitgedächtnis der Fettsäuren: von Fruchtfliegen und Menschen

Das Langzeitgedächtnis mit Fettsäuren ist uralt. Schon die wirbellose Fruchtfliege, mit der wir den letzten gemeinsamen Vorfahren vor 500 Mio. Jahre hatten, benutzt einen Fettkörper mit Fettzellen zum Ablegen der Triglyzeride. In ähnlicher Weise wie Menschen transportiert die Fruchtfliege unter Benutzung von Fettbläschen die Triglyzeride von einem zum anderen Ort. Auch ölliefernde Pflanzen speichern Fettsäuren in den Früchten (Leinsamen, Erdnuss, Kokosnuss).

Betrachten wir nun noch einmal die ◘ Abb. 4.5. Dort erkennen wir, dass der Ort des Kurzzeitgedächtnisses weit vom Langzeitgedächtnis – dem Fettgewebe – entfernt ist. Diese Situation war im Gehirn und Immunsystem ähnlich. Die ◘ Abb. 4.5 zeigt den Weg des Bläschens 2 und Bläschens 3 über den großen Blutkreislauf in das Fettgewebe. Doch wie funktioniert nun im Detail die Aufnahme und Verfestigung der Umweltinformation?

Bläschen 2 oder Bläschen 3 kommen nach einer Wanderung im großen Blutkreislauf auch in die kleinsten arteriellen Gefäße, die Kapillaren des Fettgewebes, wo der Blutfluss enorm vermindert ist. Auf diese Weise ist die Reisegeschwindigkeit der Bläschen sehr gering und so können Haltevorrichtungen an den gefäßauskleidenden Zellen die Bläschen festmachen. Das ist ein bisschen so, wie wenn ein Schiff an einem Pier festmacht und entlädt oder belädt. Erinnern Sie sich an die ersten Szenen im Film „Titanic" von James Cameron, als die Titanic im Hafen von Southampton mit Menschen und Waren beladen wird. Die ◘ Abb. 4.6 zeigt den Pier des Fettgewebes, die knallroten gefäßauskleidenden Zellen.

Nachdem das Bläschen 2 oder 3 mithilfe einer Haltevorrichtung festgemacht wurde, taucht ein fettspaltendes Enzym in den Innenraum des Bläschens ein und kann nun mit unglaublich hoher Geschwindigkeit den Inhalt verkleinern (*Lipoproteinlipase* = LPL).

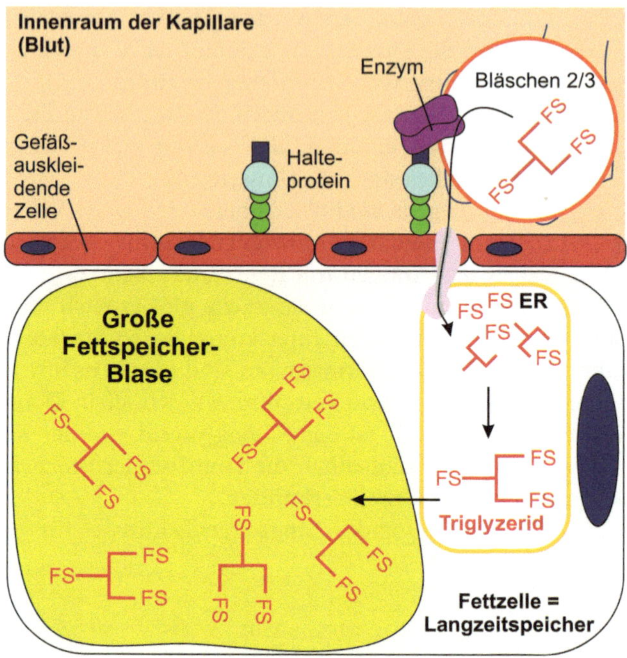

◘ Abb. 4.6   Abspeicherung der Fettsäuren (FS). Das Bläschen 2 oder das Bläschen 3, das wir in ◘ Abb. 4.5 kennengelernt haben, kommt nun in einer Kapillare im Fettgewebe an. Das Bläschen wird von einem Halteapparat mit einem violetten Enzym (Lipoproteinlipase = LPL) festgehalten. Das violette Enzym spaltet nun das Triglyzerid aus dem Bläschen in zwei Fettsäuren und ein Monoglyzerid. So kann es durch die bereits bekannten Transporter in die Fettzelle aufgenommen werden (pink). In der Zellorganelle ER (endoplasmatisches Retikulum) werden die Bausteine wieder zu einem Molekül Triglyzerid zusammengesetzt und in einer großen Fettspeicherblase in der Fettzelle langzeitgespeichert

Innerhalb von 3 min ist bereits ein Drittel des Inhaltes gespalten und entleert. Die Bläschen bleiben mehrere Minuten hängen und werden fast vollständig geleert (zu 90 %). Die weitgehend leere Hülle des Bläschens 2 kehrt zur Leber zurück.

Die abgespaltenen Moleküle – einzelne Fettsäuren und Monoglyzeride aus ◘ Abb. 4.2 – werden nun durch die uns bereits aus ◘ Abb. 4.3 bekannten Fettsäuretransporter in das Innere der Fettzelle transportiert. In der Zellorganelle ER (endoplasmatisches Retikulum) werden die einzelnen Bausteine wieder zusammengesetzt und schließlich als Triglyzerid in einer großen Fettblase im Inneren der Fettzelle gespeichert. Auf dem Weg vom Darmrohr bis zum Inneren der Fettzelle sind die ganzen Mühen des Auseinandernehmens und des erneuten Zusammensetzens der Fettmoleküle der Tatsache geschuldet, dass Triglyzeride nicht durch die Zellmembranen hindurchkommen.

4.3.5 Hasta la vista, Baby!

Sie kennen die Filmserie „Terminator" mit Arnold Schwarzenegger, dem Muskelprotz aus der Steiermark, der es bis zum kalifornischen Gouverneur brachte. Im zweiten Film der Terminator-Serie „Terminator 2 – Tag der Abrechnung" spielte er die

Gute-Mensch-Maschine T800 und sein Widersacher war die Mensch-Maschine T1000, die von Robert Patrick gespielt wurde, innen völlig aus flüssiger Aluminiumlegierung und außen Haut und Kleidung. Da kommt die Verfolgungsjagd, wo der überlegene T1000 in flüssigem Stickstoff erstarrt, das aus einem umgekippten Tankwagen ausläuft. Schwarzenegger alias T800 erkennt seine Chance und schießt auf den erstarrten T1000, der tiefgefroren in viele Hundert Teile zersplittert. Dazu gibt es den berühmten Satz von Schwarzenegger: „Hasta la vista, Baby!"

Der Zuschauer denkt nun, dass die an Spannung kaum zu überbietende Verfolgungsjagd ein gutes Ende genommen hätte, weil die Gute-Mensch-Maschine T800 (Schwarzenegger) die Böse-Mensch-Maschine T1000 besiegt hat. Mitnichten, denn nun wird die erstarrte Aluminiumlegierung unter Hitzeeinfluss wieder flüssig, da der Kampf zwischen Hochöfen in einem Hüttenwerk stattfindet. Die Aluminumblasen fließen zusammen, und hieraus formt sich erneut der T1000. Das ist eine Meisterleistung der filmischen Tricktechnik, wie aus vielen Hundert flüssigen Metallblasen ein großer Aluminumsee zusammenfließt, aus dem T1000 mehr oder weniger unbeschadet hervorgeht. Dafür gab es am 30. März 1992 neben drei Oskars für Tonschnitt, Tonmischung und Make-up den Oskar für die besten visuellen Effekte.

Was hat das mit unserem Thema zu tun? Nun, so entsteht auch die große Fettspeicherblase der Fettzelle aus ▪ Abb. 4.6. Dort fließen im Laufe der Zeit viele Bläschen 1, die wir in ▪ Abb. 4.4 kennengelernt haben, zu einem immer größer werdenden riesigen Fettspeichersee zusammen. Dieser Fettspeichersee wird von Gerüst- und Steuerproteinen umringt, wie die flüssige Aluminiumlegierung des T1000 von Haut und Kleidung. Diese große Fettspeicherblase ist kein Zwischenspeicher mehr wie Bläschen 1 in Dünndarm- und Leberzellen (▪ Abb. 4.4), sondern das Langzeitgedächtnis für gespeicherte Energie/gespeicherte Fettsäuren. Übrigens gibt es eine obere Grenze für die Größe des Fettspeichersees, ab der aus rein mechanischen Gründen nichts mehr aufgenommen werden kann (wie bei einem Stausee).

Ich will an dieser Stelle zusammenfassen: Der ursprüngliche Umweltreiz – die vielen verschiedenen Fette in der Mahlzeit – wurden so aufbereitet, dass lediglich ein Schlüsselmolekül des Fettes – das Triglyzerid – gespeichert wird. Ist es nicht abstrakt und einfach, dass von allen Möglichkeiten verschiedener Fettmoleküle hauptsächlich das Triglyzerid und der Komplex aus Cholesterin + Fettsäure übrig bleibt und langzeitgespeichert wird? Beim mentalen Gedächtnis sprachen wir von Abstraktion oder Schemabildung und beim Immunsystem von Aufbereitung des Antigens (ein Teil des Schmetterlings). Die ursprüngliche Umweltinformation wird auf das Wesentliche reduziert. Im Langzeitgedächtnis für gespeicherte Energie ist die Abstraktion das Triglyzerid und der Komplex aus Cholesterin + Fettsäure.

Verschiedene Krankheiten gehen mit hohen Blutkonzentrationen der Bläschen 2 und Bläschen 3 einher, bei denen enzymatische Abbauprozesse an der Oberfläche der gefäßauskleidenden Zelle durch das genannte Enzym und andere Hilfsfaktoren gestört sind. Das kann so weit gehen, dass überhaupt keine Triglyzeride in Fettzellen eingelagert werden. Da die Triglyzeride im Blutstrom sehr hoch sind, besteht die Gefahr der Bauchspeicheldrüsenentzündung (mehr davon im Buchteil III, ▶ Abschn. 12.2 *Mangelnde Ablagerung von Fettsäuren in der Fettzelle – die LPL-Krankheit*). Hier gibt es bereits die ersten Versuche zur Gentherapie, bei der der fehlende oder defekte Faktor durch einen Gesunden ersetzt wird.

▪ Ähnlichkeiten zum Langzeitgedächtnis im Gehirn und Immunsystem

Zur Erinnerung: Der Ort des Langzeitgedächtnisses im Fettgewebe liegt fern der primären Verarbeitung im Kurzzeitgedächtnis in der Dünndarm- oder Leberzelle. Diese räumliche Trennung gab es im Gehirn und Immunsystem in gleicher Weise. Ähnlich ist auch die Tatsache, dass die Speicherung im Schlaf geschieht. Gerade in der Nacht treten die Bläschen 2 aus den Dünndarmzellen aus und stehen zur Abspeicherung zur Verfügung. Wer abnehmen will, muss deshalb abends wenig essen.

Erinnern Sie sich, dass die Bildung des Langzeitgedächtnisses durch vorausgehende Mechanismen im positiven und negativen Sinne beeinflusst werden kann. Hinsichtlich des mentalen Gedächtnisses wurde der Begriff *Priming* (engl. Vorbereiten) verwendet. Wenn zum Beispiel eine hohe Konzentration von freien Fettsäuren im Blut vorliegt, ist die Bildung des Langzeitgedächtnisses schlecht. Das klingt zunächst paradox, weil wir gerade dann eine gute Abspeicherung erwarten.

Abspeicherung funktioniert aber nur gut, wenn die Fettsäuren aus den Bläschen herausgelöst werden und schnell und direkt in die Fettzelle gelangen. Eine hohe Konzentration der Fettsäuren im Blut deutet nämlich an, dass wichtige Abrufreize oder Freisetzungsreize durch die Stressachsen vorhanden sind. Wir werden gleich sehen, dass Adrenalin aus der Nebenniere oder Noradrenalin aus sympathischen Nervenendigungen Abrufreize sind. In einer solchen Situation gäbe es wenig Sinn, den ganzen Inhalt des Bläschens lokal im Innenraum der Kapillare freizusetzen. Des Weiteren machen freie Fettsäuren im Blut negatives Priming für die Fettspeicherung in der Dünndarmzelle, weil sie ein Abrufreiz für Bläschen 2 sind (◘ Abb. 4.4).

Negatives Priming macht auch Adrenalin oder Noradrenalin, das wir in Gefahrensituationen und beim Sport ausschütten. Hier soll natürlich keine Abspeicherung, sondern eine Freisetzung der Energieträger erfolgen, sodass das negative Priming hilft, die Fettsäuren zur Verfügung zu stellen. Ähnlich ist es auch mit den Zytokinen des aktivierten Immunsystems wie TNF, Interleukin-1 und Interleukin-6. Positives Priming macht dagegen Insulin – das große Speicherhormon. Ist die Konzentration von Insulin im Blut hoch, so werden die Bläschen an der Kapillarwand besser entleert und Fettsäuren in Form von Triglyzeriden besser langzeitgespeichert.

Diese Hormone kann ich auch kontextbezogene Faktoren nennen, denn sie sind ja unter verschiedenen Bedingungen an- oder abwesend. Diese Kontextfaktoren – ob Fettsäuren, Adrenalin, Zytokine, Insulin oder andere Hormone – spielen während der Bildung des Langzeitgedächtnisses für gespeicherte Energie eine wichtige Rolle. Diese Kontextabhängigkeit war auch beim mentalen und immunologischen Gedächtnis während der Verfestigung der zu speichernden Umweltinformation wichtig (◘ Abb. 2.6 und ◘ Abb. 3.7).

4.4 Wie fließt Information in den Fettspeicher und wieder heraus?

Gehen Sie nochmals zur ◘ Abb. 2.6 und 3.7. Eine ähnliche Abbildung lässt sich auch für die Bildung des Gedächtnisses für gespeicherte Energie anfertigen, weil dort in ähnlicher Weise ersteingespeichert, erstkonsolidiert, abgelagert, wieder abgerufen, destabilisiert, reenkodiert und schließlich rekonsolidiert wird. Die Ersterkennung findet an/in der

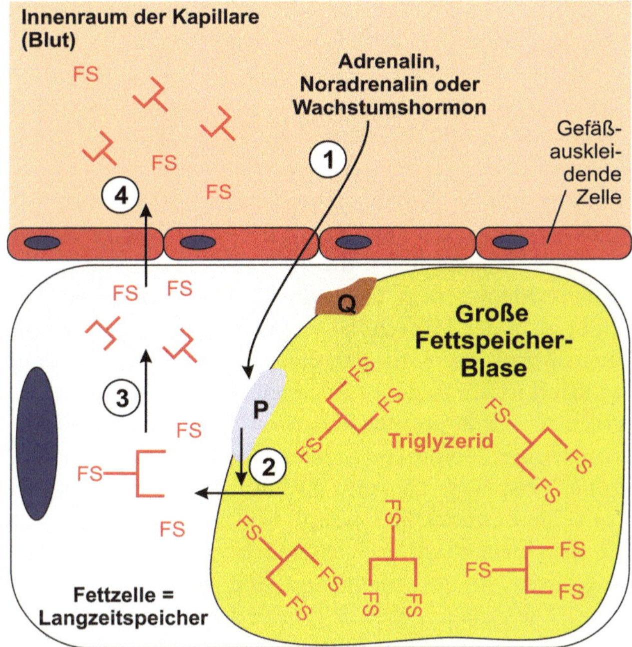

◘ Abb. 4.7   Abruf der Fettsäuren bei Energiebedarf. Die Beschreibung folgt den Zahlen 1–4 in der Abbildung.

(1) Zunächst wirkt ein Abrufreiz wie Adrenalin, Noradrenalin oder das Wachstumshormon. Abruf- oder Freisetzungsreize wurden im ▶ Abschn. 4.2 *Speicherung und Freisetzung von Energie* genannt. Abrufreize sind Stressreize. (2) Adrenalin oder Noradrenalin aktivieren ein Protein P an der großen Fettspeicherblase, das den Abbau begünstigt. Andere Proteine wie Protein Q sind auch eingeschaltet. (3) Mehrere Enzyme tragen zum Abbau des Triglyzerids bei, und es entstehen freie Fettsäuren (FS) und das Glyzerol (die rote Gabel). Es wird fröhlich destabilisiert. (4) Fettsäuren und Glyzerol werden aus der Zelle in die Blutbahn entlassen und zirkulieren nun im großen Kreislauf zu den energieverbrauchenden Organen und zurück zur Leber und zur Dünndarmzelle

Dünndarm- und Leberzelle mittels entsprechender Rezeptoren statt. Dort wird das Umweltsignal – die Fettsäure – erkannt.

Sodann kommt es zur ersten Konsolidierung oder Verfestigung. Diese geschieht durch eine lokale Zwischenspeicherung des Triglyzerids in Bläschen 1 in der Dünndarm- und Leberzelle und die Bildung der Bläschen 2 und Bläschen 3. Die Ablagerung des Triglyzerids im Anschluss daran findet im Fettgewebe statt, also weit weg von der Ersteinspeicherung. Dabei kommt es zu strukturellen Veränderungen der Fettzelle mit Bildung einer großen Fettspeicherblase (◘ Abb. 4.6), *hasta la vista, Baby!* Die Bildung der Fettspeicherblase ist von einer Neubildung von Proteinen begleitet, die sich um die Blase herum anordnen (◘ Abb. 4.7). Sie sind für den späteren Abruf des Triglyzerids im Inneren der Fettspeicherblase entscheidend. Diese Plastizität mit Proteinneubildung war auch beim mentalen und immunologischen Gedächtnis ein wichtiges Charakteristikum.

Typische Abrufsignale des Langzeitgedächtnisses für gespeicherte Energie sind wie beim mentalen und immunologischen Gedächtnis einerseits Umweltreize und andererseits innere Reize. Was ist damit gemeint? Es handelt sich um Abrufreize, die zu einem

Abbau des Energieträgers Triglyzerid und zur Bereitstellung von Fettsäuren führen. So ein Umweltreiz ist zum Beispiel eine Gefahrensituation, die zur Freisetzung von Stresshormonen führt. Die Stresshormone wie Adrenalin und Wachstumshormon sind Abrufsignale, weil sie zum Abbau des Triglyzerids führen. Ähnlich sind Infektionserreger, die irgendwo eine Entzündung mit Freisetzung von Zytokinen wie TNF verursachen, als Umweltreiz für den Abruf der Triglyzeride verantwortlich.

Dagegen stammen innere Signale aus dem Gehirn, das sich willentlich für eine körperliche Aktivität entscheiden kann (z. B. die Fahrradfahrt über die Pyrenäen). So werden Stresshormone freigesetzt, um die körperliche Aktivität zu starten, aufrechtzuerhalten und Triglyzeride aus dem Langzeitgedächtnis für gespeicherte Energie abzurufen. Schließlich braucht der Mensch in diesen Situationen sehr viel Energie, und es gilt das Prinzip: Je mehr Abrufreize vorliegen, desto stärker der Abruf. Je höher das Adrenalin im Blut konzentriert ist, desto höher ist der Abruf der Fettsäuren.

Der Abruf geschieht auf kontrollierte Art und Weise mithilfe einer Maschinerie aus Abrufreizen wie Adrenalin, Noradrenalin oder Wachstumshormon, Steuerfaktoren (Proteine um die große Fettspeicherblase im Zellinneren der Fettzelle) und Enzymen, die das Triglyzerid in seine Bestandteile Glyzerol (die rote Gabel) und Fettsäuren zerlegen. Im ▶ Abschn. 4.2 *Speicherung und Freisetzung von Energie* hatten wir die Freisetzungsfaktoren kennengelernt, die Stresshormone und die Immunzellhormone der Entzündung (Zytokine). Die genauen Abläufe sind in der ◨ Abb. 4.7 dargestellt.

Anhand verschiedener Krankheitsbilder erkennen wir die Bedeutung des Abrufs, denn sind die Faktoren genetisch verändert, kommt es zu Störungen des Abrufs bzw. der Freisetzung der Fettsäuren und des Glyzerols (die rote Gabel). Das kann zu bedeutenden klinischen Störungen führen (mehr davon im Buchteil III, ▶ Abschn. 12.3 *Defekter Abruf von Fettsäuren – die NLSD-Krankheit mit und ohne Fischschuppen*).

Wie wir in ◨ Abb. 4.7 erkennen können, ist der Abruf mit einer Destabilisierung des Gespeicherten verknüpft, weil die gespeicherte Information – das Triglyzerid – in seine Bestandteile zerfällt. Das findet im Langzeitspeicher statt. Danach werden die Fettsäuren im Blutstrom zu den Verbrauchern gebracht und dort werden Fettsäuren weiter verstoffwechselt, sodass lokal Energie entsteht.

Zum Teil gelangen Bausteine zurück in die Leber. Nun folgt die erneute Einspeicherung oder erneute Enkodierung, wie wir es bereits beim mentalen und immunologischen Gedächtnis an anderer Stelle beobachten konnten. Die ursprüngliche Information wird destabilisiert und wieder eingespeichert. Beim Gedächtnis für gespeicherte Energie kommt der Leber im Fettsäurekreislauf diese entscheidende Funktion zu. Zur Ergänzung sei erwähnt, dass auch der Komplex aus Cholesterin + Fettsäure – der andere Energieträger aus der großen Fettspeicherblase – mithilfe des Bläschens 4 aus ◨ Abb. 4.5 zur Leber zurückgelangen kann. Dort wird der Inhalt entleert und die Information destabilisiert.

Nach der erneuten Einspeicherung bildet die Leber erneut ein Bläschen 3 wie in ◨ Abb. 4.5, was wir erneute Konsolidierung oder Rekonsolidierung nennen können. Das Bläschen 3 wird in den großen Blutkreislauf entlassen und erreicht durch die Kapillaren den Langzeitspeicher – die Fettgewebszelle. Dort geschieht die Aufnahme des Inhaltes, wenn die entsprechenden Speichersignale vorhanden sind (z. B. Insulin). Während des erneuten Einspeicherns und der Rekonsolidierung spielen die aus der Nahrung zur Verfügung gestellten Bausteine eine wichtige Rolle. Die Leber integriert nämlich den Input aus der Dünndarmzelle und den Rückkehrerbläschen aus dem Fettgewebe. Die

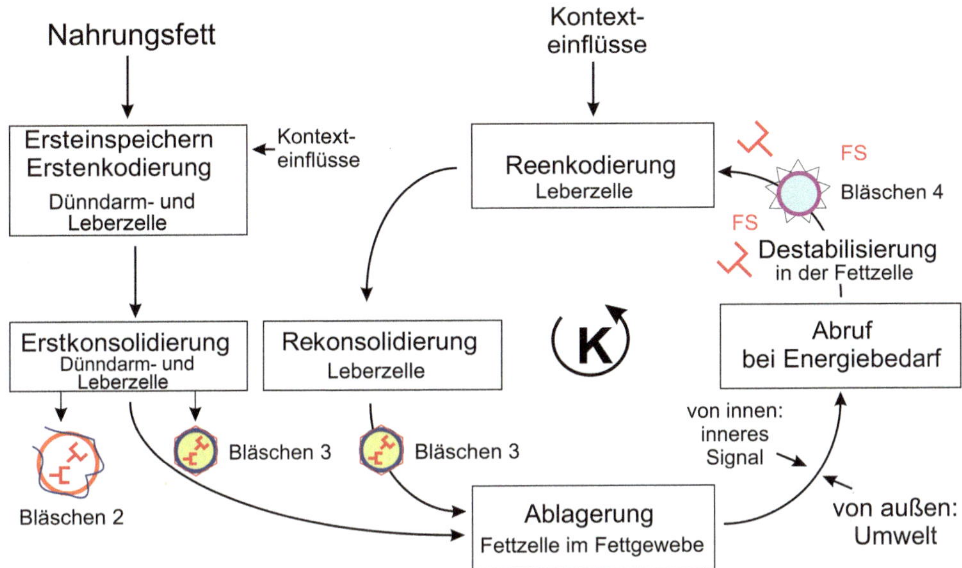

Abb. 4.8   Fluss der Information in den und aus dem Langzeitgedächtnisses für gespeicherte Energie – die Fettzelle im Fettgewebe. Den Kreislauf K der Fettsäuren hatten wir bereits in **Abb. 4.5** dargestellt

besondere Funktion der Leber ist mit einem Arbeitsspeicher des Kurzzeitgedächtnisses vergleichbar. Die ◘ Abb. 4.8 fasst alle Abläufe noch einmal zusammen.

4.5 Jung und Alt und Gedächtnis für gespeicherte Energie

Wenn wir beim mentalen und immunologischen Gedächtnis sahen, dass es einen evolutionsgeschichtlich alten und neuen Anteil gibt, so können wir diesen beim Gedächtnis für gespeicherte Energie nicht erkennen. Die Fettspeicherung tauchte sehr früh in der Evolution auf und ist bereits bei Pflanzen und Insekten vorhanden. Eine Trennung zwischen alt und neu kann ich im Moment nicht ausmachen.

Im Kindesalter entwickelt sich zunehmend das mentale Gedächtnis für Fakten und das immunologische Gedächtnis für Antigene, das mit jeder infektiösen Kinderkrankheit reift. Der Vorgang ist nie abgeschlossen, erreicht aber seinen ersten Höhepunkt rund um das 6. Lebensjahr. Das Pendant für Gedächtnisbildung bei gespeicherter Energie ist der Langzeitspeicher im Fettgewebe. Wie entwickelt sich dieser?

In meinem Buch „Altern, Müdigkeit und Entzündungen verstehen" wurde die „fette Phase" bei kleinen Kindern bis zum sechsten Lebensjahr genannt. In diesem Zeitabschnitt werden die Fettzellen angelegt. Werden in dieser Phase viele Fettzellen angelegt, so bleiben diese ein Leben lang erhalten und der Mensch kann prima Fett speichern. Für den steinzeitlich lebenden Menschen war dies sehr praktisch, weil er ausreichende Energiespeicher anlegen konnte. Dies diente ihm besonders bei Nahrungsmangel und Infektionskrankheit (mit „sickness behavior").

Dort steht auch: Menschliche Babys gehören zum Zeitpunkt der Geburt in Relation zur Körpergröße zu den fettesten Lebewesen, und das stimmt auch noch bis zu einem

Jahr nach der Geburt. Wissenschaftler gehen davon aus, dass diese Energiespeicherung lebensnotwendig war, als wir noch unter viel schlechteren hygienischen Verhältnissen mit den Infektionserregern der Außenwelt in Kontakt kamen. Fette Babys sind besser geschützt, weil sie im Ernstfall mehr Energie für das aktive Immunsystem mobilisieren können. Interessant ist auch, dass ein typischer Abrufreiz wie Adrenalin bei Babys zwischen einem und 4 Monaten keine Wirkung zeigt. In dieser kritischen Phase dürfen die Abrufreize nicht zu stark sein, da das Baby ansonsten nicht zunehmen und keine Fettreserven anlegen würde.

Zu den Feinheiten des sensorischen Gedächtnisses in der Dünndarmzelle und des Kurzzeitgedächtnisses in der Dünndarm- und Leberzelle finde ich für die Kinderjahre allerdings keine guten Informationen. Brachliegendes Feld der Wissenschaft! Wie sieht es nun in mittlerem und hohem Alter aus?

Ab dem 50. Lebensjahr speichern wir mehr und mehr Fett und verlieren zunehmend Muskulatur. Ich nenne diesen Befund das „Zwischenhoch der Fettspeicherung" vom 50. bis zum 65. Lebensjahr. Wer dieses Zwischenhoch ohne Altersdiabetes, Herzinfarkt oder Schlaganfall übersteht, gelangt in einen neuen Bereich der Entwicklung. Ab etwa 70 Jahren folgt die mehr und mehr deutlich werdende Abnahme der Fettreserven. Das liegt vor allen Dingen daran, dass der Aufbau neuer Fettzellen aus Vorläuferzellen nicht mehr richtig funktioniert. Dabei fehlen wichtige Faktoren für die Bildung der Fettzellen. Das ist die Zeit, wenn die Augen tiefer in die Augenhöhlen sinken, weil das Fett hinter den Augäpfeln nach und nach verschwindet. Oft sehen wir es auch im Bereich der üblichen Fettablagerungen im Gesicht, besonders im Bereich der Wangen, oder am Gesäß und an der faltigen Haut.

Im Alter funktioniert das Speicherhormon Insulin nicht mehr richtig, weil die Rezeptoren für Insulin nachlassen (Insulinresistenz). Gleichzeitig nimmt auch der durch Adrenalin stimulierte Abruf der Fettsäuren ab, weil die Fettzelle schlechter auf Adrenalin reagiert. Allerdings ist der Abruf stärker als das Abspeichern, und insgesamt wird die Fettmasse reduziert. Hinzu kommt die zunehmende Entzündungslage im Fettgewebe (das Zytokin TNF), sodass der Abruf überwiegt. Zunehmend wandern Immunzellen in das Fettgewebe ein, die die lokale Entzündung anheizen und die Insulinresistenz verschärfen.

Gleichzeitig nehmen im Alter die Blutkonzentrationen der nicht mehr gespeicherten Triglyzeride und der freien Fettsäuren zu, weil langsamer verstoffwechselt wird. Das erinnert an die langsamere Verarbeitungsgeschwindigkeit des mentalen Gedächtnisses. Dazu kommt eine geringere Wirkung des in ◘ Abb. 4.6 gezeigten violetten Enzyms (LPL), das in die Bläschen 2 und 3 eintaucht, um Fette im Bläschen zu spalten. Der Mangel des violetten Enzyms verhindert nun die Speicherung.

Kurzum, während des Alterns gehen die Speicherbereiche an den typischen Stellen der Fettspeicherung verloren, wohingegen Fett an anderen Orten zum Beispiel im Muskel, im Knochenmark, im Bauch und in anderen Geweben abgelagert wird. Diese untypischen Ablagerungen sind bisher nicht gut verstanden, sie sprechen allerdings nicht für eine normale „gesunde" Fettspeicherung. So ist auch das vermehrte Ablagern von Triglyzeriden während des Alterns im Bereich des inneren Bauchfettes ungesund (◘ Abb. 4.9). Zur ungesunden Mehrablagerung von Fettsäuren gibt es mehr im Buchteil III im ► Abschn. 13.4 *Adipositas*.

Viel ist bezüglich der detaillierten Mechanismen des sensorischen Gedächtnisses in der Dünndarmzelle und des Kurzzeitgedächtnis in der Dünndarm- und Leberzelle während des Alterungsprozesses nicht bekannt. Allerdings sieht es so aus, als ob

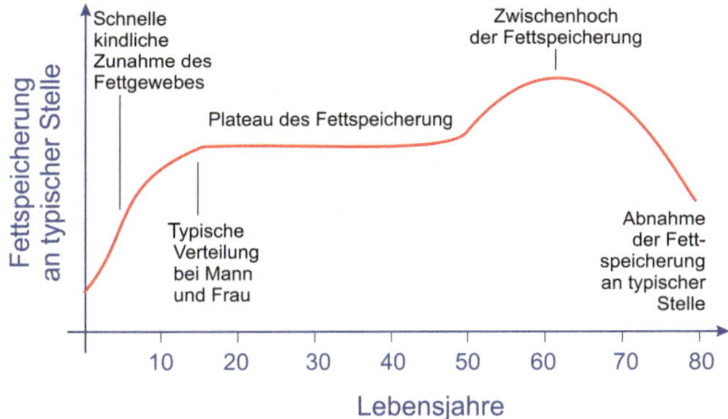

◘ Abb. 4.9   Langzeitgedächtnis für gespeicherte Energie während des Lebens. Das Gedächtnis für gespeicherte Energie nimmt in den Kindertagen bis zur Pubertät stark zu, erreicht eine Plateauphase und nochmals ein Zwischenhoch vom 50.–65. Lebensjahr. Ab dem 70. Lebensjahr nimmt das Gedächtnis für gespeicherte Energie an den typischen Stellen deutlich ab und es nimmt an untypischer Stelle zu

im Bereich der Dünndarmzelle keine Störungen im Alter entdeckt werden. Störungen des Verdauungsprozesses im Magen und im Darmrohr sind im Alter häufig, aber die Dünndarmzelle ist nicht betroffen. Solche Verdauungsstörungen können zu einer verminderten Aufnahme von wichtigen Nährstoffen und Vitaminen beitragen. Auch ist die altersbedingte Abnahme des Appetits ein wichtiger Aspekt, der zu einer mangelnden Fettspeicherung beiträgt (altersbedingte Anorexie). Die Tätigkeit des Vagusnervs nimmt im Alter ebenfalls ab, weil seine Funktion durch entzündliche Prozesse gestört wird.

Der Zeitverlauf aus ◘ Abb. 4.9 hat in bestimmten Lebensbereichen Ähnlichkeit mit dem mentalen Gedächtnis für Episoden und Fakten (in der Kindheit bis zur Pubertät) und für Episoden im Alter. Die Zunahme der Gedächtnisleistung in der Kindheit bis zur Pubertät und die Abnahme des Gedächtnisses im Alter ähneln des Weiteren den Verhältnissen beim immunologischen Gedächtnis.

Auf den Punkt gebracht

- Die Energie im menschlichen Körper ist nötig, um etwas zu bewegen. Sie wird in Joule oder Kilojoule ausgedrückt. Am Tag benötigen wir in sitzender Körperhaltung etwa 10.000 kJ (2388 kcal) und 85 % davon werden für das Wärmen des Körpers ausgegeben.
- Die Energie wird aus den Nahrungsbestandteilen Kohlenhydrate (Zucker), Fette (Fettsäuren) und Proteine (Aminosäuren) gewonnen.
- Botenstoffe des Gehirns und des Immunsystems regeln die Speicherung und Freisetzung von Energie in/aus dem Fettgewebe und der Skelettmuskulatur.
- Energiespeicher wie im Fettgewebe und in der Skelettmuskulatur sind überlebensnotwendig, um bei Gefahrensituationen bei Nahrungsknappheit oder Nahrungsverweigerung Energie bereitzustellen.
- Energiespeichernde Botenstoffachsen des Gehirns sind Vagusnerv (parasympathisches Nervensystem), Gehirn-Bauchspeicheldrüsen-Achse (Insulin!), Gehirn-Geschlechtshormon-Achse und Gehirn-Wachstumshormon-Achse.

- Energiefreisetzende Botenstoffachsen sind sympathisches Nervensystem, Gehirn-Nebennieren-Achse, Gehirn-Schilddrüsen-Achse, Gehirn-Wachstumshormon-Achse, sympathische Nierenhormonachse (RAA)
- Energiefreisetzende Botenstoffe aus dem Immunsystem sind die Zytokine, Gefahrenstoffe aus abgestorbenen Zellen und Botenstoffe wie Hormone und Neurotransmitter, die von den Immunzellen selbst hergestellt werden.
- Abgespeichertes Fett macht den Großteil der gespeicherten Energie aus. Abgespeichertes Fett besteht hauptsächlich aus Triglyzeriden, das aus einem Glyzerol (die rote Gabel) und 3 Fettsäuren besteht. Eine andere Form der Speicherung besteht aus einem Komplex aus Cholesterin + Fettsäure (◘ Abb. 4.2).
- Das sensorische Gedächtnis der Fettspeicherung ist in der Dünndarmzelle angesiedelt, die die Fettsäuren nach dem Verdauen im Darm über Rezeptoren und Transporter aufnimmt. Die „Sinnesleistung" ist das Erkennen der Fettsäure. Kalzium wird freigesetzt.
- Das Kurzzeit- und Arbeitsgedächtnis der Fettspeicherung ist in der Dünndarm- und Leberzelle verortet. In der Dünndarmzelle werden die langkettigen Fettsäuren verarbeitet und in der Leberzelle die kurzkettigen. Beide speichern das Umweltsignal, die Fettsäure, für kurze Zeit, um es in einer neuen Form eines Bläschens (Bläschen 2 und Bläschen 3) zu verfestigen. Information aus dem Langzeitgedächtnis (Fettgewebe) kann den Arbeitsprozess im Arbeitsgedächtnis der Dünndarm- und Leberzelle beeinflussen.
- Das Langzeitgedächtnis für gespeicherte Energie ist das Fettgewebe, die Fettzelle. Dort werden die Bläschen 2 und 3 von ihrem Inhalt befreit, und Triglyzeride und der Komplex aus Cholesterin + Fettsäure werden in Fettspeicherseen abgespeichert. *Hasta la vista, Baby!*
- Beim mentalen Gedächtnis sprachen wir von Abstraktion oder Schemabildung (der Restaurantbesuch) und beim Immunsystem von Aufbereitung des Antigens (ein Teil des Schmetterlings). Die ursprüngliche Umweltinformation wird auf das Wesentliche reduziert. Im Fettgewebe ist die Abstraktion das Triglyzerid und der Komplex aus Cholesterin + Fettsäure.
- Der Abruf geschieht auf kontrollierte Art und Weise mithilfe einer Maschinerie aus Abrufreizen wie Adrenalin, Noradrenalin oder Wachstumshormon, Steuerfaktoren (Proteine um die große Fettspeicherblase im Zellinneren der Fettzelle) und Enzymen, die das Triglyzerid in seine Bestandteile Glyzerol (die rote Gabel) und Fettsäuren zerlegen. Die Fettsäuren und Glyzerol (die rote Gabel) werden in die Blutbahn entlassen und zum Verbraucher bzw. zur Leber transportiert.
- Im internen Kreislauf zwischen Leber und Fettgewebe (Kreislauf K) werden Inhalte des Langzeitgedächtnisses aufbereitet. Diesem Prozess folgen Destabilisierung des Triglyzerids und des Komplexes aus Cholesterin + Fettsäure, erneuter Aufbau in der Leber und erneute Abspeicherung im Fettgewebe (Abruf/Destabilisierung – Reenkodierung – Rekonsolidierung – erneutes Ablegen).
- Der Fettgewebsspeicher entwickelt sich bei Kindern und Jugendlichen sehr rasch bis zur Pubertät. Danach bleibt das Gedächtnis für gespeicherte Energie bis zum 50. Lebensjahr konstant. Zwischen dem 50. und 65. Lebensjahr kommt es zu einem Zwischenhoch, und ab 70 Lebensjahren nimmt das Gedächtnis zunehmend ab (◘ Abb. 4.9).

Weiterführende Literatur

Bolinder J, Ostman J, Arner P (1983) Influence of aging on insulin receptor binding and metabolic effects of insulin on human adipose tissue. Diabetes 32(10):959–964

Dash S, Xiao C, Morgantini C, Lewis GF (2015) New insights into the regulation of Chylomicron production. Annu Rev Nutr. 35:265–294

Gregerman RI (1994) Aging and hormone-sensitive lipolysis: reconciling the literature. J Gerontol. 49(4):B135–B139

Hales CN, Barker DJ (2001) The thrifty phenotype hypothesis. Br Med Bull. 60:5–20

Holt PR, Balint JA (1993) Effects of aging on intestinal lipid absorption. Am J Physiol. 264(1 Pt 1):G1–G6

Kirkland JL, Tchkonia T, Pirtskhalava T, Han J, Karagiannides I (2002) Adipogenesis and aging: does aging make fat go MAD? Exp Gerontol. 37(6):757–767

Kühnlein RP (2011) The contribution of the Drosophila model to lipid droplet research. Prog Lipid Res. 50(4):348–356

Marcus C, Karpe B, Bolme P, Sonnenfeld T, Arner P (1987) Changes in catecholamine-induced lipolysis in isolated human fat cells during the first year of life. J Clin Invest. 79(6):1812–1818

Meyers A, Weiskittel TM, Dalhaimer P (2017) Lipid droplets: formation to breakdown. Lipids. 52(6):465–475

Olivecrona G (2016) Role of lipoprotein lipase in lipid metabolism. Curr Opin Lipidol. 27(3):233–241

Remacle C, Hauser N (1989) The aging fat cell. J Am Geriatr Soc. 37(12):1171–1187

Schmidt RF, Lang F, Heckmann M (2017) Physiologie des Menschen mit Pathophysiologie : mit Online-Repetitorium. Springer, Berlin

Spalding KL, Arner E, Westermark PO, Bernard S, Buchholz BA, Bergmann O et al (2008) Dynamics of fat cell turnover in humans. Nature 453(7196):783–787

Straub RH (2018) Altern, Müdigkeit und Entzündungen verstehen – Wenn Immunsystem und Gehirn um die Energie im Körper ringen. Springer, Heidelberg

Tchkonia T, Morbeck DE, Von Zglinicki T, Van Deursen J, Lustgarten J, Scrable H et al (2010) Fat tissue, aging, and cellular senescence. Aging Cell. 9(5):667–684

Wang H, Eckel RH (2009) Lipoprotein lipase: from gene to obesity. Am J Physiol Endocrinol Metab. 297(2):E271–E288

Xiao C, Stahel P, Carreiro AL, Buhman KK, Lewis GF (2018) Recent advances in triacylglycerol mobilization by the gut. Trends Endocrinol Metab. 29(3):151–163

Yen CL, Nelson DW, Yen MI (2015) Intestinal triacylglycerol synthesis in fat absorption and systemic energy metabolism. J Lipid Res. 56(3):489–501

Young SG, Zechner R (2013) Biochemistry and pathophysiology of intravascular and intracellular lipolysis. Genes Dev. 27(5):459–484

Evolutionsmedizin

© Springer-Verlag GmbH Deutschland, ein Teil von Springer Nature 2020
R. H. Straub, *Drei Gedächtnisse für den Körper*, https://doi.org/10.1007/978-3-662-59131-4_5

5.1   Stammt der Mensch vom Affen ab?

Die Erde ist etwa 4,6 Mrd. Jahre alt. Erstes Leben wird in der Regel mit dem Auftreten von Bakterien vor etwa 3 Mrd. Jahren angenommen. Nach der kambrischen Artenexplosion vor 540 Mio. Jahren tauchen ab etwa 490 Mio. Jahren die ersten Wirbeltiere auf. Das sind Neunaugen und Schleimaale, die wir heute als lebende Fossilien beobachten. Ihnen folgen die Wirbeltiere mit der Anlage von Kiefern vor 430 Mio. Jahren wie die Haie, die ein knorpeliges Skelett besitzen und somit noch nicht zu den Knochenfischen gehören. Die Knochenfische treten vor etwa 415 Mio. Jahren auf und Lachse sind typische Vertreter. Auch Muränen, Karpfen, Welse und Salmler gehören zu dieser Gruppe der echten Knochenfische.

Vor etwa 400 Mio. Jahren kamen die knöchernen Lungenfische ins Rennen und das war eine wichtige Voraussetzung für den Gang vom Meer ans Land. Auch Menschen haben Lungen, die zu jener Zeit zum ersten Mal eine Bedeutung bekamen. Noch heute existierende Vertreter sind afrikanische, australische und südamerikanische Lungenfische, die eher an Molche erinnern wie an Fische.

Lungenfische und Molche trennt nur ein kleiner Schritt, denn nun kamen mit den Molchen zum ersten Mal vier Gliedmaßen ins Spiel. Lungenfische und Molche haben das größte Genom aller Wirbeltiere. Das liegt daran, dass sie im Wasser und an Land gleichzeitig klarkommen mussten, und deshalb mehr Gene und die von ihnen abhängigen Mechanismen für Leben im Wasser und an Land brauchten. Die Molche gehören zu den Amphibien so wie Frösche, die von uns etwa 390 Mio. Jahre entfernt sind. Wir können daher auch fragen, ob wir von den Amphibien abstammen. In der Tat haben wir mit den Amphibien einen gemeinsamen Vorfahren, aber der sah nicht aus wie ein Molch oder Frosch und nicht wie ein Mensch, denn Menschen und Amphibien hatten noch viele Millionen Jahre vor sich, um sich zum heute bekannten Lebewesen zu entwickeln.

Vor etwa 340 Mio. Jahren trennten sich die Säugetiere von den Reptilien, aus denen sich Dinosaurier, Vögel, Schildkröten, Eidechsen, Krokodile und Schlangen entwickelten. Die ersten Säugetiere wurden ab circa 210 Mio. Jahren sichtbar. Eine Gruppe der eiablegenden Säugetiere entwickelt sich zu den heute lebenden Schnabeltieren und Ameisenigel, die im australischen Raum zu finden sind. Die andere Gruppe entwickelt sich einerseits zu den in Australien lebenden Beuteltieren und andererseits zu den Säugetieren überall andernorts, zu denen auch wir Menschen gehören.

Ab 65 Mio. Jahren, nach dem die Dinosaurier ausgestorben waren und richtig Platz vorhanden war, trennten sich die verschiedenen höheren Säugetiere in die unterschiedlichen Gruppen wie Nagetiere, Primaten, Fleder- oder Flattertiere (Fledermäuse, Flughunde), Wale, Huftiere (paarig oder unpaarig) und Fleischfresser (Hunde, Katzen, Seelöwen).

Schließlich werden die Primaten in Feuchtnasenprimaten (z. B. Lemuren und Loris) und Trockennasenprimaten unterschieden (Neuweltaffen des amerikanischen Kontinents und Altweltaffen aus Eurasien und Afrika). Aus den Altweltaffen entwickelten sich die menschenartigen Affen, zu denen die Gibbons, Makaken, Paviane, Meerkatzen und Mandrille einerseits und die Hominiden andererseits gehören, also Schimpansen, Gorillas, Orang-Utans und auch Menschen.

Um die Eingangsfrage der Überschrift zu beantworten, wir sind in einem Topf mit Schimpansen, Gorillas und Orang-Utans und wir stammen von den Altweltaffen ab. Unsere Vorfahren waren Altweltaffen, Trockennasenaffen und Primaten. In dieser

Auflistung erkennen wir die Grundbegriffe der Systematik. Menschen sind eine Art, die zur Gattung Homo, in die Familie der Hominiden, innerhalb der Ordnung der Primaten, in der Klasse der Säugetiere und zum Stamm der Wirbeltiere gehören. Des Menschen Reich ist das Reich der Tiere.

5.2 Grundlage der biologischen Evolution

Die wesentliche Basis der biologischen Evolution sei hier kurz genannt. Die ersten drei Punkte gehen auf Charles Darwin und Alfred Russel Wallace in der Mitte des 19. Jahrhunderts zurück. Die weiteren Punkte wurden von unterschiedlichen Wissenschaftlern innerhalb der letzten 150 Jahre ergänzt.

1. Es herrscht eine vererbte Variabilität (Vererbbarkeit und Variation, Charles Darwin 1858). Erste wichtige Regeln für die Vererbbarkeit gehen auf Gregor Mendel zurück.
2. Daraus folgt, dass die der jeweiligen Umgebung besser angepassten Individuen die größere Wahrscheinlichkeit besitzen, im Konkurrenzkampf zu überleben (natürliche Selektion, im Deutschen „natürliche Auslese", Charles Darwin 1858). Wir sagen zu einer heute noch existierenden Art, dass sie positiv selektioniert wurde. Im Gegensatz dazu erfuhren alle Arten, die heute nicht mehr existieren und ausgestorben sind, eine negative Auslese, sie wurden negativ selektioniert.
3. Diese Auswahl der besseren Varianten führt fortschreitend zur Verbesserung der Anpassung und zum Wandel des Artbildes (Evolution, Charles Darwin 1858).
4. Das vererbbare Material ist trotz hoher Konstanz einzelnen, spontan entstandenen Variationen ausgesetzt (Mutation, Hugo de Vries 1901).
5. Das vererbbare Material liegt auf den Chromosomen im Zellkern (Gen oder Gene und deren nachgeschaltete Mechanismen definieren das Merkmal oder die Merkmale) und Mutationen können in allen Größenordnungen vorkommen (Thomas Hunt Morgan 1907–1926).
6. Bei der Fortpflanzung entsteht Variation durch Austausch von alternativen Formen desselben Gens (sogenannte Allele, eins von der Mutter und eins vom Vater) und durch Neuanordnung von genetischem Material. Ganze Stücke des Erbguts (DNA) können auf einem Chromosom oder zwischen Chromosomen hin- und hergeschoben und neu zusammengesetzt werden (Rekombination, auch T.H. Morgan und seine Arbeitsgruppe).
7. Die Untersuchung ganzer Populationen erlaubt es, die Häufigkeiten von Merkmalen und damit von zugeordneten Genen in einer Fortpflanzungsgemeinschaft zu bestimmen (Populationsgenetik, viele Wissenschaftler, zwischen 1910 und 1940).
8. Auf dem Boden dieser populationsgenetischen Überlegungen entstehen Erkenntnisse zur Isolation, Migration, Gendrift und Gründereffekt, die eine Grundlage der Artbildung darstellen. Isolation wird als reproduktive Isolation (es können keine Nachkommen erzeugt werden, obwohl ursprünglich dieselbe Art vorlag), ökologische Isolation (ökologische Nische) und geografische Isolation (räumliche Trennung von Populationen derselben Art) erkannt. Gendrift ist eine zufällige Änderung der Allelhäufigkeit im Genpool einer Population (kann zum Beispiel durch Aufteilung in kleinere Teilpopulationen geschehen). Der Gründereffekt ist bei Neubesiedlung eines neuen Raumes mit einer kleinen Population wichtig, denn

ein Gründervater oder eine Gründermutter kann eine Erbinformation mitbringen, die überproportional vermehrt wird.

9. Die natürliche Selektion prüft das Neuentstandene und ist der dominierende Evolutionsfaktor, der zur Anpassung (Adaptation) der einzelnen Lebewesen einer Population führt. Adaptation bezieht sich auf Anpassung an die Umweltbedingungen.
10. Makroevolution (d. h. Herausbildung großer Typenunterschiede oberhalb der Artebene, also bei Gattung, Familie, Ordnung etc.) und Mikroevolution (d. h. Herausbildung kleiner Unterschiede innerhalb der Art, z. B. zwischen Ethnien) lassen sich beide als Kontinuum von der Mikroevolution zur Makroevolution durch Mutationen und Selektion erklären. „Bio-logische" Sprünge existieren nicht.

Diese kleine Sammlung zeigt die Plattform, warum die Entwicklung vom ersten Leben bis zum Menschen und allen anderen lebenden Arten stattfinden konnte. Diese Basis stellt auch die Voraussetzung für die Evolutionsmedizin dar, denn die Evolutionsmedizin greift auf die Evolutionsbiologie zurück und generiert so einen ultimaten oder grundlegenden Rahmen, der die biologische und biomedizinische Wissenschaft bereichert. Die medizinische Wissenschaft dagegen beschäftigt sich fast durchweg sehr zielorientiert mit proximaten – also in der Nähe liegenden – Gegenständen, die unmittelbar dem Nutzen des einzelnen Menschen dienen.

Um aber die Probleme des Menschen und seine heutigen Krankheiten einordnen und in ihren Grundlagen verstehen zu können, bedarf es des proximaten und des ultimaten Blickes auf den Gesunden und Kranken. Der proximate Blick geht zum Individuum und der ultimate Blick auf die Population oder die Art des Menschen. Obwohl dieser ultimate Ausgangspunkt in der Biologie selbstverständlich ist, war und ist die Humanmedizin sehr langsam im Erkennen dieses fundamentalen Ansatzes. Im folgenden Abschnitt werden Beispiele für ultimate Erklärungen kurz vorgestellt, sodass Sie die Bedeutung der Evolutionsmedizin und deren grundlegenden Ansatz besser abschätzen können.

5.3 Wie kann dieses Wissen für die Medizin genutzt werden?

Im früheren Buch „Altern, Müdigkeit und Entzündung verstehen" stellte ich drei Beispiele für die Evolutionsmedizin vor, die kurz in der nachfolgenden Erklärung wiederholt werden (Erklärung, *„Beispiele aus der Evolutionsmedizin"*). Darüber hinaus wird das Beispiel der Universität von Lafayette, Indiana, aus Kap.1 in diesem Buch rekapituliert: Das mentale Gedächtnis wurde für Überlebensstrategien wie Suche nach Wasser und Nahrung optimiert. Das Gedächtnis funktioniert besonders gut, wenn die zu erinnernden Worte mit dem Ausgesetztsein in der Wildnis in Zusammenhang gebracht werden. Gene und davon abhängige Mechanismen zur Ausbildung dieses Gedächtnisses wurden positiv selektiert und führten zu einer guten Anpassung an Lebensverhältnisse in der steinzeitlichen Wildnis.

In einem anderen Beispiel sehen wir die perfekte Koevolution von Mensch und Krankheitserreger. Wir wollen hier über die Malaria sprechen, die besonders die tropischen und subtropischen Teile der Erde heimsucht. Gegen den Malariaerreger bauen wir keine vernünftige Abwehr auf. Somit ist es günstig, wenn irgendein anderer Schutzmechanismus vorhanden ist.

5.3.1 Malaria und Sichelzellanämie

Anthony Clifford Allison war ein südafrikanischer Genetiker, medizinischer Wissenschaftler und früher Evolutionsmediziner. Er ging in den 1930er Jahren in Kenia zur Schule und wurde dort früh mit der Problematik der Malaria konfrontiert. Schon in dieser Zeit kam er als Teenager mit den weltberühmten Paläoanthropologen Louis und Mary Leakey in Kontakt, die wichtige Fossilien der Hominiden in der Olduvai-Schlucht in Tansania entdeckten. Allison studierte in Witwatersrand, Südafrika, und in Oxford, England, wo er 1950 seine Doktorprüfung ablegte.

Während seiner Zeit in Oxford hatte Allison die Gelegenheit, eine Expedition der Universität Oxford zum Mount Kenia zu begleiten. Er konnte beobachten, dass eine Blutkrankheit der roten Blutkörperchen mit Blutarmut – die sogenannte Sichelzellanämie, die Ärzte an der Sichelform der roten Blutkörperchen erkennen – dort sehr häufig in ihrer abgeschwächten, weniger gefährlichen Form auftrat. Er kam schnell auf die Idee, dass die weniger gravierende Form der Sichelzellanämie ein Schutzfaktor gegen Malaria ist.

In mehreren aufeinanderfolgenden Publikationen im Jahr 1954 im *British Medical Journal* konnte Allison den Zusammenhang zwischen Malariaschutz und Sichelzellanämie zeigen. Die Sichelzellanämie tritt in einer schweren Form auf, die dazu führt, dass die Kinder das Fortpflanzungsalter nicht erreichen. Bei dieser Form sind beide Allele von Mutter und Vater desselben Gens für die Bildung des Blutfarbstoffes defekt (homozygot). Nun leben viel mehr Personen, die nur ein defektes Allel von Mutter oder Vater geerbt haben (heterozygot), und diese sind überraschenderweise gegen Malaria geschützt.

Allison konnte zeigen, dass die heterozygoten Merkmalsträger deutlich weniger Malariaerreger im Blut aufwiesen. Die Malariaerreger brauchen also gesunde rote Blutkörperchen, um sich zu vermehren. Sichelzellen sind ungünstig. Allison erkannte darin einen Selektionsvorteil, und dieser hat sich wohl auch auf die südeuropäischen Länder wie Italien und vor allen Dingen Griechenland ausgewirkt, da auch dort die Heterozygoten leben. Unter Zuhilfenahme der Evolutionstheorie entstand die medizinische Erkenntnis, dass die heterozygote Form der Sichelzellanämie für die Malariainfektion wichtig ist. Und hier stellen wir den Fokus auf ein anderes schönes Beispiel aus der Evolutionsmedizin ein.

5.3.2 Tag-Nacht-Rhythmus

Haben Sie sich schon mal gefragt, warum unser Lebensrhythmus während der 24 h so genau an den Tages- und Nachtrhythmus angepasst ist. Morgens sind wir fit und aktiv, wir wollen in den Tag starten und viele Dinge erledigen. Abends ab circa 18 Uhr werden wir zunehmend müder, um schließlich irgendwann vor Mitternacht einzuschlafen. Unsere Mahlzeiten sind auf diesen Tagesrhythmus abgestimmt. Der Blutdruck und die Herzfrequenz sind in den Morgenstunden höher als abends. Wundern Sie sich nicht, auch Fruchtfliegen, Pflanzen, Pilze, und sogar Bakterien folgen mehr oder weniger genau dem 24-Stunden-Rhythmus, nur spielt der Blutdruck dort keine Rolle.

Bei den Fruchtfliegen wurden die ersten wichtigen Studien durchgeführt, um mehrere Gene zu entdecken, die für diese 24-Stunden-Rhythmik verantwortlich sind. Für diese Studien in den 1980er-Jahren wurden Hall, Rosbash und Young mit dem Medizin-Nobel-Preis des Jahres 2017 geehrt. Diese Gene stellen in den Zellen einen exakten 24-Stunden-Rhythmus her, ein Auf und Nieder von geregelten Molekülen. Das übergeordnete Zentrum für die Tag-Nacht-Rhythmik der Säugetiere liegt in einem zentralen Kerngebiet des Gehirns. Dort ticken die Uhren der Nervenzellen unter Verwendung eben dieser Gene. Diese Gene sind beim Menschen und bei der Fruchtfliege ziemlich ähnlich. Wir hatten in der Evolutionsgeschichte vor circa 510 Mio. Jahren noch einen gemeinsamen Vorfahren mit der Fruchtfliege. Seit dieser Zeit haben sich die Stammbäume allerdings getrennt und dennoch sind die für den 24-Stunden-Rhythmus verwendeten Gene sehr ähnlich, und die von ihnen gesteuerten biochemischen Mechanismen sind erhalten geblieben.

Wenn wir bedenken, dass auch Bakterien einen 24-Stunden-Rhythmus besitzen, müssen Rhythmus-Gene schon viel früher vorhanden gewesen sein. Die Rhythmus-Gene müssen bei Bakterien, Pflanzen und Tieren nicht immer identisch sein, denn man kann auf unterschiedlichem Wege im Laufe der Evolution zu einem ähnlichen Merkmal gelangen (es heißt konvergente Evolution). Die Erde ist etwa 4,6 Mrd. Jahre alt, und sie drehte sich schon vor 3 Mrd. Jahren – zu frühen Bakterienzeiten – in 24 Stunden einmal um ihre Achse.

Als das Leben vom Sonnenlicht abhängig wurde, entstand die Plattform für die Bildung von sauerstoffproduzierenden Pflanzen. Das findet zum Beispiel in den Cyanobakterien statt, die mittels Fotosynthese Energie und Sauerstoff erzeugen können. Diese Cyanobakterien waren für die Entstehung des uns heute bekannten Lebens mit Sauerstoff verantwortlich. Nun wundert es uns gar nicht, dass die Lebensfunktionen dieser Bakterien gemäß der Lichtmenge in einen 24-Stunden-Rhythmus eingebettet sind. Denn wenn nachts kein Licht einfällt, gibt es auch keine Fotosynthese und der Stoffwechsel der Bakterien kann nachts etwas anders machen.

Diese Beispiele zeigen noch einmal, wie die Evolutionsmedizin ultimate Fragen beantworten kann. Sie erklärt auch mit einfachen Überlegungen, warum das Gehirn und das Immunsystem egoistisch sind – doch davon mehr im nächsten Unterkapitel.

> **Erklärung**
>
> **Beispiele aus der Evolutionsmedizin**
>
> - Französische Aussiedler bringen 1675 seltene neurologische Erbkrankheiten nach Ostkanada, wo sie heute in bestimmten Regionen überproportional häufig vorkommen (Beispiel für den Gründereffekt).
> - Die Laktoseunverträglichkeit existiert bei 80 % der Erdbevölkerung (Laktose = Milchzucker), nicht aber bei Mittel- und Nordeuropäern oder Kenianern, die Laktose verdauen und deshalb Milch bis ins hohe Erwachsenenalter trinken können. Sie besitzen diesbezüglich eine günstige Mutation im Gen des laktosespaltenden Enzyms. Laktoseunverträglichkeit ist keine Krankheit.

> Es existiert eine „fette Phase" bei Menschenkindern zwischen Geburt und sechstem Lebensjahr, in welcher die Zahl der Fettzellen festgelegt wird. Werden in dieser Phase viele Fettzellen angelegt, so bleiben die Zellen ein Leben lang erhalten, und wir können prima Fett speichern. Da diese frühkindliche Anlage von Fettzellen bei unseren heutigen Kindern noch immer existiert, also beibehalten oder positiv selektioniert wurde, muss sie wohl eine wichtige Sache in unserer Evolutionsgeschichte gewesen sein.

5.4 Der Egoismus des Gehirns und des Immunsystems

In meinem Buch „Altern. Müdigkeit und Entzündungen verstehen" wurde dieses Konzept schon einmal sehr genau dargestellt, sodass die nachfolgende Zusammenfassung kurz ausfallen kann. Die Darstellung dieser egoistischen Haltung von Gehirn und Immunsystem sind für den Rest des Buches wichtig.

Tiere und Menschen können unter urzeitlichen und heutigen Bedingungen typischen Bedrohungen ausgesetzt sein. Dazu gehören Kampf gegen Angreifer, Flucht vor Angreifern, Verwundung und Blutung, Nahrungsmangel, Durst, Kälte, Hitze, Infektion und Verwundung mit Erregerinvasion. Bei diesen kritischen Situationen schalten sich im Wesentlichen zwei Systeme zur baldigen Bekämpfung der Gefahren ein. Sie werden durch spezifische Stimuli aktiviert, und sie nehmen hierarchisch betrachtet die höchste Stellung innerhalb des Körpers zur sofortigen Beseitigung der Bedrohungslage ein.

Unter den Bedingungen des Kampfes mit einem Angreifer, der Flucht, der Verletzung mit Blutverlust, bei Nahrungsknappheit, bei Durst, Kälte und Hitze schaltet sich das Gehirn als oberste Instanz ein. Nun nimmt kein anderes System eine höhere hierarchische Rolle ein. Das Gehirn wird egoistisch und das dient dem Überleben. Bei Kampf und Flucht ist das sofort klar, denn das Gehirn aktiviert die Skelett-, Herz- und Atmungsmuskulatur. Bei Blutverlust und Durst steigert das Gehirn den Blutdruck, hält das Wasser im Körper zurück (die Ausscheidung über die Niere wird gestoppt), erhöht die Herzfrequenz, steigert das Durstgefühl und erhöht das Suchverhalten für Flüssigkeiten mithilfe der Landkarte für Wasserstellen.

Bei Hunger erinnert sich das Gehirn an die Orte auf der inneren Nahrungslandkarte, induziert Nahrungssuche, und setzt Energiereserven wie Traubenzucker oder Fettsäuren aus den Speichern frei, um die Muskeln zu versorgen, die der Körper für die Suche braucht. Bei Hitze veranlasst das Gehirn, dass wir eine kühlere Umgebung aufsuchen, Wasser auf die Körperoberfläche bringen, aktiv schwitzen und die Hautgefäße zur Wärmeabgabe weitstellen.

Umgekehrt stimuliert das Gehirn bei Kälte ein Suchverhalten nach warmer Umgebung, es aktiviert die Skelettmuskulatur zur Wärmeproduktion durch Kältezittern, es setzt Energiereserven frei, mit denen der Körper Wärme im braunen Fettgewebe erzeugt, und es schließt die Hautgefäße und schützt so vor starker Wärmeabgabe. Offensichtlich muss das Gehirn in diesen Situationen egoistisch sein, um die Gefahren so schnell wie möglich abzuwenden.

Unter den Bedingungen der Infektion mit einem Krankheitserreger oder bei einer infizierten Wunde ist dagegen das Immunsystem egoistisch. Ohne irgendjemand anderen im Körper höflich um Erlaubnis zu bitten, startet das Immunsystem die sofortige

Bekämpfung und Beseitigung der Krankheitserreger. Das geschieht zunächst sehr lokal am Ort der Verwundung, führt aber zu einer ausgedehnteren Mitbeteiligung des Körpers bei umfangreicheren Reaktionen. Das Immunsystem legt das Gehirn lahm, wir ziehen uns an einen sicheren Ort zurück, legen uns auf ein Lager, schalten in den Modus der Nahrungsverweigerung (Anorexie) und stoppen unser Liebesleben, denn Nahrungssuche, Essen und Trinken sowie Sex, Partnersuche oder Werbeverhalten sind dann nicht erwünscht (sickness behavior). Der Egoismus des Immunsystems ist notwendig, damit die Energiereserven nicht für körperliche oder geistige Tätigkeit ausgegeben werden. In dieser Situation ist das Immunsystem egoistisch und reklamiert die Energiereserven für sich.

Auch andere Organe besitzen einen Eigennutz, da sie sich aus dem strömenden Blut die Nahrungsstoffe nach Bedarf herausziehen. Diese anderen Organe übernehmen allerdings nicht die Funktion einer übergeordneten Steuerinstanz, um den genannten Gefahren zu begegnen. Sie sind von Gehirn oder Immunsystem regulatorisch abhängig. Die Steuerung erfolgt durch die beiden egoistischen Systeme in einem hierarchisch geregelten Sinne, denn alle anderen Organe sind nachgeschaltet. Die anderen Organe erfüllen letztendlich ihre Aufgaben auf Anweisung des Gehirns oder des Immunsystems. Es gibt eine Ausnahme, die in der Erklärung, *„Der Nachkomme ist egoistisch"* beschrieben ist.

Wir fassen zusammen: Das Gehirn und das Immunsystem sind hinsichtlich der wichtigsten Gefahrensituationen egoistisch. In den meisten Fällen übernimmt entweder der eine oder der andere die hierarchisch betrachte höchste Position im Körper, um der Gefahrensituation zu begegnen. Spezifische Stimuli, die im sensorischen Gedächtnis und im Kurzzeitgedächtnis der zwei Systeme gespeichert werden, schalten die jeweiligen egoistischen Programme ein. Selten sind auch beide egoistischen Systeme gleichzeitig tätig. Wenn eine gleichzeitige Aktivierung vorliegt, kann dies nur über Stunden bis ein paar wenige Tage andauern, weil es zu viel Energie kostet.

Der Nachkomme ist egoistisch

Es gibt eine wichtige Ausnahmesituation, wo auch ein anderes System egoistisch wird. Dieses andere System ist der „Nachkomme". Unmittelbare Abhängigkeit besteht, solange der Nachkomme von der direkten Nahrungszufuhr über die Mutter entweder im Uterus oder beim Stillen abhängig ist. Ein Nachkomme in diesem Sinne ist das befruchtete Ei, der Embryo (in den ersten 3 Monaten), der Fetus (4.–9. Monat) oder das neugeborene Stillkind. Wenn sich im Mutterleib Nachkommen entwickeln, sind diese ausgesprochen egoistisch, denn sie beanspruchen energiereiche Nährstoffe. Diese Nährstoffe werden über die Plazenta angeboten und die Durchblutungsregelung der Plazenta wird wesentlich von der kindlichen Seite bestimmt. Plazenta heißt auch Mutterkuchen und das sagt ja schon alles. Mit zunehmender Größe der Nachkommen ist der Energiebedarf ansteigend größer. Augenfällig wird die Situation beim Neugeborenen, wenn es gestillt wird. Der Energiebedarf hat dort eine solche Größe erreicht, dass die Versorgung mit Nährstoffen über die Brustdrüsen sehr intensiv wird. Wir können in wenigen Worten zusammenfassen: Je größer der Nachkomme wird, desto mehr Energie braucht er. Liefern tun die Mütter.

Der Zusammenhang zwischen Körperform auf der einen Seite und Energiebedarf pro

Tag auf der anderen Seite wurde zuerst von Max Rubner (1854–1932) beschrieben (aus Blaxter 1989). Rubner studierte in München und führte erste wissenschaftliche Experimente in Richtung Energiehaushalt im physiologischen Institut der Ludwig-Maximilians-Universität durch. Er erkannte den konstanten Zusammenhang zwischen Körperoberfläche eines Tieres und dem Tagesbedarf an Energie. Da Körpergewicht und Körperoberfläche eng miteinander in Beziehung stehen, war es kein Wunder, dass spätere Wissenschaftler wie der Schweizer Biologe Max Kleiber (1893–1976) den Bezug zwischen Körpergewicht auf der einen Seite und Energieausgabe pro Tag auf der anderen herstellten. Nun ist es auch verständlich, dass ein zunehmend größer werdender Nachkomme mit steigendem Körpergewicht immer mehr Energie verbraucht. Das macht sich beim Stillen am stärksten bemerkbar.

Auf den Punkt gebracht

- Der Prozess der Evolution über viele Millionen Jahre wird bei Betrachtung der Entstehung der Arten sichtbar. Der Mensch stammt von Affen ab, genauer von Altweltaffen.
- Dieses Kapitel fasst die Basis der Evolutionsbiologie stichwortartig zusammen. Wesentliche Elemente sind Vererbbarkeit, Variation (Mutation), Selektion und Adaptation.
- Beispiele für die Evolutionsmedizin sind Kanada-Aussiedler mit neurologischer Erbkrankheit, Laktoseverträglichkeit bei Europäern und Kenianern und nicht bei anderen, frühkindliche Anlage der Fettspeicher, mentales Gedächtnis und Wildnis, Malaria und Sichelzellanämie und zuletzt der 24-Stunden-Rhythmus der Körperfunktionen bei Mensch und Fruchtfliegen.
- Die Evolutionsmedizin bietet die Plattform, um den Egoismus von Gehirn und Immunsystem zu verstehen. Gehirn und Immunsystem (und Nachkommen) sind egoistisch und dominieren die Körperfunktionen.
- Gehirn und Immunsystem spielen eine wesentliche Rolle für die Abwehr von Gefahrensituationen. Die Gefahrenstimuli sind spezifisch für Gehirn und spezifisch für das Immunsystem. Sie werden vom sensorischen Gedächtnis und Kurzzeitgedächtnis zwischengespeichert.

Weiterführende Literatur

Allison AC (1954) Protection afforded by sickle cell trait aganist subtertian malarial infection. Br Med J 1(4857):290–294

Allison AC (2009) Genetic control of resistance to human malaria. Curr Opin Immunol. 21(5):499–505

Blaxter K (1989) Energy metabolism in animals and man. Cambridge University Press, Cambridge

Darwin C (1963) Die Entstehung der Arten. Reclam, Stuttgart

Davies P (2007) Cosmic jackpot – why our universe is just right for life. Houghton Mifflin Company, Boston

Desai MM (2009) Reverse evolution and evolutionary memory. Nat Genet 41(2):142–143

Fischer EP (2008) Das große Buch der Evolution. Fackelträger, Köln

Nairne JS, Pandeirada JN (2010) Adaptive memory: ancestral priorities and the mnemonic value of survival processing. Cogn Psychol 61(1):1–22

Nairne JS, Pandeirada JN, Thompson SR (2008) Adaptive memory: the comparative value of survival processing. Psychol Sci 19(2):176–180

Olander N. Tree of life (2017)► http://palaeos.com/systematics/tree/ [Internet].

Straub RH (2015) The origin of chronic inflammatory systemic diseases and their sequelae. Academic Press, San Diego

Straub RH (2018) Altern, Müdigkeit und Entzündungen verstehen – Wenn Immunsystem und Gehirn um die Energie im Körper ringen. Springer, Heidelberg

Vinogradov AE (2005) Genome size and chromatin condensation in vertebrates. Chromosoma 113(7):362–369

5

Die Gedächtnisse unterhalten sich

Im zweiten Buchteil wird nun die Interaktion der verschiedenen Gedächtnisse zum Wohle des Körpers in den Mittelpunkt gestellt. Da wird zunächst gefragt, weshalb diese Unterhaltung nötigt ist. Unterhaltung ist Austausch von Informationen, die der Energieversorgung des Körpers dient. In einzelnen Beispielen wird gezeigt, wie die Unterhaltung mit ausgesuchten Faktoren funktioniert. Wenn ich hier drei verschiedene Gedächtnisse unterscheide – mental, immunologisch und energiespeichernd – und alle können sich mit allen unterhalten, so gibt es drei Hauptrichtungen des Dialogs (die Nummer vor der Überschrift gibt die entsprechende Kapitelnummer an):
7.   Mentales und immunologisches Gedächtnis (beide Richtungen möglich)
8.   Mentales und energiespeicherndes Gedächtnis (beide Richtungen möglich)
9.   Immunologisches und energiespeicherndes Gedächtnis (beide Richtungen möglich)

Zunächst folgt ein allgemeiner Teil zur Erklärung, warum diese Interaktionen generell sinnvoll sind.

Inhaltsverzeichnis

Die Gedächtnisse unterhalten sich

© Springer-Verlag GmbH Deutschland, ein Teil von Springer Nature 2020
R. H. Straub, *Drei Gedächtnisse für den Körper*, https://doi.org/10.1007/978-3-662-59131-4_6

6.1 Die winzigste Aktion im Körper braucht Energie

Lemvig ist eine 750 Jahre alte Gemeinde im Nordwesten von Jütland in Dänemark. Sie liegt am südlichen Ufer des Limfjords. Schon in der Steinzeit war die Gegend um Lemvig besiedelt und aus der Bronzezeit gibt es noch Grabhügel. Die besondere Attraktion der Stadt ist der Skulpturenweg der Planeten, der Sonne und Planeten darstellt und die Entfernungen zwischen ihnen im richtigen Maßstab repräsentiert (Sonne bis Erde sind 149 m; Sonne bis Pluto sind 7,4 km). Geht der Interessierte da entlang und wieder zurück, ist es eine Tageswanderung.

In dieser beschaulichen Stadt waren Magnus Skou und sein Bruder Peter wohlhabende Händler für Holz und Kohle. Magnus hatte mit seiner Frau Ane-Margrethe vier Kinder und eines davon wurde sehr berühmt: Jens Christian Skou, der im Oktober 1918 zur Welt kam. Im Alter von 19 Jahren begann er sein Studium der Medizin in Kopenhagen, das er mitten im zweiten Weltkrieg beendete. In seiner Biografie beschrieb er die kritische Besatzungszeit durch die Deutschen, die er als junger Mann im beschlagnahmten Haus der Eltern miterlebte.

Nach mehreren Stationen als Arzt in verschiedenen Krankenhäusern Jütlands beendete er nach 3 Jahren die klinische Ausbildung, um medizinischer Physiologe an der Universität Aarhus zu werden. Dort begann er seine Doktorarbeit, die 1954 in Dänisch und in mehreren Publikationen in englischer Sprache in den 1950er Jahren erschien. Sie befasste sich mit der Wirkung von Lokalanästhetika – Mittel zur örtlichen Betäubung. Jens Christian Skou entdeckte so die Natrium-Kalium-Pumpe der Zellmembran (Nobelpreis für Chemie im Jahr 1997).

Diese Pumpe transportiert in einem Zyklus 3 Natriumionen aus der Zelle heraus und nimmt dafür 2 Kaliumionen aus der Außenwelt auf. Dafür braucht sie eine Zeit im Millisekundenbereich. Sie wird mit der universellen Energiemünze Adenosintriphosphat (ATP) angetrieben und für den Zyklus benötigt die Zelle ein Energiemünze ATP (■ Abb. 6.1). Dieser winzige Schritt ist von enormer Bedeutung, weil hierdurch das Volumen der Zelle stabilisiert wird, andere Ionen und Moleküle zusätzlich transportiert werden können und das elektrische Membranpotenzial einer Zelle – zum Beispiel einer Nervenzelle – aufrechterhalten wird.

Um die Bedeutung dieser Pumpe noch klarer zu machen, weise ich auf Folgendes hin. ATP ist die universelle Energiemünze, die in den Kraftwerken der Zelle – den Mitochondrien – hergestellt wird. Während eines Tages produzieren wir eine Menge an ATP, die etwa der Hälfte unseres Körpergewichtes entspricht. Von dieser unglaublichen Menge an ATP benötigt die Natrium-Kalium-Pumpe 30%. Daran können wir mühelos erkennen, dass diese Pumpe zentral im Zellgeschehen sein muss. Aber was macht die Pumpe? Sie pumpt 3 Natriumionen heraus und 2 Kaliumionen hinein, was sich nach einer wahrlich winzigen Aktion anhört und dennoch so viel Energie verbraucht. Da sie dauernd in jeder Zelle aktiv ist, ist der Verbrauch entsprechend hoch.

Hier gäbe es noch viele weitere Beispiele, um den Energieverbrauch zu demonstrieren, der durch die Umwandlung von ATP zu ADP unter Abspaltung einer Phosphatgruppe zustande kommt. Sie werden zugeben, dass wir Energiefragen eine zentrale Position geben müssen.

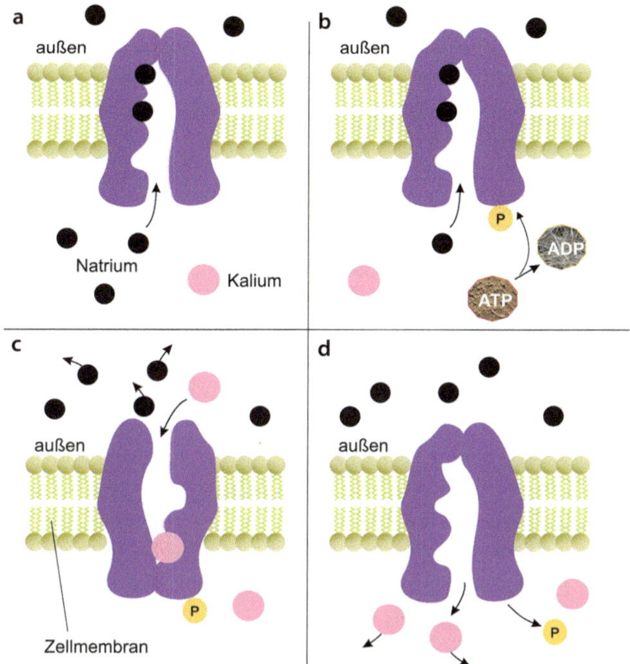

◘ Abb. 6.1   Die Funktion der energieverbrauchenden Natrium-Kalium-Pumpe. **a** In der ersten Anordnung wird Natrium ohne Energieverbrauch in die Taschen der violetten Pumpe eingelagert, die sich durch die Membran hindurch erstreckt. **b** Nun kommt der energieverbrauchende Prozess, bei dem eine ATP-Münze benötigt wird. Dabei wird eine Phosphatgruppe (P) aus dem *ATP* an die Pumpe angelagert, und es entsteht Adenosindiphosphat *(ADP)*. Dieser Vorgang verändert die Anordnung der Pumpe, wie es in C) gezeigt ist. **c** Durch die veränderte Form werden die Natriumionen aus der Zelle entlassen und Kaliumionen können sich einlagern. Die Kaliumionen werden an anderer Stelle angelagert. **d** Zuletzt wird die Phosphatgruppe (P) auf der Zellinnenseite abgelöst und so verändert sich die Anordnung erneut. Die Kaliumionen werden in die Zelle eingeschleust und die Pumpe nimmt die ursprüngliche Form an. Der nächste Vorgang kann beginnen usw.

6.2 Gedächtnis und Energie

Diese Vorüberlegungen zur winzigsten energieverbrauchenden Aktion einer Membranpumpe macht uns klar, dass alle Schritte zu einem komplexen Lebewesen, die im Laufe der Evolutionsgeschichte gemacht wurden, sich an Energiefragen orientieren mussten.

Der Londoner Biochemiker Nick Lane schreibt im Vorwort zu seinem Buch mit Titel „*The Vital Question*" folgendes: „Ich hoffe, dass ich Sie überzeugen kann, dass Energie im Zentrum der Evolution steht. Wir können die Eigenschaften des Lebens nur verstehen, wenn wir die Energie in die Gleichungen einbringen." Nick Lane rollt die Evolutionsgeschichte von vorne auf, in dem er über die erste lebende Zelle spricht, die in einer hydrothermalen Quelle am Grund der Tiefsee entstanden sein kann. Zu Recht setzt er die Energie ins Zentrum dieser Überlegungen.

Und wenn wir nun die Evolutionsgeschichte bis zum Menschen betrachten, und ins Zentrum dieser Geschichte die Energie setzen, wird uns klar, dass es mit der Betrachtung einer einzelnen Zelle nicht getan sein kann. Komplexe Lebewesen wie

Menschen mit 50 Billionen einzelner Zellen sind in ihrer Gesamtheit von einer übergeordneten Energieregulation abhängig. In meinem Buch „Altern, Müdigkeit und Entzündungen verstehen" wurde diese Energieregulation ausführlich besprochen, und es wurden die körperlichen Probleme genannt, die sich als Folge einer Energiemangelsituation entwickeln können. Das soll hier nicht wiederholt werden.

Hier wird Energie im Kontext von Gedächtnis betrachtet. Ich kann es in einem Satz ohne viel Umschweife sagen: **Gedächtnis ist dazu da, Energie einzusparen oder Energieverbrauch zu minimieren.** Das Beispiel der Wasser- und Nahrungssuche aus ► Kap. 1 war ein wichtiges Indiz für das Einsparen von Energie durch das mentale Gedächtnis. Wer schnell das Gesuchte findet, braucht weniger Energie zum Gehen. Wer ein Werkzeug herstellen kann, tut sich leichter und braucht weniger Muskelenergie. Wer Daten schriftlich festhalten kann, muss sie nicht neu erfinden oder sich mühsam daran erinnern usw.

Das Beispiel mit den Kinderkrankheiten, die uns ein dauerhaftes Gedächtnis der Infektabwehr bescheren, ist ein Beispiel für das Einsparen von Energie durch das immunologische Gedächtnis. Wie viel Energie nahmen wir nicht auf, weil wir bei unserer ersten Kinderkrankheit 7–14 Tage müde und appetitlos im Bett lagen? Wir haben typischerweise Gewicht ab- statt zugenommen. Wie leicht ging es beim Zweitkontakt mit dem gleichen Erreger derselben Kinderkrankheit? Wir sahen Freunde daniederliegen und schwitzen, wir besuchten sie und wurden nicht krank. Wir aßen Sahnetorte, während die Freunde litten. Was für ein energetischer Vorteil.

Welcher Vorteil ist es, wenn der Betroffene auf das Gedächtnis der gespeicherten Energie zurückgreifen kann? Da lagern wir die energiereichen Fragmente der Sahnetorte in Form von Fettsäuren ab, auf die wir im Notfall zugreifen können. Auch dieses Gedächtnis dient dem Einsparen von Energie. Dass Energiefragen und Gedächtnisse eng miteinander in Beziehung stehen, ist offensichtlich klar, aber wir wissen immer noch nicht, was der übergeordnete Sinn einer solchen Unterhaltung ist.

6.3 Warum die Gedächtnisse miteinander agieren?

Unschwer erkennen wir an allen Beispielen die zentrale energiesparende Rolle von Gedächtnis in der übergeordneten Energieregulation des gesamten Körpers. Wenn alle drei Gedächtnisformen so zentral für die Energieregulation sind, ist die Koordination der drei Gedächtnisse wesentlich. Koordination geschieht durch Interaktion.

Hier steht ein erstes Beispiel für das mentale Gedächtnis als Urheber der Unterhaltung. Wenn ich mich in der Wildnis auf den Weg mache, um Nahrung zu finden, benutze ich mein mentales Gedächtnis für die Nahrungsorte – die inneren Landkarten. Das Seepferdchen lässt grüßen. Nun müssen mindestens zwei weitere Grundvoraussetzungen erfüllt sein. Erstens muss genug Energie gespeichert sein, sodass ich den Weg zum Nahrungsort und wieder zurück bewältigen kann. Vor dem Gang muss also eine Unterhaltung mit dem Gedächtnis für gespeicherte Energie stattfinden. Denken Sie an den Elefanten auf Wassersuche in der Wüste Namib. Wenn nicht genügend Energie für die 5-tägige Suche vorhanden ist, ist es um ihn geschehen. Das Fettgewebe (energiespeicherndes Gedächtnis) muss daher zuvor mit dem Gehirn (mentales Gedächtnis) interagieren.

Zweitens darf nicht gleichzeitig eine Erstinfektion mit einem neuen Erreger vorliegen, denn der kann die Energieausgabe für Gehirn und Muskeln für ein erfolgreiches

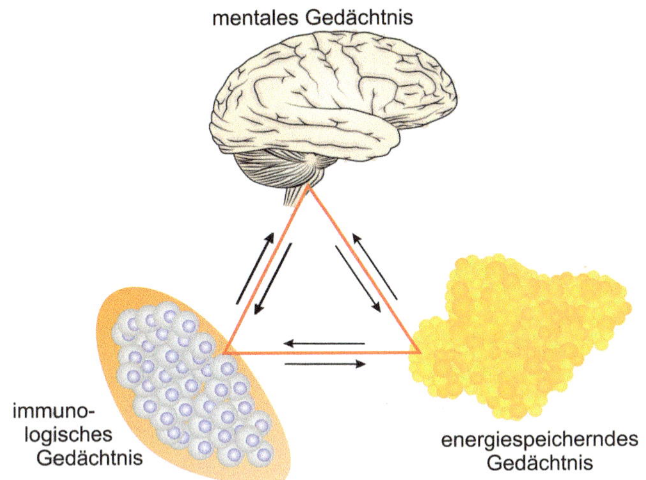

◘ Abb. 6.2   Die Dreiecksbeziehung der Gedächtnisse

Unternehmen so einschränken, dass der Betroffene irgendwo auf halber Strecke verendet. Das mentale Gedächtnis muss sich vorher mit dem immunologischen Gedächtnis verständigen, um diese zentrale Frage zu klären. Sie werden später sehen, dass es diese Unterhaltung auf molekularer Ebene wirklich gibt. In diesem Beispiel waren es Zwiegespräche zwischen mentalem und energiespeicherndem Gedächtnis und mentalem und immunologischen Gedächtnis.

Ein weiteres Beispiel betrifft eine akute Infektionskrankheit, bei der das immunologische Gedächtnis bereitsteht. Hier ist das Immunsystem der Urheber der Unterhaltung, wo es zunächst prüft, ob der Infektionserreger im immunologischen Langzeitgedächtnis bekannt ist. Vor der Infektabwehr muss des Weiteren der Füllungszustand des energiespeichernden Gedächtnisses bekannt sein, damit die Stärke der Antwort entsprechend angepasst wird. Dazu sendet das Fettgewebe ein Fettgewebshormon aus, das im Blut zirkuliert und in den Lymphknoten den Speicherzustand anzeigt. Ist zu wenig Energie vorhanden, kann die Antwort nicht sehr heftig ausfallen (davon mehr in den nächsten Unterkapiteln – Stichwort „Leptin").

Gleichzeitig nimmt das Immunsystem mit den Zytokinen einen direkten Einfluss auf das Gehirn, sodass keine großen psychomotorischen Aktivitäten entfaltet werden können. Wir nannten es früher schon „sickness behavior". Am besten ist es, wenn der Abruf aus dem mentalen Gedächtnis gebremst wird und genau das findet auch statt, wie experimentelle Untersuchungen zeigten, bei denen entzündungsfördernde Bakterienwandbestandteile injiziert und die mentale Gedächtnisfunktion vorher und nachher geprüft wurden. In diesem Beispiel waren es Zwiegespräche zwischen immunologischem Gedächtnis und energiespeicherndem Gedächtnis und immunologischem und mentalem Gedächtnis.

Diese ersten Überlegungen, die in den folgenden Kapiteln noch vertieft werden, machen uns den übergeordneten Sinn der Unterhaltung der drei Gedächtnisse klar. Absprachen müssen im Sinne einer übergeordneten Energieregulation stattfinden. Zwiegespräche und Gruppenunterhaltungen sind die Folge (◘ Abb. 6.2). In den nun folgenden Kapiteln des Buchteils II wird klar gemacht, wie diese Unterhaltung an ausgesuchten Beispielen funktioniert.

Auf den Punkt gebracht

- Jens Christian Skou beschreibt 1957 zum ersten Mal eine energieverbrauchende Membranpumpe: die Natrium-Kalium-Pumpe, die Energie in Form der Energiemünze ATP braucht.
- Winzige Aktionen im Körper brauchen Energie, weshalb sich Evolution nicht ohne Energiefragen denken lässt. Energie stand im Mittelpunkt des Evolutionsprozesses.
- Auf dem übergeordneten Niveau eines komplexen Körpers mit Billionen von Zellen ist die Regulation des Energiehaushaltes zentral. Wichtige Aspekte zur Speicherung und Freisetzung haben wir in ▶ Kap. 4 *Das Gedächtnis für gespeicherte Energie* kennengelernt.
- Im Laufe der Evolution entstanden auch die drei Gedächtnisse.
- **Gedächtnis ist dazu da, Energie einzusparen oder Energieverbrauch zu minimieren.**
- Die Unterhaltung der verschiedenen Gedächtnisse dient der übergeordneten Regulation im Energiehaushalt. Es ist eine Dreiecksbeziehung.

Weiterführende Literatur

Cohen O, Reichenberg A, Perry C, Ginzberg D, Pollmacher T, Soreq H et al (2003) Endotoxin-induced changes in human working and declarative memory associate with cleavage of plasma "read-through" acetylcholinesterase. J Mol Neurosci 21(3):199–212

Czerniawski J, Miyashita T, Lewandowski G, Guzowski JF (2015) Systemic lipopolysaccharide administration impairs retrieval of context-object discrimination, but not spatial, memory: evidence for selective disruption of specific hippocampus-dependent memory functions during acute neuroinflammation. Brain Behav Immun 44:159–166

Faller LD (2008) Mechanistic studies of sodium pump. Arch Biochem Biophys 476(1):12–21

Lane N (2015) The vital question – why is life the way it is? Profile Books, London

Skou JC (1957) The influence of some cations on an adenosine triphosphatase from peripheral nerves. Biochim Biophys Acta 23(2):394–401

Straub RH (2018) Altern, Müdigkeit und Entzündungen verstehen – Wenn Immunsystem und Gehirn um die Energie im Körper ringen. Springer, Heidelberg

Straub RH, Cutolo M, Buttgereit F, Pongratz G (2010) Energy regulation and neuroendocrine-immune control in chronic inflammatory diseases. J Intern Med 267:543–560

Mentales und immunologisches Gedächtnis

© Springer-Verlag GmbH Deutschland, ein Teil von Springer Nature 2020
R. H. Straub, *Drei Gedächtnisse für den Körper*, https://doi.org/10.1007/978-3-662-59131-4_7

7.1 Das mentale Gedächtnis steuert das Immunsystem

7.1.1 Gelernte Immunhemmung

Hier machen wir einen kleinen Rückblick zur ◘ Abb. 2.11. Die klassische Konditionierung am Beispiel der Speichelsekretion des Hundes war Inhalt der Abbildung. Wenn der ursprünglich neutrale Reiz einer Glocke nach mehreren Lernphasen zum konditionierten Stimulus wird, beginnt die Speichelsekretion bereits mit dem Glockenläuten. Danach braucht der Hundefreund den Futtertopf zur Auslösung des Speichelflusses – den unkonditionierten Stimulus – nicht mehr.

Diese Konditionierung wurde in ◘ Abb. 2.5 im ► Abschn. 2.2 zum impliziten, unbewussten Langzeitgedächtnis gerechnet. Hat der Hund in jungen Jahren die Handlung nach Erklingen der Glocke gelernt, wird er selbst nach vielen Hundejahren stets auf dieses Langzeitgedächtnis zugreifen. Das gilt auch für „Sitz", „Platz", „Bleib", „Komm", „Aus", „bei Fuß" und was sonst noch. Ich pfeife meine zwei Hunde mit einem speziellen Pfiff herbei, was immer wieder mit Leckerli belohnt wird. Hier ist die Abfolge der Pfeiftöne im Gedächtnis verankert.

In der Regel wird beim Lernen das Kommando mit Nahrungszuwendung gekoppelt, und später reicht das Kommando alleine aus, um den gewünschten Effekt zu erzeugen. Allerdings besteht beim Nichtanbieten von Nahrungsstimuli immer auch die Möglichkeit der Auslöschung (Extinktion), sodass die Wirkung des konditionierten Stimulus außer Kraft gesetzt wird. Nicht nur Hunde, sondern auch Menschen und *Aplysia* – die Meeresschnecke – lassen sich konditionieren. Im ► Abschn. 2.3 hatten wir basale Mechanismen auf der Ebene der Nervenzellen kennengelernt, die für die Konditionierung bei *Aplysia* wichtig sind (z. B. ◘ Abb. 2.10 und 2.12).

Nun kann der Wissenschaftler diesen Lernvorgang beziehungsweise das dadurch erzeugte Langzeitgedächtnis nutzen, um selbst das Immunsystem zu manipulieren. Gelänge dies, wäre klar gezeigt, dass das mentale mit dem immunologischen Gedächtnis kommuniziert. Die Manipulation heißt Immunkonditionierung, und wenn es mit einer Hemmung des Immunsystems verknüpft ist, auch „gelernte Immunhemmung." In diesem Gebiet tummeln sich nicht sehr viele Wissenschaftler, obwohl hier ein großes therapeutisches Potenzial zu finden ist. Denn die gelernte Immunhemmung könnte im Falle der Behandlung von Autoimmunkrankheiten oder bei Abstoßungsreaktionen eines Transplantats, wo das Immunsystem fälschlich körpereigenes oder transplantiertes Gewebe attackiert, einen großen Nutzen haben.

Manfred Schedlowski ist Professor für medizinische Psychologie und Verhaltensimmunbiologie am Universitätsklinikum Essen, hat Vorfahren von der Krim (siehe zum Beispiel die Zeitschrift „das Ausland" vom 4. Dezember 1839), sieht aus wie ein freundlicher Kosake mit imposantem Schnauzbart, reitet immer noch auf modernen Pferden, genauer auf Motorrädern des Typs Harley-Davidson, und hat starke Nerven eines Hetmanns (Kosaken-Hauptmanns), gekoppelt mit einer liebenswürdigen Art. Er war/ist in Essen maßgeblich an der Bildung des Schwerpunktes „Translationale Neuro- und Verhaltenswissenschaften" beteiligt und er ist der tonangebende internationale Experte für die gelernte Immunhemmung.

Schedlowski und sein Team zeigten, dass Menschen die Hemmung des Immunsystems lernen können. In einem Experiment gab er freiwilligen Studienteilnehmern eine seltsam neu schmeckende, grünliche Flüssigkeit mit Lavendelgeschmack zu trinken und kombinierte diesen Stimulus mit einem Medikament zur Hemmung des

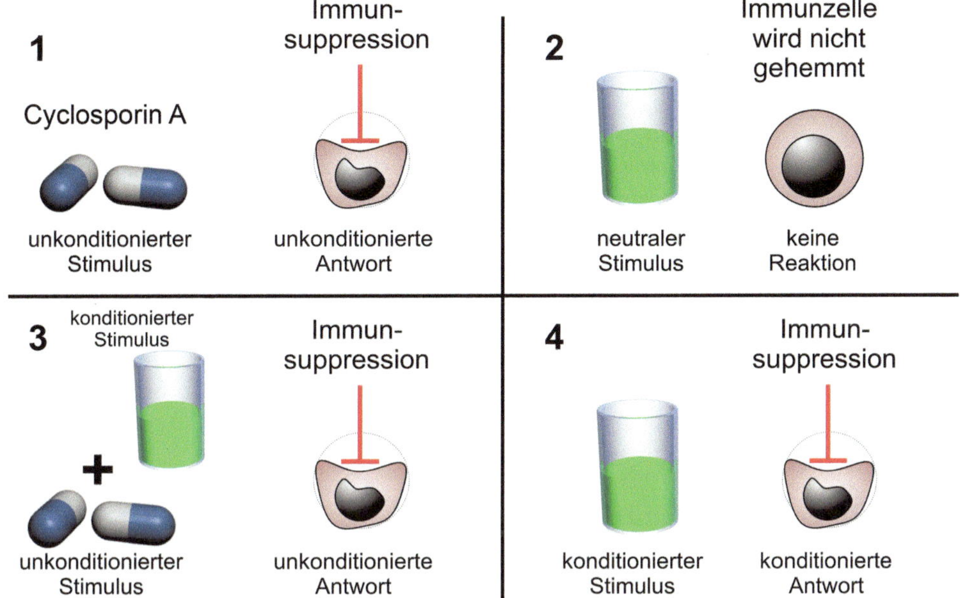

◘ Abb. 7.1   Gelernte Immunhemmung. **1** Immunzellen werden nach Gabe von Cyclosporin A gehemmt (das Medikament wird in der Transplantationsmedizin benutzt). Cyclosporin A ist der unkonditionierte Stimulus. **2** Das grüne Lavendelgetränk – ein neutraler Stimulus – löst keine Immunhemmung aus. **3** Die Kombination des neutralen Stimulus mit dem unkonditionierten Stimulus verändert bei mehrfacher Wiederholung den Charakter des neutralen Stimulus. Nach dem Lernen wird der neutrale Stimulus zum konditionierten Stimulus. **4** Auf diese Weise kann der konditionierte Stimulus alleine die Immunhemmung in Gang setzen

Immunsystems. Dieser Immunhemmstoff ist in der Transplantationsmedizin als Cyclosporin A bekannt. Seit den 1970er-Jahren macht Cyclosporin A die Transplantation von Organen möglich. Das Medikament hemmt die Abstoßung des Transplantats, indem es das eigene Immunsystem ausbremst.

Nach mehreren Lernphasen, bei denen das grüne Lavendelgetränk und Cyclosporin A kombiniert wurden, lernte der Studienteilnehmer unterbewusst, sein Immunsystem zu unterdrücken. Beim impliziten Gedächtnis geschieht das immer unterbewusst (◘ Abb. 2.5). Nach der Lernphase konnte der Immunpsychologe alleine mit dem grünen Lavendelgetränk eine Immunhemmung auslösen, die im Charakter ähnlich stark wie die Gabe des Cyclosporin A war. Die ◘ Abb. 7.1 fasst das Prinzip der Immunkonditionierung nochmals kurz zusammen.

Die Gruppe aus Essen sah, dass auf diese Weise die Abstoßung eines Herztransplantats bei Ratten günstig beeinflusst wurde. Allerdings erhielten die Ratten statt des grünen Lavendelgetränkes eine stark süßliche Flüssigkeit. Bei Ratten, die auf diese Art und Weise konditioniert wurden, trat die Abstoßungsreaktion später ein. Die Vermittlung zwischen dem Gelernten im Gehirn und dem peripheren Immunsystem geschah durch das sympathische Nervensystem in der Milz. Hier taucht die Frage auf, ob der Arzt das Prinzip nicht auch therapeutisch nutzen könnte.

Könnte der Arzt Menschen vor einer Nierentransplantation auf die obige Art und Weise immunkonditionieren, bräuchte er weniger immunhemmende Medikamente. Da die Immunsuppressiva Nebenwirkungen haben, kann der Arzt mit der gleichzeitigen Immunkonditionierung auf einen Teil der Medikamente verzichten und so Nebenwirkungen reduzieren. Solche Studien werden in Essen gerade durchgeführt, und es bleibt abzuwarten, wie erfolgreich dieses Konzept sein wird. Jedenfalls ist die „gelernte Immunhemmung" ein klares Indiz für eine Unterhaltung zwischen mentalem und immunologischem Gedächtnis (über das sympathische Nervensystem). Und wir erkennen, dass Plazebophänomene auf diese Art und Weise erklärt werden können. Warum?

Das grüne Lavendelgetränk kann auch ein Plazebo sein, dessen Einsatz bei überschießender Immunantwort eine wunderbare positive Wirkung entfaltet. Tatsächlich liegen den Plazeboeffekten neben anderen beeinflussenden Möglichkeiten des mentalen Gedächtnisses auch derartige Konditionierungen zugrunde. Zurecht fragen wir an dieser Stelle, welche weitreichendere Bedeutung ein Plazebo hat, wenn es Immunantworten oder Schmerzen unterdrücken kann: Welche ultimative Rolle hat die Behandlung mit Plazebo? Hat es etwas mit Energie zu tun?

7.1.2 Plazebo und Energieausgabe

Die Anwendung von Plazebos ist uralt. Bereits in der Steinzeit gab es spirituelle Spezialisten mit heilerischen Fähigkeiten. Diese Fertigkeiten wurden oft über viele Jahre erlernt und dann wurde die Heilkunst innerhalb der Gruppe weitergegeben. Dazu gehört auch das Erkennen und Zubereiten von Heilpflanzen. Wir nennen diese Menschen heute Schamanen, die in vielen Gesellschaften kultisch-medizinische Handlungen praktizierten und heute noch praktizieren.

Die heilenden Handlungen umfassen die Empfehlung von geeigneten Pflanzen zur Therapie, Ratschläge zur Vermeidung von schlechten Nahrungsmitteln, körperliche Bewegung im Tanz bis zur Trance, Austreibungsriten von bösen Geistern, Anflehen von guten Geistern, Anlegen von besonderer Kleidung, Behandlung des Körpers mit Mitteln zum Auftragen, Gebete zu Göttern, rituelle Verwundungen und so weiter. Krankheiten wurden oft mit solchen Maßnahmen angegangen, um beispielsweise Entzündungen zu stoppen, Schmerzen zu therapieren, Durchfallerkrankungen anzugehen, Übelkeit abzuwenden, Depressionen auszutreiben und anderes.

Gerade bei Schmerzen und Übelkeit haben Plazebos eine durchschlagende Wirkung. In meinem Buch „Altern, Müdigkeit und Entzündungen verstehen", wo es um den Energieverbrauch bei Entzündung, Schmerzen, Schlafstörungen, Ängsten usw. geht, wird herausgearbeitet, dass gerade Schmerzen und Entzündung mit einer deutlichen Zunahme von zusätzlichen Energieausgaben einhergehen. Ist daher die Bereitschaft zur Reaktion auf Plazebos bei Schmerzen oder Entzündung ein adaptives, in unserer Evolutionsgeschichte positiv selektioniertes Gedächtnisprogramm, um auf diese energieverzehrenden Krankheitszustände sinnvoll reagieren zu können? Die plazebobedingte Unterdrückung von Schmerzen oder die gelernte Immunhemmung könnten erhebliche Mengen an Energie einsparen, die für die Heilung benötigt würden.

Ich gebe gerne zu, dass es sich hierbei um eine Hypothese handelt, da entsprechende Untersuchungen nicht durchgeführt wurden. Technisch ist es leicht auszuführen und zwar im Gebiet der Schmerzforschung als auch im Bereich der Immunkonditionierung. Etablierte Methoden sind vorhanden, und Ideen gibt es genug. Gesetzt den Fall, dass die Anwendung von Plazebos zu eindeutigen Ergebnissen der Energieeinsparung führen würde, können wir hier den Kreis rund um die Plazebos schließen und sagen: Gedächtnis ist dazu da, Energie einzusparen oder Energieverbrauch zu minimieren.

7.1.3 Gelernte Angst und TNF

In ▶ Kap. 2 im ▶ Abschn. 2.3 ging es um das Erlernen der „Angst vor Räumen". Dort stand:

» „Kommt ein Subjekt in einen neuen Raum, so ist dieser Raum zunächst ein neutraler Reiz – ganz wie die Glocke bei Pawlows Hund. Wird nun der neutrale Reiz in mehreren Lernepisoden mit einem unangenehmen Stimulus zum Beispiel einem lauten Ton, einem elektrischen Schlag oder einem üblen Geruch verbunden, ängstigt sich das Subjekt beim zukünftigen Betreten des neuen Raumes. Auf diese Art und Weise kann die Versuchsperson Angst erlernen, Angst vor dem ehemals neutralen Reiz – dem Raum."

Interessanterweise induziert gelernte Angst in den lokalen Immunzellen im Hippokampus das proentzündliche Immunzellhormon, den Tumornekrosefaktor (TNF). Es ist faszinierend, dass eine üble Sache (Angst in einem Nervenzellnetzwerk) einen üblen Faktor (TNF in benachbarten Immunzellen) stimuliert. Dieses TNF trat aber nur dann auf, wenn die Mäuse die Angst nicht loswurden. Jene Mäuse, die die Angst auslöschen konnten, hatten kein erhöhtes TNF. Die Hemmung des TNF verstärkte die Angstauslöschung. Demnach spielen das mentale Gedächtnis eine wesentliche Rolle für Immunzellen und das Immunzellhormon TNF eine wichtige Rolle für das mentale Gedächtnis. Ist dieses TNF immer übel?

Angstgedächtnis ist grundsätzlich nichts Übles, wenn es kontrolliert werden kann. Dieses Gedächtnis schützt uns vor unliebsamen Situationen, und ein elektrischer Schlag in einem unbekannten Raum ist eine solche Situation. Das wollen wir unbedingt vermeiden, weil elektrische Schläge mit Schmerzen einhergehen und die Energieausgaben massiv erhöhen (akut bis zu 60 % Zunahme).

Deswegen sind gelernte Angst und Vermeidung der Schmerzen auch vorteilhaft für das Individuum. Wenn dieser Vorteil durch eine gleichzeitige Erhöhung eines proentzündlichen Faktors – hier TNF – stabilisiert wird, sinkt der Energieverbrauch. Ob überschießende Angst mit einer Hemmung des TNF behandelt werden kann, muss in Studien gezeigt werden. Zytokine wie TNF können also Einfluss auf das mentale Gedächtnis nehmen und das wollen wir uns noch genauer anschauen.

7.2 Das Immunsystem steuert das mentale Gedächtnis

Um nun die Sache aus einem anderen Blickwinkel zu betrachten, wollen wir zunächst ein typisches Immunzellhormon betrachten, das sehr starken Einfluss auf das mentale Gedächtnis nehmen kann. Später stellen wir die Frage, ob Immunzellen direkt am mentalen Gedächtnis beteiligt sind.

7.2.1 Interleukin-1 und das Gedächtnis

Das Zellhormon Interleukin-1, kurz IL-1, wird von ortsständigen Immunzellen im Hippokampus und andernorts im Gehirn produziert. Das gilt übrigens auch für das TNF. Die beiden sind sozusagen ständig anwesend, obwohl dort keine Infektionskrankheit herrscht. Auch sind Immunzellen dort dauernd anwesend, obwohl keine Infektionserreger vorhanden sind. Die Anwesenheit des Immunsystems dient der Gewebeüberwachung, da wir die Immunzellen und das IL-1 bzw. TNF brauchen, wenn ein Infektionserreger eingedrungen ist. Das ist in fast allen Geweben ähnlich – Immunzellen machen kontinuierliche Gewebeüberwachung („immune surveillance").

Soweit so gut, aber IL-1 bekommt nun in niedrigen Mengen auch noch eine andere Bedeutung, die gar nichts mit der eigentlichen Immunfunktion zu tun hat. Eine niedrige Menge dieses Immunzellhormons ist für das mentale Gedächtnis notwendig. Mäuse ohne IL-1 lernen sehr viel schlechter, wenn räumliches Gedächtnis gefragt ist. IL-1 darf also in einer geplanten Art und Weise im mentalen Gedächtnis eingreifen.

Bei Mäusen wird es getestet, in dem man sie in milchigem Wasser schwimmen lässt. Per Zufall entdecken sie bei ihren ersten Schwimmrunden eine verborgene Plattform unterhalb der Wasseroberfläche. Wenn sie diese gefunden haben, steigen sie auf die Plattform und fühlen sich sicher. Kommt eine lernende Maus mehrfach in denselben Swimmingpool, so findet sie die im milchigen Wasser verborgene Plattform immer rascher. Der Untersucher misst die Zeit bis zum Auffinden der Plattform. Dies ist eine Leistung des Gedächtnisses für den Raum (2D oder 3D). Wird aber IL-1 während des Lernprozesses geblockt, so haben diese Mäuse große Schwierigkeiten, sich den Ort der Plattform unter der Wasseroberfläche zu merken. Sie irren im Wasser schwimmend umher und brauchen viel länger.

Es ist auch interessant, dass der Lernvorgang mit einer leicht verstärkten Produktion des IL-1 in jenem Hirnbereich einhergeht, der für die Anlage des Gedächtnisses zuständig ist. Wissenschaftler gehen davon aus, dass das bei Ausbildung des Gedächtnisses produzierte IL-1 hergestellt wird, um den Lernprozess zu verbessern. Viele emotionalen Vorgänge sind mit der Produktion kleiner Mengen des Immunzellhormons (Zytokins) IL-1 verbunden, sodass die Gedächtnisbildung gefördert wird. Ist ein emotionaler Vorgang nur mit kleinen Mengen an IL-1 verknüpft, so ist dies vorteilhaft, weil es zur Verbesserung der Gedächtnisbildung beiträgt.

Etwas anderes ist es, wenn die Menge des IL-1 über eine bestimmte obere Grenze hinausgeht. Das kann zum Beispiel passieren, wenn sich im zuständigen Hirngebiet eine Infektion ausgebreitet hat. Unter solchen Umständen wird IL-1 in großen Mengen produziert und dies vermindert die Fähigkeit zur Gedächtnisbildung. IL-1 kann lokal in einem Hirngebiet entstehen, wenn in der Peripherie eine Entzündung herrscht oder starke Schmerzen bestehen. Unter diesen Umständen kann die Gedächtnisfunktion deutlich verändert werden. Das induziert „sickness behavior". Demgemäß folgt die Beziehung zwischen Menge an IL-1 und der Gedächtnisfunktion einer Glockenkurve, wie sie in ◘ Abb. 7.2 dargestellt ist.

Diese Glockenkurve kann folgenden Sinn haben. Bei kleinerer Problematik im Sinne einer erhöhten Aufmerksamkeit mit emotionaler Aktivierung ist eine verstärkte Gedächtnisbildung angezeigt. Schließlich kann der Betroffene so aus vorausgegangenen Situationen für die Zukunft lernen. Der Stich durch den Dorn einer Rose ist hier ein wenig erfreuliches, aber hilfreiches Beispiel; IL-1 steigt ein bisschen an.

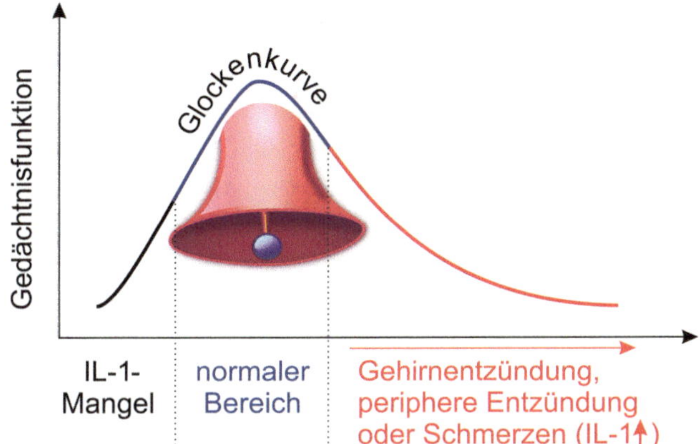

☐ Abb. 7.2   Glockenkurve der Interleukin-1(IL-1)-bedingten Beeinflussung des Gedächtnisses. Bei niedrigen und hohen Mengen an IL-1 wird die Gedächtnisfunktion gehemmt. Im Optimalbereich in der Mitte hilft IL-1 der Gedächtnisfunktion. Stellen Sie hier nicht die Frage, ob Ärzte IL-1 zur Erlangung eines besseren Gedächtnisses therapeutisch nutzen können. Denken Sie an die Glockenkurve und wer wüsste, wie viel der Arzt davon an welche Stelle im Gehirn injizieren muss

Bei hohen Konzentrationen des IL-1 – also rechts auf der X-Achse in ☐ Abb. 7.2 – wird die Gedächtnisfunktion stark eingeschränkt. Bei starken Schmerzen oder heftiger Infektionskrankheit ist es zweckmäßig, wenn wir uns an den Auslöser oder die Krankheit wenig erinnern, denn es ist ja eine durchweg negative Erinnerung. Ist die Problematik sehr stark, z. B. Abtrennung eines Gliedmaßes, ist Nichtspeichern eine sinnvolle Lösung. Das ist auch mit Krankheitsverhalten gepaart, was zu einer Einsparung an Energie führt (sickness behavior). Wir sehen erneut, dass diese Einflussnahme gerade bei überschießender IL-1-Konzentration der Energieregulation dient. Das Gehirn wird abgebremst, und damit das ganze psychomotorische System.

7.2.2 T-Immunzellen und das Gedächtnis

Wichtige Untersuchungen zum Einfluss des Immunsystems auf das mentale Gedächtnis stammen von einer israelischen Arbeitsgruppe um Michal Schwartz, deren Bedeutung mittlerweile mehrfach bestätigt wurde. Wenn der Wissenschaftler den untersuchten Ratten eine lebendige und vielfältige Umgebung anbietet, zeigen sie ein stärkeres Nervenzellenwachstum und eine höhere Plastizität im Hippokampus als Ratten ohne belebte Umwelt. Interessanterweise sind auch T-Immunzellen in diesen Hirnarealen deutlich erhöht. Ist es nicht verblüffend, dass eine Immunzelle, die zur Bildung des immunologischen Gedächtnisses fähig ist, plötzlich am zentralen Ort des mentalen Gedächtnisses auftaucht? Und es kommt noch besser.

Tiere, die aus genetischen Gründen keine T-Immunzellen haben, zeigen ein geringeres Nervenzellwachstum im Hippokampus. Des Weiteren können sich diese Tiere weniger gut an die Plattform in dem Milchwasser-Schwimmtest erinnern, was für eine Störung des räumlichen Gedächtnisses im Hippokampus spricht. Gibt der Wissenschaftler diesen Tieren normale T-Immunzellen, so verbessert sich die Gedächtnisfunktion wieder.

Brauchen wir T-Immunzellen im Gehirn, genauer in den am Gedächtnis beteiligten Hirnstrukturen, um ein mentales Gedächtnis auszubilden? Wahrscheinlich folgt der Zusammenhang zwischen der Zahl der T-Zellen und der Gedächtnisfunktion auch einer Glockenkurve, da eine stark erhöhte Anzahl von T-Immunzellen zu einer Störung der Gedächtnisfunktion führen sollte. Die Tatsache, dass Faktoren des Immunsystems diese wichtige beeinflussende Rolle im Gehirn spielen, zeigt, dass das Immunsystem im Ernstfall (bei schwerer Infektionskrankheit) im Gehirn Einfluss nehmen will und muss.

Im ▶ Kap. 5, im ▶ Abschn. 5.4, haben wir gelernt, dass das Gehirn und das Immunsystem unter bestimmten Voraussetzungen egoistisch das jeweils andere System bremsen können. Bei Infektionskrankheiten kann das Immunsystem das Gehirn ausbremsen und bei starker psychomotorischer Aktivität ist es umgekehrt. Insofern ist es absolut zweckmäßig, wenn die beiden Systeme vor Ort sind und gegenseitige Beeinflussungsmöglichkeiten existieren. Wo das Immunsystem dies über Immunzellhormone (Zytokine) bzw. wandernde Immunzellen bewirkt, macht dies das Gehirn mittels Nervenbahnen des sympathischen Nervensystems oder über Stresshormone aus der Hypophyse. Das Abbremsen des Gehirns im Infektionsfall ist eine sinnvolle Maßnahme zur Einsparung von Energiereserven, die für das aktive Immunsystem verwendet werden (sickness behavior).

7.2.3 Immunfunktion und Angstgedächtnis beim Menschen

Im ▶ Kap. 2 haben wir den Mandelkern kennengelernt. Der Mandelkern gehört zu den evolutionsgeschichtlich alten Hirnstrukturen, die für die emotionale Einfärbung des Erlebten und für das Angstgedächtnis eine wichtige Rolle spielen. Eine schwarze Schlange oder Spinnen werden beispielsweise im Mandelkern erkannt, und da der Mandelkern sehr gute Verbindungen zum Stresssystem besitzt, folgt auf einen Angstreiz eine sofortige Stressantwort. Wenn wir noch Nackenhaare wie Hunde hätten, würden sie sich aufstellen. Bei uns steigen der Blutdruck, die Herzfrequenz und die Schweißsekretion.

Wenn der Mandelkern neben der Angst für die soziale Einfärbung des Erlebten verantwortlich ist, kann ein zusätzlicher Infektionsreiz zu einer negativen Stimmung beitragen. Gerade bei Infektionssituationen ziehen wir uns gerne im Sinne des Krankheitsverhaltens an einen sicheren Ort zurück (stilles Zimmer, ins Bett, dunkler Raum). Wir sagen: „Sich in das Schneckenhaus zurückziehen." Beeinflusst die Aktivierung des Immunsystems den Mandelkern und das dortigen Angstgedächtnis? Diese interessante Frage stellte sich eine amerikanische Arbeitsgruppe an der Universität von Los Angeles.

Es wurden gesunde freiwillige Studienteilnehmer eingeschlossen, und die Versuchsleiter boten ihnen eine Abfolge von bedrohlichen Bildern von Gesichtern an, was soziale Angst hervorruft. Gleichzeitig schaute der Wissenschaftler mittels spezieller Kernspintomografie in das Gehirn – genauer in den Mandelkern. In der Kernspinuntersuchung kann er die Aktivierung des Mandelkerns direkt beobachten. Des Weiteren erhielt eine Gruppe der Studienteilnehmer gleichzeitig eine intravenöse Infusion von entzündlichen Bakterienbestandteilen, die eine deutlich messbare entzündliche Antwort hervorriefen (Blutsenkung hoch). Die andere Gruppe der Studienteilnehmer erhielt lediglich eine Infusion mit Plazebo.

Es stellte sich heraus, dass nur jene Studienteilnehmer mit gleichzeitiger Immunstimulation (also mit Bakterienbestandteilen) **plus** bedrohlichen Gesichtsbildern eine

Aktivierung des Mandelkerns zeigten. Neutrale, nichtbedrohliche Bilder lösten bei diesen Personen dagegen keine Aktivierung aus. Studienteilnehmer unter Plazeboinfusion reagierten ebenso wenig auf bedrohliche oder neutrale Bilder. Die Aktivierung des Angstgedächtnisses war also besonders ausgeprägt, wenn gleichzeitig eine Infektionssituation vorlag (im Experiment eben mit Bakterienwandbestandteilen). Darüber hinaus zeigten die Personen mit gleichzeitiger Immunstimulation plus bedrohlichen Gesichtsbildern soziales Rückzugsverhalten, und je stärker dieses ausfiel, desto stärker war auch die Aktivierung im Mandelkern.

Diese Experimente zeigen, wie eine Immunaktivierung mit hohen Blutspiegeln von Zytokinen wie IL-1 das Angstgedächtnis, die Angstwahrnehmung und den sozialen Rückzug beeinflusst. Aus evolutionsmedizinischer Perspektive ist der soziale Rückzug günstig, weil die Verbreitung des Infektionserregers vermindert wird, und weil die Energieausgaben des psychomotorischen Systems minimiert werden (sickness behavior). Wir können also erneut sagen: Gedächtnis ist dazu da, Energie einzusparen oder Energieverbrauch zu minimieren. Gehen Sie zu ◻ Abb. 6.2 und Sie erkennen, dass wir nun eine Seite des gleichseitigen Dreiecks betrachtet haben.

Auf den Punkt gebracht

- Immunkonditionierung ist ein Beispiel, wie das mentale Gedächtnis Einfluss auf das Immunsystem nimmt. Grundsätzlich können wir uns eine gelernte Steigerung und eine gelernte Hemmung der Immunantwort vorstellen.
- Bei der „gelernten Immunhemmung" hemmt dass mentale Gedächtnis über periphere Bahnen des sympathischen Nervensystems in der Milz die Immunantwort.
- Die gelernte Immunhemmung kann gegebenenfalls zur Einsparung von immunsuppressiven Medikamenten bei Transplantierten und Patienten mit Autoimmunkrankheiten benutzt werden. Das wird gerade getestet.
- Plazebos können der Hemmung von Energieausgaben dienen. Dies kann bei Immunaktivierungen, Schmerzen, Übelkeit und anderen Situationen eine Rolle spielen.
- Angstgedächtnis induziert TNF im Hippokampus, und TNF ist ein Stabilisator des Angstgedächtnisses.
- Interleukin-1 (IL-1) ist ein wichtiger Immunfaktor, der das Gedächtnis beeinflusst. IL-1 in niedrigen Konzentrationen fördert das mentale Gedächtnis. Bei hohen Konzentrationen hemmt es die Gedächtnisfunktion. Für IL-1 gibt es im Hippokampus einen Optimalbereich (Glockenkurve!).
- T-Immunzellen beeinflussen das räumliche Gedächtnis im Hippokampus. Mit einer optimalen Menge an T-Immunzellen wird die Gedächtnisfunktion gefördert.
- Immunfaktoren, die eine Infektionskrankheit simulieren (Bakterienwandbestandteile), verändern das Angstgedächtnis, erhöhen die Angstwahrnehmung und steigern den sozialen Rückzug. Diese Dinge finden im evolutionsgeschichtlich alten Mandelkern statt. Die Hemmung der sozialen psychomotorischen Aktivitäten dient der Einsparung von Energieausgaben.
- Generell zeigt dieses Kapitel die gegenseitige Beeinflussung von Gehirn und Immunsystem bzw. von mentalem und immunologischem Gedächtnis. An vielen Stellen wird klar, dass die Kommunikation der Verringerung des Energieverbrauchs dient.

Weiterführende Literatur

Diamond J (2012) The world until yesterday: what we can learn from traditional societies. Viking Penguin, New York

Exton MS, Schult M, Donath S, Strubel T, Nagel E, Westermann J, Schedlowski M (1998) Behavioral conditioning prolongs heart allograft survival in rats. Transplant Proc 30(5):2033

Inagaki TK, Muscatell KA, Irwin MR, Cole SW, Eisenberger NI (2012) Inflammation selectively enhances amygdala activity to socially threatening images. Neuroimage 59(4):3222–3226

Ohman A (2005) The role of the amygdala in human fear: automatic detection of threat. Psychoneuroendocrinology 30(10):953–958

Schedlowski M, Enck P, Rief W, Bingel U (2015) Neuro-bio-behavioral mechanisms of placebo and nocebo responses: implications for clinical trials and clinical practice. Pharmacol Rev 67(3):697–730

Schuhkrafft EL (1839) Charkoff und die Ukraine. Das Ausland – Wochenschrift für Erd- und Völkerkunde, 4. Dezember

Yirmiya R, Goshen I (2011) Immune modulation of learning, memory, neural plasticity and neurogenesis. Brain Behav Immun 25(2):181–213

Yu Z, Fukushima H, Ono C, Sakai M, Kasahara Y, Kikuchi Y et al (2017) Microglial production of TNF-alpha is a key element of sustained fear memory. Brain Behav Immun 59:313–321

Ziv Y, Ron N, Butovsky O, Landa G, Sudai E, Greenberg N et al (2006) Immune cells contribute to the maintenance of neurogenesis and spatial learning abilities in adulthood. Nat Neurosci 9(2):268–275

Mentales und energiespeicherndes Gedächtnis

© Springer-Verlag GmbH Deutschland, ein Teil von Springer Nature 2020
R. H. Straub, *Drei Gedächtnisse für den Körper*, https://doi.org/10.1007/978-3-662-59131-4_8

8.1 Das mentale Gedächtnis steuert das energiespeichernde Gedächtnis

Um diese Kommunikation zu verstehen, können wir zwei grundsätzlich unterschiedliche Szenarien betrachten, bei denen erstens Fettsäuren im energiespeichernden Gedächtnis abgelegt werden und zweitens dieselben Fettsäuren aus diesen Speichern abgerufen werden. Beides kann durch Kommunikation zwischen mentalem und energiespeicherndem Gedächtnis geschehen.

Die erste Situation tritt außerhalb jeglicher Gefahrensituation ein, denn Nahrungsaufnahme kann nur in einem gefahrfreien Raum stattfinden. Selbstbelohnung spielt eine große Rolle. Aus der Belohnung heraus wird die Bedeutung des mentalen Gedächtnisses verständlich.

Die zweite Situation ist mit Bedrohungslagen verknüpft, bei denen Entscheidungen des Gehirns auf mentalen Gedächtnisinhalten beruhen, die Stressachsen aktiviert werden, Nahrungsaufnahme eingestellt wird und Fettsäuren aus dem energiespeichernden Gedächtnis abgerufen werden, um den Körper mit Energie zu versorgen (Kampfverhalten).

8.1.1 Belohnung, Nahrungsaufnahme und Energiespeicherung

Wenn mir Sahnetorte besonders gut schmeckt, ist Sahnetorte Belohnung, und ich merke mir die Form der Sahnetorte, den Geschmack, den Geruch, kurzum das Esserlebnis und auch die Art und Weise, wie ich an die nächste Sahnetorte herankomme. Ich entwickle ein Sahnetortengedächtnis.

Das mentale Gedächtnis und die Belohnung hängen eng zusammen, denn wenn wir mit dem Abspeichern einer Umweltinformation eine hohe Belohnung erwarten, können wir sehr viel besser ein Gedächtnis für die Information anlegen. Das gilt besonders für das Abspeichern von Episoden im episodischen Gedächtnis und Fakten im semantischen Gedächtnis (vergleiche ◘ Abb. 2.5). Anders gesagt, wenn die Belohnungsmotivation hoch ist, ist es leicht, Gedächtnis auszubilden.

Als Belohnungsfaktoren existieren positive Verstärker wie Geld, Anerkennung, Zuwendung und energiereiche Nahrung (Schokoriegel und Sahnetorte). Diese Belohnungsfaktoren werden im Belohnungsgedächtnis abgelegt. Es spielt neben den Hungersignalen aus den Verdauungsorganen die Hauptrolle für das Auffinden von Nahrung.

Untersucht der Neuropsychologe während der Bildung des Gedächtnisses das Gehirn mittels spezieller Kernspintomografie, kann er erkennen, dass bei hoher Belohnungsmotivation zwischen dem Hirngebiet des Eintreffens der Umweltinformation (Sehhirn) und dem Hirngebiet des Hippokampus eine exzellente Verbindung ausgebildet wird. Das ist bei geringer Belohnungsmotivation nicht der Fall.

Darüber hinaus sind bei hoher Belohnungsmotivation jene Hirngebiete des Eintreffens der Umweltinformation mit Gebieten des limbischen Systems verknüpft, die für Freude und positive Emotion zuständig sind. Das Belohnungssystem des menschlichen Gehirns ist zu einem großen Teil im limbischen System lokalisiert, das wir in ▶ Kap. 2 kennengelernt haben. Wenn das Belohnungssystem beim Anlegen des Gedächtnisses aktiviert wird, ist die Bildung des Gedächtnisses stärker.

Im einleitenden ▶ Kap. 1 wurde folgendes Beispiel vorgestellt: „… In einigen Freilandstudien an Affen beobachteten Wissenschaftler, dass sowohl zufälliges Aufspüren als auch gerichtetes Suchen nach Früchten entscheidend waren, um Nahrung am erfolgreichsten zu finden. Die gerichtete Suche basiert auf Gedächtnisleistungen. …" Nach dem Lesen des Buches bis hierher wissen wir, dass der Hippokampus und angrenzende Gebiete des Schläfenlappens eine wichtige Rolle für die Orientierung im Raum einnehmen. Nahrungssuchverhalten basiert natürlich zu einem großen Teil auf dem mentalen Gedächtnis, und da sich die Affen Belohnung durch Nahrung erhoffen, können sie ein Gedächtnis besser anlegen und schließlich Energieträger aufnehmen, die im Fettgewebe gespeichert werden.

An der Universität von Südkalifornien in Los Angeles untersuchten Wissenschaftler den Zusammenhang zwischen Gedächtnis für Belohnungsfaktoren und Masse des Fettgewichtes. Die Untersucher boten dort verschiedene Fotos von hochkalorischen Nahrungsmitteln an (Belohnungsfaktoren) und erfassten gleichzeitig das Ausmaß von Hunger, den Wunsch nach Süßigkeiten und den Wunsch nach schmackhaften Snacks. Während der Darbietung der Hochkalorienfotos wurde das Gehirn mittels spezieller Kernspintomografie analysiert.

Die Hochkalorienfotos aktivierten im Gehirn typische Regionen für das Belohnungsgedächtnis im limbischen System, im Mandelkern, im Stirnhirn und im Hippokampus. Gleichzeitig induzierten die Hochkalorienfotos ein stärkeres Hungergefühl, einen größeren Wunsch nach Süßigkeiten und ein Verlangen nach schmackhaften Snacks. So bestand ein positiver Zusammenhang zwischen Taillenumfang – ein Maß für das Fettgewicht und das energiespeichernde Gedächtnis – und der Hirnaktivität in den Belohnungszentren.

Anhand der genannten Beispiele erkennen wir einen klaren Zusammenhang zwischen mentalem Gedächtnis (Belohnungsgedächtnis) und dem energiespeichernden Gedächtnis. Nun könnten wir vorschnell meinen, dieser Dialog sei im Wesentlichen über eine verstärkte Nahrungsaufnahme und die Ablagerung von Fettsäuren in den großen Fettspeicherblasen des ▶ Kap. 4 alleine erklärt. Der vom mentalen Gedächtnis gesteuerte Wunsch nach Essensaufnahme ist aber kein isolierter Prozess, da die Verdauung vom Gehirn vorbereitet und unterstützt wird. Der Nahrungsaufnahme geht ein Dialog zwischen mentalem und energiespeicherndem Gedächtnis voraus.

8.1.2 Mentales Gedächtnis, Hypnose und Insulinausschüttung

Pawlow war der Erste, der diesen Einfluss des Gehirns auf den Verdauungstrakt beobachtete, weil er beim Hund eine Magenöffnung anlegte und beobachtete, wie die Magensaftsekretion lange vor der Nahrungsaufnahme begann. Da hier die Pawlowsche Konditionierung zutrifft, ist der Zusammenhang zwischen mentalem Gedächtnis und Verdauungsvorgang unmissverständlich (Konditionierung gehört zum impliziten Gedächtnis; siehe ◘ Abb. 2.5).

So spielen viele physiologische Pfade eine Rolle, die uns auf die Nahrungsaufnahme einstellen. Dazu gehört eine verstärkte Speichelsekretion im Mundbereich, im Magen und im Zwölffingerdarm und eine erhöhte Aktivität des Vagusnervs, der Hauptnerv des Verdauungsapparates. Der Vagusnerv bereitet die Nahrungsaufnahme vor und unterstützt die Verdauung. Der Vagusnerv ist auch wichtig für die Ausscheidung von Insulin, das Hauptspeicherhormon aus der Bauchspeicheldrüse, das die Aufnahme von Fettsäuren in die Fettzellen fördert.

In den 1960er Jahren war Hypnotisieren durchaus schick. Erinnern Sie sich an den James Bond-Film „Im Geheimdienst Ihrer Majestät" aus dem Jahr 1969. Der Verbrecher

Blofeld (Telly Savalas) ließ in einer Forschungseinrichtung auf dem „erfundenen" Piz Gloria (im Film das Schilthorn in der Schweiz) zehn junge Frauen hypnotisieren. Diese Frauen sollten auf ein Funksignal hin auf der ganzen Welt Krankheitserreger verbreiten. Das Ganze war als Allergietherapie getarnt, und tatsächlich wurden die Hypnotisierten nach der Ausbildung in ihre jeweiligen Länder „geheilt" zurückgesandt. Im weiteren Verlauf konnte Bond mit spektakulären Aktionen den Funksender und das Funksignal auf dem Piz Gloria zerstören und so die Erpressungsversuche Blofelds stoppen. Doch was hat dies mit Insulin zu tun?

Ira Goldfine und Kollegen aus Chicago publizierten im Jahr 1970 wichtige Hypnoseergebnisse. Sie hypnotisierten sieben gesunde Versuchspersonen, deren Hypnosebereitschaft zuvor geprüft worden war. Die Untersucher gaben zunächst „Hunger" in die Hypnose ein, nach weiteren 4 min wurde ein köstliches Mahl eingegeben, und nach weiteren 4 min wurden die Personen aufgeweckt. Während der gesamten Zeit wurde alle 4 min Blut abgenommen. Bei drei der sieben Personen kam es zu einem lange anhaltenden Anstieg des Insulins im Blut auf das 5- bis 10-Fache des Ausgangswertes. Die Erhöhung fand nach 10–15 min statt. Des Weiteren verschwanden die Fettsäuren im Blut, was für die insulinbedingte Aufnahme dieser Energieträger in das Fettgewebe sprach. Diese Experimente wurden mit anderen Methoden mehrfach wiederholt und bestätigt. Schöner können Wissenschaftler die Verbindungen zwischen mentalem und energiespeicherndem Gedächtnis nicht zeigen (◘ Abb. 8.1).

Gleichzeitig wird das sympathische Nervensystem – das Stresssystem – abgeschaltet, und damit wird die Insulinsekretion begünstigt und zugleich das Abrufen von Fettsäuren aus den Fettzellen eingestellt. Im Magen-Darm-Kanal werden entsprechende Hormone und lokale Darmnervensysteme stimuliert, die die Verdauung, die Nahrungsaufnahme und die Insulinfreisetzung fördern.

Es ist also nicht nur der an Belohnung gekoppelte verstärkte Appetit, sondern auch eine komplexe Maschinerie von hormonellen und neuronalen Faktoren, die für den Dialog von mentalem und energiespeicherndem Gedächtnis relevant sind. Viele Einflüsse des mentalen Gedächtnisses zielen direkt auf den Verdauungstrakt ab. Hier zeigt sich: Mentales Gedächtnis ist dazu da, Energie zu speichern.

8.1.3 Gefahr und Energieausgabe

Obige Unterkapitel zeigten die Situation außerhalb jeder Gefahrensituation, und hier gilt der Schlusssatz „Mentales Gedächtnis ist dazu da, Energie zu speichern." Früher wurde allerdings geschrieben: „Gedächtnis ist dazu da, Energie einzusparen oder Energieverbrauch zu minimieren." Um diesen letzten Satz im Kontext dieses Kapitels zu verstehen, dürfen wir nicht nur auf die Situationen außerhalb jeder Gefahrensituation schauen.

Im Gegenteil, die Kommunikation zwischen mentalem und energiespeicherndem Gedächtnis wird besonders klar, wenn Gefahrensituationen auftreten wie Bedrohung und Flucht, Bedrohung und Kampf, Nahrungsmittelknappheit, Flüssigkeitsmangel, Hitze und Kälte oder Blutverlust durch Verwundung. In diesen Situationen wird reflexartig ein völlig anderes Programm eingeschaltet, um das energiespeichernde Gedächtnis zu beeinflussen. Jetzt werden Gebiete im Hirnstamm, im limbischen System, im Mandelkern, im Hypothalamus und auf höherer Hirnebene aktiviert (vgl. ◘ Abb. 2.2).

In den Bedrohungssituationen werden die Stressachsen angekurbelt, die wir in ► Kap. 4, ► Abschn. 4.2, schon kennengelernt haben. Die Stressachsen blockieren die

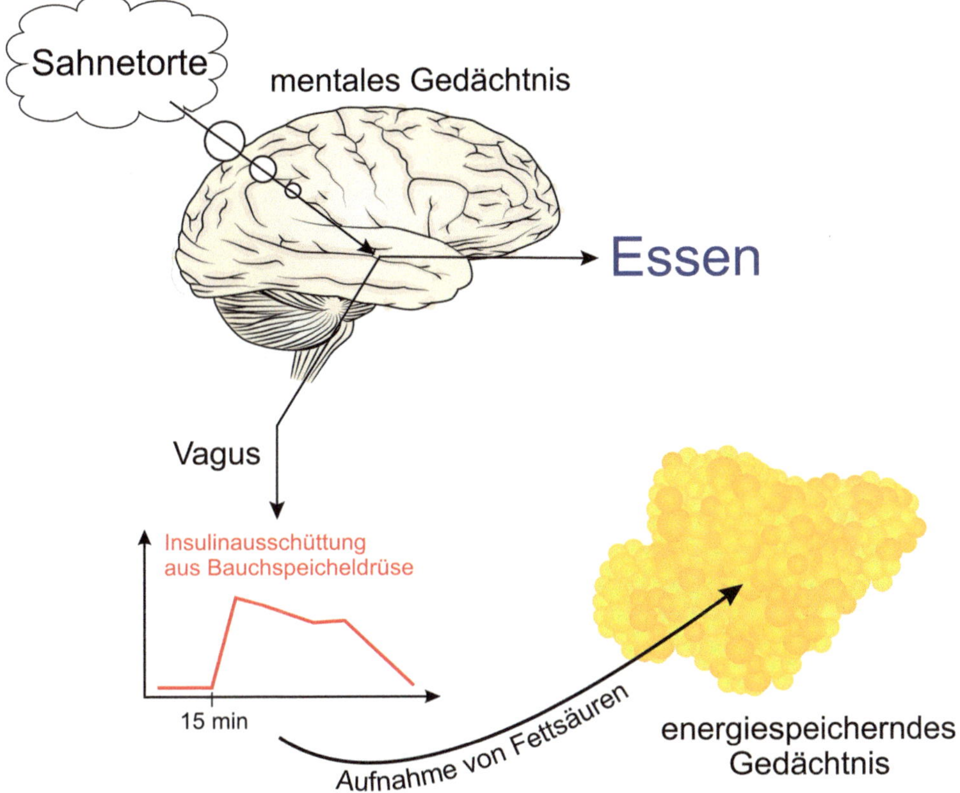

◘ Abb. 8.1 Dialog des mentalen und energiespeichernden Gedächtnisses. Die Erinnerung und Vorstellung von Sahnetorte stimuliert Hunger und damit auch Nahrungsaufnahme und bereits lange vor der Nahrungsaufnahme auch die Insulinsekretion. Insulin fördert die Aufnahme von Fettsäuren in das energiespeichernde Gedächtnis

Insulinwirkung und setzen aktiv Fettsäuren aus den Fettspeichern frei. Das sympathische Nervensystem setzt auch Bläschen 2 aus der Dünndarmzelle – dem Kurzzeitspeicher des energiespeichernden Gedächtnisses – frei (siehe ◘ Abb. 4.4). Diese Kommunikation dient dem Abruf von Energieträgern. Nun zweifeln wir, ob Gedächtnis wirklich dazu da ist, Energie einzusparen oder Energieverbrauch zu minimieren. Wenn wir uns die Bedrohungslagen noch einmal vergegenwärtigen, wird deutlich, dass der Körper neben der Aktivierung der Stressachsen auch Gedächtnisinhalte abrufen muss, um das Leid zu minimieren.

So versucht der Mensch bei Bedrohung und Flucht möglichst schnell, den richtigen Weg einzuschlagen und zum Beispiel auf einen Felsen oder Baum zu klettern. Bei Gefahr und Kampf werden die richtigen Techniken aus dem Gedächtnis abgerufen, bei Nahrungsknappheit und Flüssigkeitsmangel wird die passende Suchstrategie erinnert (siehe Affen im Freiland und Wüstenelefanten in der Namib), bei Hitze werden kühle Plätze gesucht, bei Kälte ist es umgekehrt und bei Verwundung mit Blutverlust wird die Erstversorgung der Wunde praktiziert. Hierzu brauchen wir das mentale Gedächtnis, um die richtigen Entscheidungen zu treffen und die Dauer der Bedrohung zu begrenzen.

In diesen Fällen stimmt der Satz: „Gedächtnis ist dazu da, Energie einzusparen oder Energieverbrauch zu minimieren." Die Überwindung der Bedrohungslage unter Verwendung des mentalen Gedächtnisses und der Stressachsen muss schnell erfolgen, da ein chronisch verstärkter Abruf aus dem energiespeichernden Gedächtnis und ein intensiver Energieverbrauch aufgrund der begrenzten Ressourcen nicht machbar sind. Bedrohungslagen gehen nämlich immer mit einer reduzierten Nahrungsaufnahme einher *(Anorexia ex periculo)*. Wer hätte denn Zeit und Muße, bei einer traumatischen Amputation und stark blutenden Wunde Sahnetorte zu essen?

8.2 Das energiespeichernde Gedächtnis steuert das mentale Gedächtnis

8.2.1 Das Dünn-Hormon – Ein Fettgewebshormon steuert das Gehirn

Eine große Welle der Aufregung schwappte im Dezember 1994 durch die biomedizinische Wissenschaftswelt, als eine Autorengruppe des Howard Hughes Medical Institute und der Rockefeller Universität bei spontan adipösen Mäusen ein neues, bei Adipositas beteiligtes Hormon im Fettgewebe entdeckte. Die Untersuchungen wurden an diesen Mäusen durchgeführt, die auf der Basis einer zufälligen Mutation im Jahr 1949 ihr Laborleben begann. Ab der fünften Lebenswoche wiegt die adipöse Maus doppelt so viel wie die gesunde Maus mit dem ansonsten identischen genetischen Hintergrund. Zur sechzehnten Woche wiegt die gesunde Maus 30 g und die Adipöse ansehnliche 60 g.

Diese beeindruckende Zahlen haben es den Wissenschaftlern seit 1950 angetan. Sie hofften, den entscheidenden Faktor zu finden, der für die Adipositas verantwortlich ist. Und 1994 war es dann so weit. Mithilfe dieser Maus wurde das erste Fettgewebshormon mit dem Namen Leptin gefunden (griechisch, leptos = dünn). Das Dünn-Hormon erhielt diesen Namen, weil die gesunde dünne Maus das Leptin besaß, wohingegen die Maus ohne Leptin sehr übergewichtig war. Gab der Wissenschaftler der adipösen Maus das Dünn-Hormon der Fettzelle, so erreichte sie Normalgewicht und der Altersdiabetes war verschwunden. Unmittelbar nach diesen Entdeckungen war die Euphorie in der Laienpresse riesig. Das Time Magazine schrieb noch 2002 von der „Auflösung des Fetträtsels", denn auch Menschen besitzen Leptin.

Wissenschaftler beschrieben, dass Leptin für die Zügelung des Appetits und für die Aktivierung der Fettverbrennung durch das sympathische Nervensystem zuständig sei. Typischerweise ist der Serumspiegel des Leptins erhöht, wenn viel Fettgewebe vorhanden ist. Jeffrey Friedman, einer der Entdecker des Leptins, beschrieb einen Regelkreis zwischen Gehirn und Fettgewebe, der für die Konstanz des Fettgewebsgewichtes eine wichtige Rolle spielt (◘ Abb. 8.2). Das bei Adipösen vorhandene Leptin kann das Gehirn und insbesondere das sympathische Nervensystem aktivieren, und das wiederum kann zum Abbau der Fettspeicher führen. Hört sich alles simpel an, ist es aber nicht.

Denn leider brachten die Studien mit Leptin bei adipösen Menschen nicht den erhofften Erfolg, was mit einer stark verminderten Reaktion der Leptinrezeptoren im Gehirn zusammenhing. Diese verminderte Reaktion nannten die Ärzte „Leptinresistenz", die die typische Leptinwirkung der Appetitzügelung und Sympathikus-Aktivierung verhinderte. So konnte der Blutspiegel von Leptin zwar erhöht sein, die Menschen

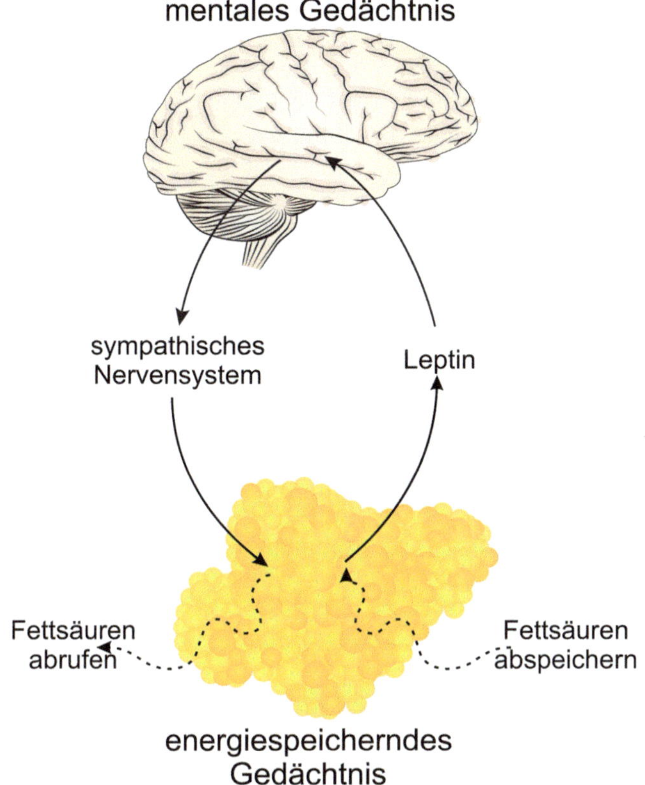

◘ Abb. 8.2   Der Leptinregelkreis nach Jeffrey Friedman. Das Fettgewebe produziert das Dünn-Hormon Leptin, das im Gehirn eine Aktivierung des sympathischen Nervensystems verursacht. Diese Aktivierung des sympathischen Nervensystems trägt zum Fettabbau bei. Fettsäuren werden aus dem energiespeichernden Gedächtnis abgerufen. Hierdurch wird die Menge des Fettgewebes begrenzt. Bei gesunden normalgewichtigen Personen stellt sich ein Gleichgewicht ein, das durch diese Rückkopplung geregelt wird

wurden aber nicht dünner. Im Moment zeichnet sich auf dem Boden von Leptin keine Therapie für Adipositas ab, weil die Problematik der Leptinresistenz bis zum heutigen Tage nicht beherrscht wird.

Abgesehen von den misslungenen Therapieversuchen bei Adipösen zeigt dieser Zusammenhang, dass das energiespeichernde Gedächtnis mit dem Gehirn interagiert. Bei Normalgewichtigen ohne Resistenz spielt der Leptinregelkreis eine wesentliche Rolle zur Aufrechterhaltung des Körpergewichtes (◘ Abb. 8.2). Die Leptinresistenz stellt sich erst nach und nach mit zunehmendem Körpergewicht ein (dazu mehr im Buchteil III).

8.2.2 Leptin ist Hemmer oder Stimulator

Leptin kann auch als Hemmer oder Stimulator verstanden werden, da es den Rest des Körpers bezüglich der Energiereserven informiert. Die Leptinspiegel im Blut ändern sich nämlich in Abhängigkeit von der Fettmasse. Wenn es nichts zu verbrennen gibt, sind die Blutkonzentrationen niedrig und es ist es ein Hemmer. Wenn viel Fettgewebe existiert, ist viel Leptin im Blut verfügbar. Dann kann geheizt werden und es ist ein Stimulator. Dieser Zusammenhang spielt zum Beispiel im Kontext der Fortpflanzung eine Rolle, da das nur gut funktioniert, wenn auch genügend Energiereserven vorhanden sind. Dicksein als Schönheitsideal bekommt so eine physiologische Erklärung (z. B., Venus von Willendorf). Signalisiert ein höheres Körpergewicht Fruchtbarkeit?

Leptin induziert in zentralen Gebieten des Gehirns die obersten Steuerhormone der Fortpflanzung, sodass die Geschlechtshormone Östrogen und Testosteron überhaupt an den Start gehen. Manche Formen der zentralnervösen Unfruchtbarkeit werden mit Leptin behandelt. Leptin ist also bezüglich der Reproduktion ein Stimulator, wenn genügend Fettreserven vorliegen.

Manche Formen der Zeugungsunfähigkeit entstehen auf dem Boden von Mutationen des Leptingens bzw. des Gens für den Leptinrezeptor, was eindeutig beim Menschen und bei der Maus nachgewiesen werden konnte. Leptin muss funktionieren, damit die Frau schwanger wird. Schon das Einnisten des frühen Keims in die Gebärmutterschleimhaut ist von Leptin abhängig. Bezüglich der Wirkung von Leptin auf die Reproduktion wird es sich ähnlich wie bei IL-1 verhalten. So gibt es einen Optimalbereich der Leptinkonzentration, und ich könnte erneut eine Glockenkurve beschreiben (vgl. ◘ Abb. 7.2). An dieser Stelle fragt der Leser, wie Leptin direkt auf das mentale Gedächtnis Einfluss nehmen kann. Gibt es diese Einwirkungen wirklich?

8.2.3 Leptin nimmt Einfluss auf das Lernen

Im ▸ Kap. 2 wurde gezeigt, dass das Einbrennen oder Einschleifen eines Reizes im Hippokampus zu einer zunehmenden Verstärkung der Antwort auch noch nach Tagen führen kann. In ◘ Abb. 2.8 wurde dieser Zusammenhang bildlich dargestellt. Ich nannte es ein Pendant für Gedächtnis auf einer neurowissenschaftlichen Ebene. Was hat es mit Leptin zu tun?

In einer ersten Untersuchung im Jahr 2001 zeigten Wissenschaftler der Universität von Dundee in Schottland, dass Leptin dieses Einschleifen der ◘ Abb. 2.8 günstig beeinflussen kann. Leptin trägt nämlich zur Nervenzell-Plastizität im Hippokampus bei. Das sind schon starke Argumente für die Rolle von Leptin bezüglich des mentalen Gedächtnisses. Allerdings schließen die Autoren dieser Studie mit der Idee, dass die Resistenz gegenüber Leptin bei adipösen Menschen zu Lernproblemen führen könnte. Dies ist eine sehr bemerkenswerte Hypothese.

So wird regelmäßig eine Verbindung zwischen Adipositas und Lernproblemen bei Kindern und zwischen Leptin und Alzheimer-Demenz gesucht. Ob es diesen direkten Einfluss des Leptins oder einer Leptinresistenz auf das Lernen beim Menschen gibt, ist noch offen, aber interessant ist die Theorie.

Allerdings ist der Zusammenhang zwischen Leptin und Lernen bei Mäusen und Ratten eindeutig nachgewiesen worden. Dicke Mäuse/Ratten mit einer Leptinresistenz lernen schlechter. Gibt der Wissenschaftler aber diesen Tieren intravenöses Leptin, so wird die Gedächtnisfunktion im Milchwasser-Schwimmtest gesteigert. Andere Studien bestätigen mehrfach diesen Zusammenhang bei Nagetieren. In diesen Tests helfen kleine und mittlere Mengen an Leptin, jedoch nicht die großen Mengen, was für eine Glockenkurve spricht (vgl. ◘ Abb. 7.2). Dennoch sind Studien an Nagetieren immer durch

Untersuchungen am Menschen zu überprüfen. Neben dem Dünn-Hormon Leptin gibt es noch andere Wege vom energiespeichernden zum mentalen Gedächtnis.

8.2.4 Akira Niijima – Nervenfasersignale von inneren Organen und Fettgewebe

Manche Wissenschaftler bleiben ihrer Sache treu bis zum Ende – egal was da komme. Sie tummeln sich in konsequenter Weise mit einer wirkungsvollen Technik in einem Spezialgebiet. So tat es auch Akira Niijima von der Niigata Universität 350 km nördlich von Tokio. Niijima hat nur einmal kurz am Anfang der Laufbahn die Universität gewechselt, hat damals 1968 die Karriere mit einer Publikation in dem namhaften Journal SCIENCE begonnen, war aber stets im Institut für Physiologie der Medizinischen Fakultät Niigata, ist 1991 aus dem Dienst der Universität ausgeschieden und hat kaum persönliche Spuren im Internet hinterlassen, weil das dieser Generation nicht wichtig war. Die Publikationen sind aber bedeutend.

Niijima spürte Nervenfasern auf, die eine direkte Verbindung zwischen den inneren Organen einerseits und dem Gehirn andererseits herstellten. Dazu wurden feine Elektroden benutzt, die an diese Nervenfasern angelegt werden konnten. Schon in der ersten Arbeit von 1968 wurden die charakteristischen Nervensignale vorgestellt. So wurden beispielsweise Nervenfasern nachgewiesen, die auf die Blutzuckerspiegel in der Leber reagierten.

Andere Nervenfasern aus den Nieren reagierten auf Blutdruckänderungen und Salzmanipulationen im Blut. Wieder andere am Beispiel einer Kröte zeigten Aktivität, wenn der Magen gut gefüllt wurde. Ich spürte Niijima zum ersten Mal in Literaturdatenbanken auf, da das von Niijima intravenös gespritzte Zytokin IL-1 die sympathische Nervenaktivität zu den Milznerven erhöhte. Niijima hatte Spaß daran, zu sehen, wie Nervenfasern auf chemische Signale reagierten. Doch was hat dies mit dem Dialog zwischen energiespeicherndem und mentalem Gedächtnis zu tun?

Die letzte Publikation von Niijima aus dem Jahr 1998 beschrieb Nervenfasern aus dem Fettgewebe, die nach einer lokalen Injektion des Leptins eine starke Aktivität zeigten. Gleichzeitig wurden Nervenpotenziale an den sympathischen Nervenfasern zum Fettgewebe abgeleitet und so ein neuer Reflexbogen entdeckt. Dieser Niijima-Regelkreis hat sehr viel Ähnlichkeit mit dem Friedman-Regelkreis, der in ￼ Abb. 8.2 gezeigt ist, nur dass die Bahn zum Gehirn über sensible Nervenfasern läuft.

Später fanden andere Wissenschaftler heraus, dass nicht nur Leptin, sondern auch weitere lokale Botenstoffe im Fettgewebe denselben Reflexbogen bedienen. Damit wurde eine neue schnelle Verbindung zwischen dem energiespeichernden Gedächtnis und dem Gehirn identifiziert. Die Frage kommt an dieser Stelle auf, ob diese Nervenfasern etwas mit dem mentalen Gedächtnis zu tun haben können?

Obwohl wir dies im Moment bezüglich der sensiblen Nervenfasern aus dem Fettgewebe nicht beantworten können, mag ein anderes Beispiel zeigen, dass es sehr wohl Nervenverbindungen zwischen inneren Organen und dem Hippokampus gibt, die das mentale Gedächtnis beeinflussen können. So wurde kürzlich gezeigt, dass die sensiblen Nervenfasern des Vagusnervs aus dem Magen-Darm-Kanal das räumliche und episodische Gedächtnis von Versuchstieren beeinflussen können. Der Füllungszustand des Magens könnte so Einfluss auf die Gedächtnisbildung haben. Das könnte auch erklären, „warum ein voller Bauch nicht gern studiert".

8.2.5 Fettsäuren beeinflussen das Gedächtnis sehr direkt

Verschieden lange Fettsäuren sind als Triglyzeride im energiespeichernden Gedächtnis abgelegt, um bei Bedarf abgerufen zu werden. Zum Abruf tragen Stresshormone und das sympathische Nervensystem bei. Nach dem Abruf schwimmen sie als sogenannte freie Fettsäuren im Blutstrom. Sie sind zwar oft an Proteine gebunden, können aber bei Zellkontakt aufgenommen werden. So können sie quasi überall auftauchen, und sie gehen auch mehr oder weniger ungehindert durch die Blut-Hirn-Schranke hindurch. Obwohl das Gehirn die Fettsäuren nicht als Energiequelle benutzt, können Fettsäuren dort eine Bedeutung haben, da die Nervenzellen Fettsäurerezeptoren besitzen.

Ein Typ dieser Fettsäurerezeptoren heißt PPAR, wovon es verschiedene Typen gibt (α, β, γ und δ). PPARα kommt auch in Nervenzellen des Hippokampus bei Tieren und Menschen vor, und dieser Fettgewebsrezeptor spielt eine Rolle beim Nervenwachstum im Hippokampus (Plastizität). Mäuse, denen dieser Fettgewebsrezeptor fehlt, zeigen deutlich schlechtere Ergebnisse beim räumlichen Lernen und Raumgedächtnis, was ein Zeichen für die Beeinflussung des Hippokampus ist.

Bei der Therapie der hohen Cholesterinspiegel werden therapeutisch sogenannte Statine eingesetzt, die ebenfalls an diese Fettgewebsrezeptoren mit Namen PPARα binden. Statine ahmen somit Fettsäuren nach, indem sie auch an die PPAR andocken. Ein Beispiel ist das Simvastatin, ein Verkaufsschlager der Cholesterintherapie. Neben ihrer üblichen Funktion der Cholesterinsenkung, haben die Statine noch andere Bedeutungen. So konnte gezeigt werden, dass Statine an den PPARα im Hippokampus binden und dort die Gedächtnisfunktionen verbessern.

Darüber hinaus schützt ein PPARγ-Pharmakon im Tierexperiment vor Gedächtnisverlust im Milchwasser-Schwimmtest nach Alkoholexzess. Ähnliche PPARγ-Pharmaka helfen im Tiermodell bei Alzheimer und beim Gedächtnisverlust nach Operationen. Auch wenn die wissenschaftliche Ausgangslage für die Bedeutung der Fettsäuren bei der Gedächtnisbildung noch dünn und auf Tierversuche beschränkt ist, zeigen die bisherigen Befunde eine mögliche direkte Fettsäureverbindung zwischen energiespeicherndem und mentalem Gedächtnis.

Wenn wir alle Befunde aus diesem Unterkapitel betrachten, so sieht es sehr danach aus, als ob das energiespeichernde Gedächtnis das mentale Gedächtnis beeinflussen kann. Da Regelkreise zur Aufrechterhaltung eines normalen Körpergewichtes existieren (Friedman, Niijima), erkennen wir direkt, dass das energiespeichernde Gedächtnis auf das mentale Gedächtnis Einfluss nimmt. Solche Regelkreise stabilisieren Normalität. Zum Beispiel könnte ein normal gefüllter Fettspeicher das Belohnungsgedächtnis so beeinflussen, dass Belohnungsfaktoren wie Snacks weniger oder gar nicht erinnert werden. Bei Adipositas könnte dieser gesunde Regelmechanismus allerdings wegen der auftretenden Rezeptorresistenz – zum Beispiel von Leptin – verhindert sein (dazu mehr im dritten Buchteil).

Auf den Punkt gebracht

- Das mentale Gedächtnis ist für die Aufnahme von Fettsäuren im energiespeichernden Gedächtnis maßgeblich. Belohnung und Belohnungsgedächtnis spielen neben Hungersignalen aus der Peripherie eine wichtige Rolle.

- Das mentale Gedächtnis bereitet die Energieaufnahme im Verdauungstrakt vor. Ein Experimentator kann einen Menschen mittels Hypnose dazu bringen, Insulin auszuschütten, was über den Vagusnerv vermittelt wird. Gleichzeitig wird das sympathische Nervensystem und weitere Stressachsen gehemmt.
- Bei Bedrohungssituationen werden dagegen die Fettsäuren aus dem energiespeichernden Gedächtnis abgerufen, was von den Stressachsen vermittelt wird und was mit einer Hemmung des Insulins einhergeht.
- Das mentale Gedächtnis begrenzt die Energieausgaben bei diesen Gefahrensituationen durch Abruf der richtigen Gegenmaßnahmen. Bei begrenzten Energiespeichern muss die Dauer einer hohen Energieausgabe kurz sein.
- Andersherum steuert auch das energiespeichernde Gedächtnis das mentale Gedächtnis mittels Leptin und über sensible Nervenfasern und Fettsäuren im Blut.
- Leptin kann als Hemmer oder Stimulator verstanden werden, da es den Rest des Körpers bezüglich der Energiereserven informiert. Wenn es nichts zu verbrennen gibt, ist sein Mangel ein Hemmer. Wenn geheizt werden kann, ist es ein Stimulator.
- Es gibt einen Rückkopplungsregelkreis zur Aufrechterhaltung normaler Körpermasse zwischen energiespeicherndem Gedächtnis und mentalem Gedächtnis: Friedman-Regelkreis, Niijima-Regelkreis.
- Generell zeigt dieses Kapitel die gegenseitige Beeinflussung von mentalem und energiespeicherndem Gedächtnis. An vielen Stellen wird klar, dass die Kommunikation der Energiespeicherung bzw. der Verringerung des Energieverbrauchs zugutekommt.

Weiterführende Literatur

Bartness TJ, Liu Y, Shrestha YB, Ryu V (2014) Neural innervation of white adipose tissue and the control of lipolysis. Front Neuroendocrinol 35(4):473–493

Cippitelli A, Domi E, Ubaldi M, Douglas JC, Li HW, Demopulos G et al (2017) Protection against alcohol-induced neuronal and cognitive damage by the PPARgamma receptor agonist pioglitazone. Brain Behav Immun 64:320–329

Friedman J (2016) The long road to leptin. J Clin Invest 126(12):4727–4734

Goldfine ID, Abraira C, Gruenewald D, Goldstein MS (1970) Plasma insulin levels during imaginary food ingestion under hypnosis. Proc Soc Exp Biol Med 133(1):274–276

Halaas JL, Gajiwala KS, Maffei M, Cohen SL, Chait BT, Rabinowitz D et al (1995) Weight-reducing effects of the plasma protein encoded by the obese gene. Science 269(5223):543–546

Klarer M, Arnold M, Gunther L, Winter C, Langhans W, Meyer U (2014) Gut vagal afferents differentially modulate innate anxiety and learned fear. J Neurosci 34(21):7067–7076

Luo S, Romero A, Adam TC, Hu HH, Monterosso J, Page KA (2013) Abdominal fat is associated with a greater brain reward response to high-calorie food cues in Hispanic women. Obesity (Silver Spring) 21(10):2029–2036

Miendlarzewska EA, Bavelier D, Schwartz S (2016) Influence of reward motivation on human declarative memory. Neurosci Biobehav Rev 61:156–176

Murty VP, Tompary A, Adcock RA, Davachi L (2017) Selectivity in postencoding connectivity with high-level visual cortex is associated with reward-motivated memory. J Neurosci 37(3):537–545

Niijima A (1998) Afferent signals from leptin sensors in the white adipose tissue of the epididymis, and their reflex effect in the rat. J Auton Nerv Syst 73(1):19–25

Oomura Y, Hori N, Shiraishi T, Fukunaga K, Takeda H, Tsuji M et al (2006) Leptin facilitates learning and memory performance and enhances hippocampal CA1 long-term potentiation and CaMK II phosphorylation in rats. Peptides 27(11):2738–2749

Perez-Perez A, Toro A, Vilarino-Garcia T, Maymo J, Guadix P, Duenas JL et al (2018) Leptin action in normal and pathological pregnancies. J Cell Mol Med 22(2):716–727

Roy A, Jana M, Corbett GT, Ramaswamy S, Kordower JH, Gonzalez FJ et al (2013) Regulation of cyclic AMP response element binding and hippocampal plasticity-related genes by peroxisome proliferator-activated receptor alpha. Cell Rep 4(4):724–737

Roy A, Jana M, Kundu M, Corbett GT, Rangaswamy SB, Mishra RK et al (2015) HMG-CoA reductase inhibitors bind to PPARα to upregulate neurotrophin expression in the brain and improve memory in mice. Cell Metab 22(2):253–265

Shanley LJ, Irving AJ, Harvey J (2001) Leptin enhances NMDA receptor function and modulates hippocampal synaptic plasticity. J Neurosci 21(24):186

Suarez AN, Hsu TM, Liu CM, Noble EE, Cortella AM, Nakamoto EM et al (2018) Gut vagal sensory signaling regulates hippocampus function through multi-order pathways. Nat Commun 9(1):2181

Xiao C, Stahel P, Carreiro AL, Buhman KK, Lewis GF (2018) Recent advances in triacylglycerol mobilization by the gut. Trends Endocrinol Metab 29(3):151–163

Zhang Y, Proenca R, Maffei M, Barone M, Leopold L, Friedman JM (1994) Positional cloning of the mouse obese gene and its human homologue. Nature 372(6505):425–432

8

Immunologisches und energiespeicherndes Gedächtnis

© Springer-Verlag GmbH Deutschland, ein Teil von Springer Nature 2020
R. H. Straub, *Drei Gedächtnisse für den Körper*, https://doi.org/10.1007/978-3-662-59131-4_9

9.1 Das immunologische Gedächtnis steuert das energiespeichernde Gedächtnis

9.1.1 Der Regelkreis nach Besedovsky und del Rey im Licht der Energieregulation

Hugo Besedovsky ist ein argentinischer Kinderarzt und Wissenschaftler mit russischen Vorfahren, der um das Jahr 1970 aus dem damals politisch instabilen Argentinien mit wechselnden Militärdiktaturen in die Schweiz übersiedelte. In der medizinischen Abteilung des schweizerischen Forschungsinstituts in Davos begann er mit Arbeiten, die die Verbindungen zwischen Immunsystem und Hormonsystem zeigten. Bekannte Immunstimuli riefen bei Ratten deutliche Entzündungsantworten hervor. Gleichzeitig betrachtete er die Reaktion der Nebennieren, die auf die Gabe der Immunstimuli nun Stresshormone wie Glukokortikoide produzierten (Kortisol). Die Immunstimuli aktivierten die gesamte Hypothalamus-Hypophysen-Nebennieren-Achse.

Zusammen mit seiner Ehefrau Adriana del Rey zeigte er, dass derartige Immunstimuli auch das sympathische Nervensystem aktivieren und die Stresshormone Adrenalin und Noradrenalin im Blut erhöhen. Später setzten sie diese Arbeiten an der Universität Marburg fort. Sie stellten einen Regelkreis zwischen Immun- und Hormonsystem fest, bei dem die Aktivierung des Immunsystems zur Aktivierung der Stressachsen führt, um die überschießende Immunantwort einzudämmen. Ich nenne diese Unterhaltung zwischen Immunsystem und Gehirn Regelkreis nach Besedovsky und del Rey. Diese Befunde waren für den Start dieses Forschungsfeldes sehr wichtig, aber sie stellen nicht die volle Bandbreite des Phänomens dar.

Wenn der Betrachter diesen Prozess der Immunaktivierung und Stressachsenstimulation aus der Perspektive der Energieregulation beurteilt, kommt er zu einer zusätzlichen Bedeutung des Phänomens. Die Hemmung einer überschießenden Immunantwort durch Stresshormone spart Energie ein, weil ein weniger aktives Immunsystem weniger Energie verbraucht. Insofern ist der Regelkreis bedeutungsvoll, aber gleichzeitig setzen die Stresshormone auch Fettsäuren aus dem energiespeichernden Gedächtnis frei. Die freigesetzten Fettsäuren dienen dem aktivierten Immunsystem und können die Immunantwort unterstützen. Diese Fettsäurefreisetzung unter Immunstimulation wurde in den Jahren ab 1975 auch beim Menschen mehrfach nachgewiesen. Auf diese Weise ist eine Verbindung zwischen Immunsystem und energiespeicherndem Gedächtnis gezeigt.

Irgendetwas passt jetzt nicht zusammen: Gibt es einen Regelkreis zur Hemmung oder Steigerung des Immunsystems? Einige Jahre waren Wissenschaftler sich hinsichtlich der Deutung dieser Phänomene nicht einig, bis klar wurde, dass die Stresshormone auch immunförderliche Eigenschaften besitzen. Selbst immunhemmende Hormone wie das Nebennierenhormon Kortisol und das sympathische Hormon Noradrenalin können unter definierten Umständen das Immunsystem aktivieren (z. B. bei niedrigen Konzentrationen oder bei zeitlicher Verabreichung vor dem Immunstimulus). Es stimmt beides, und so kann ich das Ergebnis wieder einmal mittels Glockenkurve darstellen (wie in ◘ Abb. 9.1).

Für die Abschwächung der Energieausgabe in ◘ Abb. 9.1 mit steigender Immunaktivierung könnten hohe bis sehr hohe Spiegel der Stresshormone verantwortlich sein. Hier wirkt die Rückkopplung der Hormone im hemmenden Sinne direkt an den Immunzellen (Besedovsky-del Rey-Regelkreis). Dagegen kann es bei niedrigen

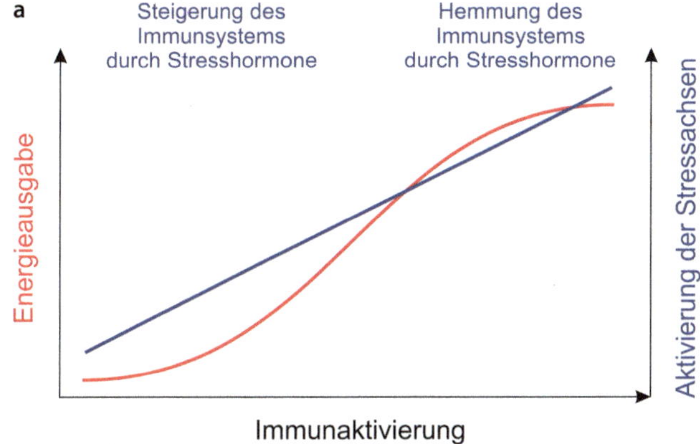

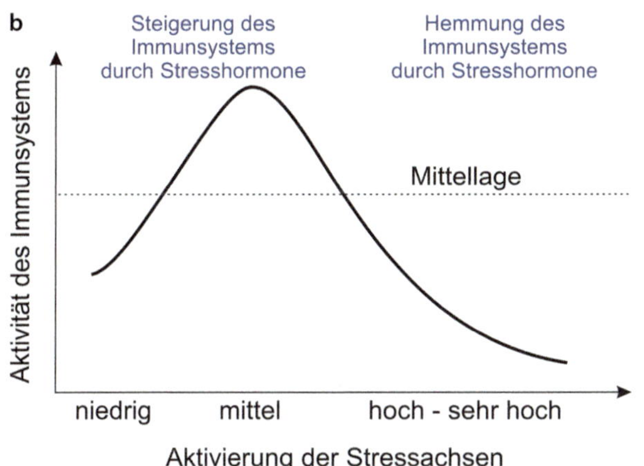

◘ Abb. 9.1   Immunaktivierung, Energieausgabe und Stressachsen. **a** Die zunehmende Immunaktivierung führt zu einer Zunahme der Energieausgabe des Immunsystems, wie die rote sigmoide Kurve anzeigt. Im unteren Bereich ist die Energieausgabe noch flach, steigt mehr und mehr an und erreicht wieder einen flachen Bereich auf hohem Niveau *(ganz rechts)*. Die zunehmende Immunaktivierung führt auch zu einer Zunahme der Stressachsenhormone im Blut, wie es die *blaue Linie* anzeigt. Stressachsenhormone könnten also im unteren Bereich der Immunaktivierung förderlich und im oberen Bereich hemmend auf die Energieausgabe durch das Immunsystem sein. Daten von Tsigos et al. 1997. **b** Glockenkurviger Zusammenhang zwischen Aktivierung der Stressachsen und Aktivität des Immunsystems. Tatsächlich zeigt sich, dass eine niedrige bis mittlere Aktivität der Stressachsen förderlich für das Immunsystem ist, wohingegen eine starke Aktivierung der Stressachsen das Immunsystem hemmt

Blutspiegeln der Stresshormone anders sein, weil dort die Bedeutung der Energiebereitstellung eine wichtigere Rolle spielt als die direkte Hemmung der Immunzelle.

In diesem Fall macht sich das aktivierte Immunsystem und die freigesetzten Zytokine das Gehirn zunutze, um Energiereserven mittels Stresshormonen abzurufen. Die Immunzellhormone (die Zytokine) können auf dem Wege der Blutbahn und mittels sensibler Nervenfasern die übergeordneten Stresshormonzentren im Gehirn erreichen, und die Stresshormone führen zur Bereitstellung von Fettsäuren und Glukose im Blut. Wir erkennen hierbei, wie die immunologische Reaktion das energiespeichernde Gedächtnis indirekt über die Stresshormone des Gehirns steuert. Ich nehme an, dass dieser letztgenannte Mechanismus bei akuten Immunreaktionen eine wichtige Rolle spielt, denn dort fördern die Stressachsen das Immunsystem. In meinem früheren Buch „Alter, Müdigkeit und Entzündung verstehen" nannte ich diese Hilfe „gegenseitige Soforthilfe" (von Gehirn und Immunsystem).

9.1.2 TNF und andere Zytokine rufen Fettsäuren ab

Rize ist heute eine Schwarzmeerhafenstadt im östlichen Teil der Türkei. Aus dieser bereits im 7. Jahrhundert v. Chr. erwähnten Stadt stammt der heutigen türkische Präsident Erdogan. Rize war die meiste Zeit persisch, griechisch und byzantinisch und war kurz vor der Einnahme durch die Ottomanen im 15. Jahrhundert Teil des Kaiserreichs von Trabezund. Das ist eine ziemlich wechselhafte Geschichte. Ein Sohn dieser Stadt ist auch Gökhan Hotamisligil, der im Jahr 1986 sein medizinisches Examen an der Universität von Ankara abschloss, nach Boston ging und 1994 seinen Doktor an der Harvard Universität feierte.

Während seiner Doktorarbeit im Labor von Bruce Spiegelman gelang es ihm zu zeigen, dass das Zytokin Tumornekrosefaktor (TNF) im Fettgewebe von adipösen Mäusen – wir hatten sie schon kennengelernt – deutlich erhöht war. Neutralisierte er TNF im Fettgewebe, war die Wirkung von Insulin stark verbessert. Mit anderen Worten, durch die Neutralisation von TNF nahm die Insulinresistenz an diesen Fettzellen ab, und nun konnten Fettsäuren besser gespeichert werden. Das Vorhandensein von TNF aus aktivierten Immunzellen ist somit ein wichtiger Immunfaktor, der die Speicherung von Fettsäuren in das energiespeichernde Gedächtnis verhindern kann, weil die Insulinwirkung gestört wird.

Hotamisligil öffnete mit diesen Untersuchungen ein neues wissenschaftliches Fenster: Das aktivierte Immunsystem kann die Fettsäurespeicherung verhindern, und so werden Energieträger im Blut den anderen Organen zur Verfügung gestellt. Zum TNF gesellten sich weitere proentzündliche Zytokine hinzu wie etwa Interleukin-1 (IL-1), Interkeukin-6 (IL-6) oder Interferone. So zeigt sich der Egoismus des Immunsystems, wenn es um das Abrufen von energiereichen Fettsäuren geht. Die Hormone und Nervenbahnen der Stressachsen sind also nicht unbedingt nötig, um Fettsäuren aus dem energiespeichernden Gedächtnis abzurufen, wie wir es noch beim Besedovsky-del Rey-Regelkreis sahen.

Erneut erkennen wir, dass die immunologische Reaktion das energiespeichernde Gedächtnis in sehr direkter Weise am Ort der Langzeitspeicherung steuert.

9.1.3 Milchtropfen im Bauchfett

Es finden sich Ansammlungen von Immunzellen direkt im Fettgewebe rund um die inneren Organe wie Milchtropfen im Bauchfett. Was machen diese Immunzellen in diesem inneren Bauchfett? Nun, der innere Bauchraum ist infektionsgefährdet, weil sich dort der keimübersäte Darm befindet. Dort leben unzählig viele Bakterien und Viren. Immunzellen müssen in organisierten Verbänden vorgehalten werden, um einer möglichen Infektion sofort zu begegnen. Neuere Untersuchungen zeigen, dass diese Zellansammlungen auch Gedächtnisimmunzellen besitzen.

Im ▶ Kap. 3 beschrieb ich das Ende der Maserninfektion in folgender Weise: „Wenn alle Masern-Antigene verschwunden sind, gibt es keinen Vermehrungsgrund mehr … Die tapferen hilfreichen T-Zellen mit dem Unikat des passenden T-Zellrezeptors sterben alle bis auf ein paar wenige mit besonderen Eigenschaften ab. Aus den paar wenigen Übrigbleibenden wird die T-Gedächtniszelle geboren. … Diese T-Gedächtniszellen können sich … in der Schleimhaut/Haut viele Jahre halten, bei Masern ein ganzes Leben lang."

Das Besondere an der Schilderung ist die Ortszugehörigkeit der T-Gedächtniszellen, die verschiedene Gewebe besiedeln. Im obigen Beispiel der „Milchtropfen" besiedeln die T-Gedächtniszellen das Fettgewebe des inneren Bauchraumes. In diesen neuen Studien konnte nun dargestellt werden, dass sich die T-Gedächtniszellen gerne ansiedeln, wenn zuvor eine Darminfektion stattfand. Hier haben wir wieder das Prinzip, dass das Langzeitgedächtnis im Bauchfettgewebe fern vom primären Ort der Erstverarbeitung in der Darmschleimhaut angesiedelt ist.

Bei der Zweitinfektion vermehren sich diese spezifischen T-Gedächtniszellen nun rasch im Fettgewebe. Da dieser Prozess sehr viel Energie benötigt, nehmen diese Zellen sehr viele Fettsäuren aus der Umgebung auf. Ihre Mitochondrien – die Energiequellen der Zelle – sind hochaktiv. Gleichzeitig wird in den umgebenden Fettzellen die Speicherung von Fettsäuren eingestellt. Dadurch werden sie den aktivierten Immunzellen zur Verfügung gestellt. T-Zellen schütten bei Zweitinfektion schnell Zytokine und Anlockstoffe für andere Immunzellen aus. So verhindern T-Zellen durch Zytokine oder Zell-Zell-Kontakte die Fettsäureeinspeicherung in den Fettzellen.

Das ist ein klares Beispiel, wie das immunologische Gedächtnis das energiespeichernde Gedächtnis dieses Mal sehr direkt am Ort der Langzeitspeicherung steuert.

9.2 Das energiespeichernde Gedächtnis steuert das immunologische Gedächtnis

9.2.1 Das Fettgewebe bestimmt die Alarmbereitschaft des Immunsystems

Erinnern Sie sich an das Unterkapitel 8.2.1 im Kapitel 8. Das Fettgewebshormon Leptin kann sich fernab des Fettgewebes in unterschiedliche Dinge wie Reproduktion oder mentales Gedächtnis einschalten. Wenn viel Leptin vorhanden ist – also die Fettspeicher voll sind – kann Energie verbraucht werden, und die Blutspiegel des Leptins sind hoch.

Wie steht es mit Leptin und dem Immunsystem? Leptin ist Stimulator mannigfaltiger Immunreaktionen. Hat der Betroffene zum Beispiel einen angeborenen Mangel an Leptin, zeigt er eine erhöhte Anfälligkeit für Infektionskrankheiten. Da Leptin relativ ungezielt viele Immunreaktionen fördern kann, liegt die Idee nahe, dass dieses Fettgewebshormon als Regelglied fungiert, das die Energiemenge des energiespeichernden Gedächtnisses anzeigt.

Nach dem Motto „Viel Energie vorhanden, starkes Heizen möglich!" Da die Infektabwehr oft mit einer Erhöhung der Körpertemperatur und einer Immunaktivierung verbunden ist, geht das starke Heizen und Abwehren nur, wenn die Energie dafür auch vorrätig ist. Wenn also die Unterhaltung zwischen energiespeicherndem Gedächtnis und Immunsystem funktioniert, kann über diese Konversation das Ausmaß der

Immunantwort festgelegt werden. Leptin stimuliert T-Gedächtniszellen, sodass diese mehr Zytokine produzieren. Auf diese Weise erkennen wir den direkten Einfluss des energiespeichernden Gedächtnisses auf das immunologische Gedächtnis.

Darüber hinaus können Fettzellen sehr viele proentzündliche Faktoren herstellen, die in das immunologische Geschehen direkt eingreifen können. Werden Fettzellen im Infektionsgeschehen aktiviert, so spucken sie reichlich Immunzellhormone (Zytokine) aus, die die lokalen Immungedächtniszellen im Fettgewebe stimulieren können. Auch dies ist ein direkter Einfluss des energiespeichernden Gedächtnisses auf das immunologische Gedächtnis.

9.2.2 Fettsäuren steuern immunologische Gedächtniszellen

Fettzellen können das wichtige Zytokin IL-7 herstellen, das bei T-Gedächtniszellen die Aufnahme von Fettsäuren und die Herstellung von Speicherformen der Fettsäuren begünstigt. Diese Speicherformen in den T-Gedächtniszellen sind identisch zu den abgelegten Fettsäuren der ◘ Abb. 4.6 in der großen Fettspeicherblase der Fettzelle. Sie sind eine zentrale Komponente der T-Gedächtniszelle.

Eine T-Gedächtniszelle sieht nicht wie eine Fettzelle aus, aber es zeigt, dass kleine Zwischenspeicher der Fettsäuren für deren Überleben notwendig sind. Dieses IL-7 stimuliert in entscheidender Weise die Aufnahme des Glyzerols (die rote Gabel), dem Grundgerüst der Fettsäurespeicherung, die wir in ◘ Abb. 4.2 kennengelernt haben. Neben der roten Gabel werden in der T-Gedächtniszelle Bindeproteine der Fettsäuren gebraucht, die auch in der Dünndarmzelle aus ◘ Abb. 4.4 eine Rolle spielten. Hier wiederholt sich also ein Prinzip der kurzfristigen Fettsäurezwischenspeicherung, ohne die das T–Zellgedächtnis nicht funktionieren würde. Bestimmte Formen des Glyzerols können Immunzellen aktivieren (Diacylglyzerol).

Die T-Gedächtniszellen müssen für die Verarbeitung der Fettsäuren bereit sein, indem sie sie aufnehmen und weiter benutzen können. Dazu produzieren sie typische Faktoren, die eigentlich beim Kontakt mit Infektionserregern entstehen, die aber gleichzeitig auch für die Verarbeitung von Fettsäuren – den Energieträgern – verantwortlich sind.

In einer Studie mit Masthühnchen beeinflusste die Diät mit Fettsäuren die Funktion der B-Zellen, genauer der Antikörperproduktion. Da die Herstellung der Antikörper eine Gedächtnisfunktion der B-Zellen ist, konnte so gezeigt werden, dass Fettsäuren auch sehr direkt das B-Zellgedächtnis beeinflussen. Interessanterweise war der Zusammenhang zwischen der Fettsäurenkonzentration im Blut und dem Antikörperspiegel glockenkurvig. Bei niedrigen und hohen Spiegeln der Fettsäuren war die Antikörperproduktion geringer als in mittleren Bereichen. Ist es nicht faszinierend, wie Immungedächtnis und energiespeicherndes Gedächtnis so eng zusammenarbeiten?

9.2.3 Ich teile mich und ändere mich

Bei großer optischer Vergrößerung von Immunzellen oder Einzellern in einem Elektronenmikroskop fällt auf, dass die verschiedenen Zellorganellen bei einer Zellteilung unterschiedlich auf die Tochterzelle aufgeteilt werden. So kommt es zur Asymmetrie, die seit einigen Jahrzehnten Gegenstand der Forschung ist.

Bei Immunzellen wurde diese Teilung in letzter Zeit genauer untersucht, und es stellte sich heraus, dass der Symmetriebruch wichtig für das Entstehen von T-Gedächtniszellen ist. Wenn der Wissenschaftler naive, unerfahrene T-Zellen, die noch nie ein Antigen gesehen haben, stimuliert, beginnen sie sich zu teilen. Erinnern Sie sich an die Maserngeschichte? Dort traf eine naive, unerfahrene T-Zelle auf eine masernantigenpräsentierende Zelle, und dann teilte sie sich vielfach. Sie bildete eine Unikatarmee.

Bei solchen Teilungen entstehen aufgrund des Symmetriebruchs unterschiedliche Tochterzellen. Bei T-Immunzellen stellten Wissenschaftler fest, dass eine Tochterzelle vor allen Dingen Glukose (also Traubenzucker) und die andere Tochterzelle vorwiegend Fettsäuren verarbeitet. Jene Tochterzelle, die den Fettsäuren zusprach, wurde eine langlebige T-Gedächtniszelle. Die andere Tochter wurde Ausgangszelle der Unikatarmee mit dem spezifischen Rezeptor für das Antigen, benutzte vorrangig Glukose statt Fettsäuren und rieb sich im Kampf gegen Masern auf.

Fettsäuren spielen für die Bildung der T-Gedächtniszellen eine entscheidende Rolle. Die jeweilige Tochter muss bei der Teilung die Voraussetzungen mitbringen, lieber Fettsäuren oder Glukose zu verarbeiten. Der Sachverhalt ist in ◘ Abb. 9.2 dargestellt. Da nimmt das energiespeichernde Gedächtnis mit den freisetzbaren Fettsäuren Einfluss auf die Tochter mit den Gedächtniseigenschaften.

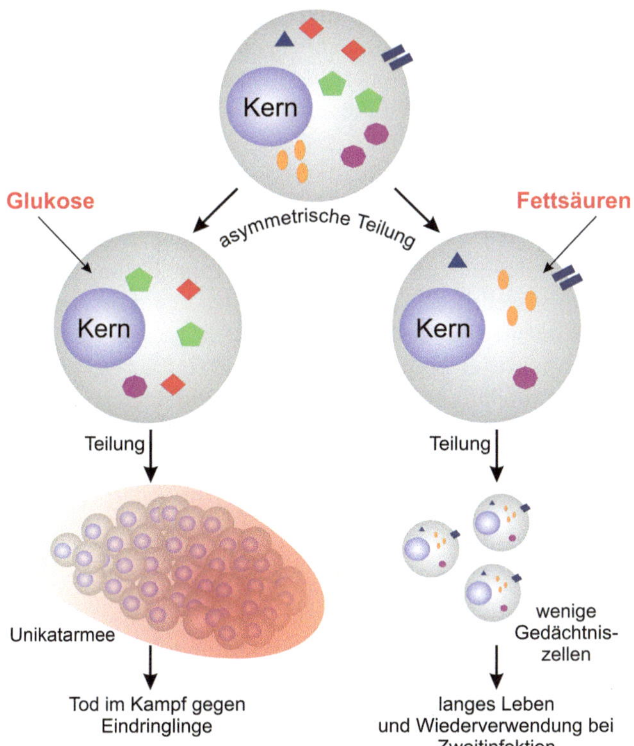

◘ **Abb. 9.2**   Symmetriebruch, Gedächtnis und Nährstoffvorliebe. Die asymmetrische Teilung führt zu 2 verschiedenen Immunzellen mit unterschiedlichen Nährstoffvorlieben – einmal Glukose, einmal Fettsäuren. Jene Zelle mit der Glukosevorliebe bildet die aggressive Unikatarmee, die infektiöse Eindringlinge beseitigt und danach selbst untergeht. Jene Zelle mit der Fettsäurevorliebe wird zur T-Gedächtniszelle, die lange lebt und bei einer Zweitinfektion wieder zur Verfügung steht

Und jetzt wird auch klar, dass die Beziehung zwischen Fettzellen einerseits und Immunzellansammlungen – zum Beispiel die Milchtropfen im Bauchfett – einen wichtigen Dialog fördert. Caroline Pond aus der *Open University* in Milton Keynes in England untersuchte die Beziehung zwischen Fettgewebe und Lymphknoten über viele Jahrzehnte. Sie fand heraus, dass Lymphknoten oder andere Ansammlungen von Immunzellen immer von Fettgewebe umgeben sind. Selbst im Knochenmark, wo Immunzellen reifen und auch langfristig einquartiert werden, spielt Fettgewebe eine förderliche Rolle. Alle Punkte sprechen für einen intensiven Austausch von immunologischem und energiespeicherndem Gedächtnis.

Auf den Punkt gebracht

- Das Immunsystem sendet Zytokine aus, die unter anderem über die Stimulation der Stresshormonachsen im Gehirn Energiereserven mobilisieren können. Energieträger wie Glukose und Fettsäuren werden von aktivierten Immunzellen benötigt.
- Zytokine wie TNF, IL-1, IL-6 oder Interferone aus Immunzellen können die Fettsäurespeicherung direkt an der Fettzelle blockieren, indem die Wirkung des Speicherhormons Insulin blockiert wird.
- T-Gedächtniszellen im Fettgewebe hemmen lokal die Fettsäurespeicherung. Bei einer Zweitinfektion werden die T-Gedächtniszellen mobilisiert, um eine Unikatarmee zu bilden. Sehr viel Energie wird verbraucht (benutzt werden Fettsäuren).
- Das Fettgewebehormon Leptin steuert die Reaktionsbereitschaft des Immunsystems. Große Fettspeicher zeigen große Energiereserven an, erhöhen Leptin und fördern die Immunantwort.
- Fettzellen produzieren Zytokine, die die Gedächtnisfunktion lokaler Immunzellen beeinflussen können.
- Fettsäuren sind für das T-Zellgedächtnis und B-Zellgedächtnis wichtig.
- Die asymmetrische Teilung naiver T-Zellen führt zur Bildung aggressiver T-Zellen und zu T-Gedächtniszellen. Die aggressiven Zellen benutzen vorwiegend Glukose, bilden eine Unikatarmee zur Beseitigung des Infektionserregers und sterben danach ab. Die T-Gedächtniszellen benutzen vorwiegend Fettsäuren, leben lange und können bei einer Zweitinfektion erneut Ausgangsort von aggressiven T-Zellen sein.
- Immunzellansammlungen sind oft im Fettgewebe zu finden oder von Fettgewebe umgeben.
- Das Kapitel zeigte, wie sich immunologisches und energiespeicherndes Gedächtnis gegenseitig beeinflussen.

Weiterführende Literatur

Besedovsky H, Sorkin E, Keller M, Muller J (1975) Changes in blood hormone levels during the immune response. Proc Soc Exp Biol Med 150(2):466–470

Besedovsky HO, del Rey A (1996) Immune-neuro-endocrine interactions. Endocr Rev 17:64–102

Buttgereit F, Burmester GR, Straub RH, Seibel MJ, Zhou H (2011) Exogenous and endogenous glucocorticoids in rheumatic diseases. Arthritis Rheum 63(1):1–9

Cui G, Staron MM, Gray SM, Ho PC, Amezquita RA, Wu J et al (2015) IL-7-induced glycerol transport and TAG synthesis promotes memory CD8+ T cell longevity. Cell 161(4):750–761

Friedman A, Sklan D (1995) Effect of dietary fatty acids on antibody production and fatty acid composition of lymphoid organs in broiler chicks. Poult Sci 74(9):1463–1469

Han SJ, Glatman Zaretsky A, Andrade-Oliveira V, Collins N, Dzutsev A, Shaik J et al (2017) White adipose tissue is a reservoir for memory T cells and promotes protective memory responses to infection. Immunity 47(6):1154–1168

Hotamisligil GS, Shargill NS, Spiegelman BM (1993) Adipose expression of tumor necrosis factor-alpha: direct role in obesity-linked insulin resistance. Science 259(5091):87–91

Hotamisligil GS, Peraldi P, Budavari A, Ellis R, White MF, Spiegelman BM (1996) IRS-1-mediated inhibition of insulin receptor tyrosine kinase activity in TNF-alpha- and obesity-induced insulin resistance. Science 271(5249):665–668

Lord GM, Matarese G, Howard JK, Baker RJ, Bloom SR, Lechler RI (1998) Leptin modulates the T-cell immune response and reverses starvation-induced immunosuppression. Nature 394(6696):897–901

Maury E, Ehala-Aleksejev K, Guiot Y, Detry R, Vandenhooft A, Brichard SM (2007) Adipokines oversecreted by omental adipose tissue in human obesity. Am J Physiol Endocrinol Metab 293(3):E656–E665

McGillicuddy FC, Chiquoine EH, Hinkle CC, Kim RJ, Shah R, Roche HM et al (2009) Interferon gamma attenuates insulin signaling, lipid storage, and differentiation in human adipocytes via activation of the JAK/STAT pathway. J Biol Chem 284(46):31936–31944

Pan Y, Tian T, Park CO, Lofftus SY, Mei S, Liu X et al (2017) Survival of tissue-resident memory T cells requires exogenous lipid uptake and metabolism. Nature 543(7644):252–256

Pearce EL, Walsh MC, Cejas PJ, Harms GM, Shen H, Wang LS et al (2009) Enhancing CD8 T-cell memory by modulating fatty acid metabolism. Nature 460(7251):103–107

Pollizzi KN, Sun IH, Patel CH, Lo YC, Oh MH, Waickman AT et al (2016) Asymmetric inheritance of mTORC1 kinase activity during division dictates CD8(+) T cell differentiation. Nat Immunol 17(6):704–711

Tsigos C, Papanicolaou DA, Defensor R, Mitsiadis CS, Kyrou I, Chrousos GP (1997) Dose effects of recombinant human interleukin-6 on pituitary hormone secretion and energy expenditure. Neuroendocrinology 66(1):54–62

Das erkrankte Gedächtnis

Im Buchteil I und II haben Sie das erforderliche Wissen erworben, um nun im Buchteil III zu erfahren, dass Störungen der Gedächtnisfunktion zu Krankheiten führen. Ja, Gedächtnis ist gut, um Energie zu speichern und Energieausgaben zu minimieren, aber Gedächtnis kann auch Ausgangspunkt von Krankheiten sein, die sehr selbstzerstörerisch sind. Solche Krankheiten fordern unablässig ungewollte Energieausgaben, die dem Betroffenen für die gewollten Aktivitäten fehlen. Diese können eine große klinische Bedeutung haben und Betroffene und Betreuer an die therapeutischen Grenzen bringen. Das wird zum Beispiel sehr deutlich, wenn einzelne Elemente der gestörten Gedächtnisfunktion auf genetische Veränderungen zurückzuführen sind. Deutlich wird dies, wenn das Zusammenspiel oder der Dialog der drei Gedächtnisse nicht richtig funktioniert. An ausgesuchten Beispielen wird veranschaulicht, wie diese Störungen unheilvoll Einfluss nehmen.

Inhaltsverzeichnis

Krankheiten des mentalen Gedächtnisses

© Springer-Verlag GmbH Deutschland, ein Teil von Springer Nature 2020
R. H. Straub, *Drei Gedächtnisse für den Körper*, https://doi.org/10.1007/978-3-662-59131-4_10

10.1 Die besonderen Wissenden

10.1.1 The Rain Man

Rain Man ist eine Dramödie (Komödie & Drama) in der Form eines Road Movie aus dem Jahr 1988. Charlie (Tom Cruise) wird von seinem Vater quasi enterbt, erhält lediglich einen Buick und schöne Rosenbüsche. Das große Vermögen geht an einen unbekannten Begünstigten, der in einem Heim für geistig behinderte Menschen lebt. Welche Überraschung! Es stellt sich heraus, dass der Empfänger Charlies einziger Bruder Raymond ist (Dustin Hoffman), der besondere geistige Fähigkeiten besitzt, aber ansonsten weitgehend autistisch lebt. Charlie gräbt weit zurückliegende Erinnerungen aus: Raymond ist der Rain Man, eine von Charlie in frühen Kindertagen verliehene Bezeichnung für den Bruder, als Raymond noch zuhause lebte.

Charlie entführt nun Raymond aus dem Heim, und beide begeben sich per Auto auf die Heimreise nach Los Angeles, wo Charlie einen überschuldeten Autohandel betreibt. Er will sich um Raymond kümmern, aber er will auch an die Hälfte des Erbes kommen. Nach einigen aufregenden Szenen auf den Straßen Amerikas beginnt Charlie, nachdem er die außergewöhnlichen geistigen Fähigkeiten Raymonds erkannt hat, seinen Bruder nach und nach zu respektieren.

Charlie nützt nun das besondere Gedächtnis des Bruders und gewinnt im Glücksspiel in Las Vegas so viel Geld, dass er seine Schulden begleichen kann. In Los Angeles angekommen stellt sich die Frage, ob Raymond dauerhaft mit Charlie zusammenleben kann. Aufgrund der Gesamtsituation ist dies aber unmöglich, sodass Raymond wieder zurück ins Heim gebracht wird. Der Film endet mit Charlies Versprechen, den Rain Man regelmäßig zu besuchen.

In diesem Film werden die besonderen mentalen Fähigkeiten der autistischen Wissenden thematisiert. Doch was sind die Charakteristika dieser besonderen Wissenden?

10.1.2 Inselbegabung und großes Gedächtnis

Es gibt außergewöhnliche Menschen mit einer oder mehreren Inselbegabungen bei ansonsten vorhandenen mentalen Leistungsschwächen. Bei diesen Menschen ist das Gedächtnis für spezielle Dinge sehr gut ausgebildet; ansonsten existieren erhebliche Gedächtnisdefizite. Neuropsychologen nennen sie Savant und die Störung Savant-Syndrom.

Die Erstbeschreibung im Sinne einer mentalen Störung stammt vom britischen Arzt John Langdon Down (1828–1896), der auch das Down-Syndrom beschrieb. Einer seiner Patienten konnte das Buch „The decline and fall of the Roman Empire" von Edward Gibbon aus dem Jahre 1872 vorwärts und rückwärts wortwörtlich aufsagen. Daneben waren aber die mentalen Fähigkeiten eingeschränkt, als ob das Gehirn weitgehend mit dem Objekt der Inselbegabung „ausgelastet" war. Down nannte die Personen mit diesen Störungen „idiot savant", eine Bezeichnung, die heute verständlicherweise nicht mehr verwendet wird, weil ein niedriger IQ kein Kriterium für diese Störung ist.

Savants sind Spezialisten im Errechnen eines Wochentages nach Nennung eines beliebigen Datums (Kalenderrechner), können alle Nummern eines Telefonbuches ohne Ausnahme auswendig hersagen, haben enzyklopädisches Buchwissen, haben perfekte geografische Kenntnisse und kennen die Sportgeschichte im Detail. Manche können die

Fähigkeit nutzen, um beim Kartenspiel wie der Rain Man zu glänzen. Savants können unglaublich schnell Dinge errechnen wie die Zahl der verstrichenen Sekunden für eine vorgegebene Zeitspanne in Jahren, und wieder andere haben ein absolutes musikalisches Gehör.

Oliver Sacks beschrieb in einem Buch von 1986 „die Zwillinge" mit einer außergewöhnlichen Inselbegabung. Als er sie heimlich beobachtete, nannte einer der Zwillinge mit Namen John eine 6-stellige Zahl. Der andere Zwilling mit Namen Michael überlegte kurz und gab eine 6-stellige Zahl zurück. Oliver Sacks war verblüfft und überlegte zuhause, was es mit diesen Zahlen auf sich hatte. Unter Zuhilfenahme eines Tabellenwerkes bemerkte er, dass es Primzahlen waren. Am nächsten Tag setzte er sich zu den Zwillingen und nannte eine 8-stellige Primzahl. Es vergingen 30 s bis 1 min, bis die Zwillinge plötzlich leise in sich hineinschmunzelten. Sie hatten die Primzahl erkannt und freuten sich, dass ihr Doktor beim Spiel mitmachte. Nach circa 5 min nannte John eine 9-stellige Primzahl und nach einem kurzen Blick in das Tabellenwerk nannte Sacks eine 10-stellige Zahl. Das Spiel konnte nicht ewig weitergehen, denn das Tabellenwerk von Oliver Sacks reichte nur bis zu den 10-stelligen Primzahlen. John und Michael hatten ihn geschlagen.

Die Fähigkeiten werden in fünf verschiedenen Kategorien beobachtet:
1. Musik mit absolutem Gehör (meistens am Klavier),
2. Rechnen mit dem Kalender (Wochentag auffinden),
3. Mathematik (Primzahlerkennen und Superschnellrechnen),
4. Mechanische Fähigkeiten (Herstellen von komplexen Modellen oder Strukturen) und
5. Räumliche Fähigkeiten (Abstandsmessung ohne Hilfsmittel, Kartengedächtnis, Kartenzeichnen und Ortfinden).

Grundsätzlich liegt dieser Störung einerseits ein außergewöhnliches Gedächtnis für dieses spezielle Wissen zugrunde. Dieses Gedächtnis kann auch speziell trainiert und gefördert werden und die Savants tun das auch. Das Gedächtnis ist ein integraler Bestandteil der Savants. Es ist oft unbewusster Art (also implizit, vergleiche ❑ Abb. 2.5). Andererseits gibt es deutliche mentale Einschränkungen auf anderen Gebieten. So beherrschen Savants mit mathematischen Fähigkeiten oftmals die Grundrechenarten nicht. Da Intelligenzleistungen fast durchwegs mit Sprach- und Worttests gemessen werden, schneiden die Savants schlecht ab, weil deren sprachliche Eignung oft ungenügend ist. Hätten wir hier andere Intelligenzbarometer, käme mancher Savant zu besseren Ergebnissen. Deshalb kann auch das Ergebnis des typischen IQ-Tests kein Kriterium für diese Störung sein.

Allerdings können Savants kreativ sein, denn die Fähigkeiten werden durch viele Wiederholungen entwickelt, verfestigt, es wird improvisiert und schließlich auch Neues aufgefunden, was sich in musikalischen oder künstlerischen Werken äußern kann. Mancher musikalische oder künstlerische Savant ist weltweit bekannt.

Häufig kommt das Savant-Syndrom nicht vor, aber die Ärzte gehen von 1–2 Fällen pro 1000 Personen aus. Insgesamt 50 % der Savants haben eine Störung aus dem Spektrum autistischer Krankheiten. Die anderen 50 % haben mentale Entwicklungsstörungen, leiden an den Folgen eines Traumas oder einer infektiösen Hirnerkrankung.

Das Savant-Syndrom kann auch direkt nach der Geburt – also in angeborener Weise – vorhanden sein. Allerdings sind die genetischen Faktoren nicht gut definiert, und dennoch gibt es eine klare familiäre Häufung dieses Phänomens. Zehn Prozent der

Menschen mit einer Störung aus dem Spektrum autistischer Krankheiten weisen ein Savant-Syndrom auf. Mit 6 Männern gegenüber einer Frau ist das männliche Geschlecht deutlich häufiger betroffen.

10.1.3 Wie schaffen sie das nur? – Gehirnkorrelate bei Savants

Viele Savants gibt es nicht, sie verstehen sich auf unterschiedlichste Inselbegabungen und die Untersuchung einer großen Zahl von Personen mit der gleichen Inselbegabung ist kaum gelungen. So werden in der Literatur meistens Einzelfallberichte präsentiert. Mittels bildgebender Verfahren wie der speziellen Kernspintomografie (sie erkennt aktive Areale im Gehirn) versucht der Neuropsychologe die Orte des Geschehens im Gehirn ausfindig zu machen.

Je nach Inselbegabung benutzen Savants unterschiedliche Regionen im Gehirn (◘ Abb. 10.1). Erstaunlich ist, dass keine einheitliche Struktur besonders hervortritt. Jene mit musikalischen Fähigkeiten besitzen eine starke Aktivität im Schläfenlappen, wo sich die Eingänge für Musik treffen und Musik abgelegt wird. Sie sind oftmals blind, sodass visuelle Eingänge nicht stören können. Interessanterweise sind die Aktivitäten eher in der linken Hirnhälfte lokalisiert. Neuere Untersuchungen zeigen, dass bei diesen Personen eine ausgeprägte Konnektivität innerhalb der zum Schläfenhirn gehörenden Areale besteht.

Jene Savants mit besonderen künstlerischen Fähigkeiten haben eine dickere Hirnrinde im Bereich des Scheitelhirns und der Hirnrinde für das Sehen (◘ Abb. 10.1), die für Rechenoperationen und das visuelle und räumliche Gedächtnis zuständig sind.

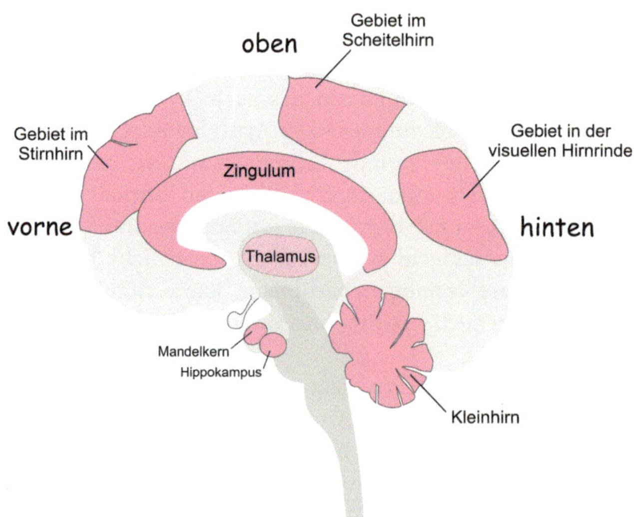

◘ Abb. 10.1 Wichtige Hirnregionen bei Savants. Im vorderen Bereich sind die relevanten Areale im Stirnhirn eingezeichnet. Das Zingulum, der Mandelkern und der Hippokampus gehören zum beteiligten limbischen System. Die Anteile des Schläfenhirns sind bei dieser Ansicht „von innen" nicht dargestellt. Sie erkennen die vielfach eingeschalteten Hirnregionen: Es gibt keine einheitliche Aktivierung einer einzigen Region. Dies spricht dafür, dass Savants das Gedächtnis auf einem Netzwerk verschiedener Hirnregionen aufbauen. Vergleiche auch ◘ Abb. 2.2

Bei manchen Personen beobachtet der Untersucher eine Zunahme der Hirnrindendicke auf der rechten Seite, im Mandelkern und in anderen Regionen (◘ Abb. 10.1).

Die Kalenderrechner fallen durch eine verstärkte Aktivität in Hippokampus und im Gebiet des vorderen Zingulums auf. Andere berichteten bei dieser Gruppe von Savants von ausgeprägten Aktivitäten im Stirnhirn, im Scheitelhirn, im Hippokampus, in der Hirnrinde für das Sehen am Hinterhaupt, dem rechtsseitigen Thalamus und im Kleinhirn (◘ Abb. 10.1). Das sind weit verteilte Hirngebiete, was wiederum für eine verzweigte Ablage von Informationen spricht, die in einem oder mehreren Netzwerken zusammengeschaltet sind. Die Beteiligung des Kleinhirns spricht für unbewusste Speicherung und Prozessierung.

In einem Fall mit speziellen visuellen und räumlichen Fähigkeiten war das Zingulum, der Mandelkern und das mittlere Schläfenhirn in benachbarten Regionen zum Hippokampus vergrößert, das für räumliches Gedächtnis zuständig ist (John O'Keefe und die Mosers kommen in den Sinn) (◘ Abb. 10.1).

Faszinierenderweise können Savants auch Hirnbereiche zusammenschalten, um die Gedächtnisleistung zu verstärken. So können visuelle Areale und zum Hörsinn gehörende Gebiete gleichzeitig aktiv sein wie bei einem Parallelprozessor. Neuropsychologen nehmen an, dass die Savants zum musikalischen Erinnern auch Bilder benutzen, die das Abspeichern und den Abruf erleichtern. Sie können Töne in Form von farbigen Formen wahrnehmen oder die Zahlenfolgen mit Bildern verknüpfen, ein Phänomen, das Synästhesie genannt wird. Diese Bilder können durch ihre Komplexität spezifisch für den Gedächtnisinhalt sein und so leicht erinnert werden. Der bekannte russische Psychologe Aleksandr Luria beschrieb dieses Phänomen bei seinem berühmten Patienten „S".

Wenn die Fähigkeiten eines Savants und eine Problematik aus dem Spektrum autistischer Störungen zusammen auftreten, können die Regionen für die soziale Interaktion in oberen und mittleren Stirnhirnregionen verkleinert sein. Dies widerspricht nicht den vergrößerten Regionen an anderen Stellen, die gemäß den besonderen Fähigkeiten der Savants beobachtet werden.

Wenn wir zum Vergleich gesunde Gedächtnischampions betrachten, so fällt auf, dass die Gedächtnisweltmeister einen besonders gut ausgebildeten rechtsseitigen Hippokampus besitzen. Das Volumen des Hippokampus korrelierte mit der Position auf der Weltrangliste. Je größer sich der Hippokampus darstellte, desto eher stehen sie auf dem ersten Platz der Gedächtniswettspiele. Lustigerweise sind auch die Taxifahrer Londons mit einem übergroßen Hippokampus ausgestattet, dessen Größe mit der Dauer der Tätigkeit positiv korreliert.

Übrigens: Frühleser im Kindesalter beziehungsweise Spätleser im Kindesalter sind keine typischen Savants. Allerdings kann sich dahinter eine Unzulänglichkeit verbergen, die zum Spektrum autistischer Störungen gerechnet wird. Spätleser können übrigens ausgesprochen intelligent sein. Eine sorgfältige Abklärung durch Neuropsychologen geht der Diagnose „Savant" oder „autistische Störung" in jedem Fall voraus.

Damit beenden wir das Kapitel zu den Savants, die faszinierende Gedächtnisleistungen erbringen. Auch wenn andere Hirnleistungen eingeschränkt sind, so können die Savant-Leistungen oft Trost bieten. Mancher Savant wurde mit seinen Fähigkeiten berühmt, was besonders geschehen mag, wenn der Savant über die reine Wiederholung hinauskommt, improvisiert und kreativ ist. Allerdings ist das Syndrom insofern selbstzerstörerisch, weil die einseitige Begabung die Betroffenen schwer von Helfern abhängig macht. Nicht umsonst musste der Rain Man in einem Heim untergebracht werden.

Sind die Helfer Angehörige, so brauchen sie erhebliche Mengen an Energie, um den Savant zu versorgen. Auch der Savant benötigt seine gesamte Energie für die Inselbegabung und hat für anderes kaum etwas übrig.

10.2 Gesichtsblindheit

In einem Buch von 1985 beschäftigte sich Oliver Sacks, der berühmte amerikanische Neurologe und Schriftsteller, mit dem Phänomen der Gesichtsblindheit (Prosopagnosie, griechisch von prosopon = Gesicht, Agnosie = Nichterkennen). Bei dieser Störung erkennen die Betroffenen keine Gesichter, sind aber ansonsten normal sehend. Sacks nannte das Buch „Der Mann, der seine Frau mit einem Hut verwechselte". Er beschrieb dort einen Dr. P., der beim Anziehen den Kopf seiner Frau mit beiden Händen nahm und sich denselben auf den eigenen Kopf setzen wollte. Hier erkennen wir, dass Dr. P. erstens das Gesicht seiner Frau nicht erkannte, dass er aber zweitens auch den Kopf nicht als Kopf erkannte. In diesem Fall ist es mehr als nur eine reine Gesichtsblindheit, da auch Nichtgesichtsobjekte falsch zugeordnet wurden. Im Forschungsgebiet der Gesichtserkennung versucht der Wissenschaftler möglichst Patienten zu betrachten, die eine reine Gesichtsblindheit aufweisen.

Die ersten Fälle von Gesichtsblindheit gab es schon in der Antike. Das Gebiet wurde in den letzten Jahren des 19. Jahrhunderts wiederbelebt. 1947 fasste Joachim Bodamer (1910–1985) aus Stuttgart drei Fälle der Gesichtsblindheit zusammen und er gilt daher als Erstbeschreiber dieses neuen Krankheitsbildes. Bodamer gab der Sache den Namen Prosopagnosie.

Erkennung von Gesichtern ist evolutionsbiologisch betrachtet außerordentlich wichtig. Wir ordnen das Gegenüber der eigenen Gruppe oder einer fremden Gruppe zu. Wir schätzen die Gemütsverfassung und die Absichten der Menschen ab. Wir erkennen den eigenen Partner und Kinder usw. Übrigens ist das Gegenüber auch das eigene Bild im Spiegel, das Gesichtsblinde nicht erkennen. Die Gesichtserkennung hat deshalb mehr noch als die nicht zum Gesicht gehörige Objekterkennung eine persönlich Bedeutung. Sie bettet den Menschen und Tiere in eine vertraute persönliche Umwelt ein.

Patienten mit dieser Störung entwickeln oft die Fähigkeit, mit den anderen Sinnessystemen – insbesondere dem Gehör – die Problematik zu kompensieren. Sie können zwar das Gesicht nicht erkennen, aber sie erkennen das Gegenüber an der Stimme oder an anderen Auffälligkeiten. Zur Veranschaulichung und zur Erinnerung an den Verfasser und den Betroffenen ist der erste Fall von Joachim Bodamer aus der Schrift von 1947 hier kurz geschildert.

10.2.1 Der Unteroffizier S.

S. wurde am 18.03.1944 im zweiten Weltkrieg durch einen Kopfdurchschuss schwer verwundet. Die kleinkalibrige Kugel verursachte einen 0,5 cm im Durchmesser messenden Schusskanal zwischen dem linken und rechten Ohransatz. Der Patient wurde bewusstlos eingeliefert und die Röntgenaufnahme zeigte entsprechende Schusslöcher in den zugehörigen Schädelknochen, verbunden mit dem Eindringen von Knochensplitter in das Innere des Gehirns. Die erste Untersuchung bei Bewusstsein erfolgte 6 Tage später. Zu diesem Zeitpunkt erkannte der Patient visuell fast nichts, jedoch waren die anderen

Fähigkeiten des Gehirns vollständig vorhanden. Der Patient hatte Glück im Unglück, da keine größere Blutung auftrat und nur relativ kleine Defekte vorhanden waren.

Einen Monat später wurden die Knochensplitter und Hirnteile operativ entfernt, und im Juni desselben Jahres waren die Schusswunde abgeheilt und das Befinden deutlich gebessert. Allerdings litt der Patient zu diesem Zeitpunkt an einer Störung des Objekterkennens ähnlich wie der Mann, der seine Frau mit einem Hut verwechselte. Im September des Jahres 1944 kam er in die Klinik für Hirnverletzte unter die Obhut Bodamers. Zu dieser Zeit bemerkte er große Ausfälle des Gesichtsfeldes, die sich aber nach und nach zurückbildeten. Das Gesichtsfeld ist der Teil des Raumes, der mit unbewegtem Auge vom Getesteten gesehen werden kann. Es wird in vier gleichgroße Quadranten eingeteilt wie bei einem Koordinatensystem. Der Nullpunkt ist die Stelle des schärfsten Sehens – die Makula.

Ein Jahr nach Verletzung erkannte der Patient nur noch wenige Teile des linken oberen Quadranten nicht, und das Ausfallsgebiet reichte dicht an den Punkt des schärfsten Sehens heran. Das spricht für eine kleine Schädigung des rechten Gehirns, da die Nervenbahnen im Gehirn zum Teil auf die Gegenseite kreuzen (rechts wird links, links wird rechts). Zu diesem Zeitpunkt fehlten auch jegliche Farbeindrücke, sodass S. nur schwarz und weiß erkannte. Er träumte zwar in Farbe, war aber jedes Mal tief enttäuscht, wenn er nach dem Aufwachen die schwarzweiße Welt zu sehen bekam.

Neuropsychologische Tests ergaben, dass der Patient die meisten Objekte gut erkannte. Jene, die nicht erkannt wurden, konnten durch Betasten sofort zugeordnet werden (Kompensation mit einem anderen Sinneseingang). Der Patient nahm ein Gemälde nicht als Gesamtes wahr und sah nur die Einzelheiten auf dem Bild. Die tiefere Bedeutung des Bildes, der Sinnzusammenhang oder die Absicht des Malers, etwas Besonderes darzustellen, waren ihm verborgen.

Neuropsychologen nennen diese Form des Nichterkennens „Störung des Simultanerkennens" oder Simultanagnosie. Dieses simultane Erkennen der Teile eines größeren Bildes ist auch enorm wichtig für das Erkennen eines Gesichtes, da sich das Gesicht aus typischen Elementen zusammensetzt (Stirn, Augenbrauen, Augen, Nase, Mund, Wangen etc.). Erst durch das simultane Zusammensetzen der Elemente ergibt sich ein gesamtes Gesicht. So verwundert es nicht, dass Patient S. auch Gesichter nicht erkannte.

Wörtlich schrieb Bodamer 1947:

>> „S. erkannte ein Gesicht wohl als solches, d. h. als verschieden von anderen Sehdingen, aber er konnte die betreffende Physiognomie nicht ihrem Träger zuordnen. Obwohl er alle Einzelheiten eines Gesichtes zu erkennen vermochte, erschienen ihm alle Gesichter gleich ‚nüchtern' und ‚geschmacklos'. Ein Gesicht hatte für ihn keinen Ausdruck, keinen ‚Sinn'. Mimische Gesichtsbewegungen wie beim Zorn oder beim Lächeln sieht er zwar, kann sie aber nicht deuten. Auch wenn man ihm sagte, dass er die und die Person vor sich habe, schlossen sich dessen Gesichtseinzelheiten nicht zu einem für den Träger typischen Gesichtsausdruck zusammen. Männer und Frauen konnte er nur an den Haaren und Kopfbedeckungen unterscheiden und das auch nicht immer sicher."

Und weiter:

>> „Aufgefordert, sein eigenes Gesicht im Spiegel zu betrachten, verkennt S. zunächst den Spiegel als Bild, korrigiert seine Fehlleistung, starrt lange in den Spiegel, so, als habe er einen völlig fremden Gegenstand vor sich. Gibt dann an, dass er wohl ein

Gesicht sehe, auch alle Einzelteile, die er beschreibt, er wisse auch, dass es sein eigenes
Gesicht sei, er erkenne es aber nicht als sein eigenes. Es könne auch das Gesicht eines
anderen Menschen, auch das einer Frau sein. … Auch die Gesichter von Vater, Mutter,
Geschwister waren ihm lebend und auf Bildern ebenso fremd, wie die Gesichter seiner
übrigen Mitmenschen."

Dieser Fall macht die gesamte Problematik des Nichterkennens von Gesichtern deutlich. S. hatte im Laufe der Zeit allerdings perfekte Kompensationsmechanismen erlernt, sodass er sein Gegenüber fast immer an der Stimme, an den Haaren, an der Kleidung, am Klang der Schritte, an der Art und Weise, wie die Türklinke heruntergedrückt wurde, am Bart, an der Brille etc. erkannte. Doch welche Hirnareale sind von dieser Störung betroffen?

10.2.2 Orte der Gesichtserkennung im Gehirn

Hier unterscheiden wir zwei grundsätzlich verschiedene Formen der fehlerhaften Gesichtserkennung, eine frühe angeborene und eine späte erworbene Form. Die frühe Form existiert von Geburt an oder sie entsteht in den Kindertagen. Eine späte Form entwickelt sich nach der vollkommen normalen Entwicklung des Gehirns als Folge einer Verletzung, wie beim Unteroffizier S., durch Schlaganfall oder Tumor. Die Orte der Hirnstörung befinden sich nämlich an verschiedenen Plätzen. Historisch war die späte oder erworbene Störung zuerst beobachtet worden.

Ab den 1970er Jahren befasste sich vor allen Dingen die Neuropsychologie mit dem Problem der Gesichtsblindheit, ohne dafür moderne bildgebende Verfahren verwenden zu können. Ähnlich wie bei den Sprachproblemen, die mit den Namen Broca und Wernicke im ▶ Kap. 2 *Das mentale Gedächtnis* zusammengebracht wurden, wurde die Gesichtsblindheit mit Schäden im Gehirn in Verbindung gebracht. Für die Untersuchung war es wichtig, dass der Patient ein reines Problem der Gesichtserkennung und anderweitig keine Störung der Objekterkennung aufwies. Oft kommt dies zusammen vor, so wie bei Unteroffizier S., der kurz nach Verletzung auch Objekte nicht erkennen konnte. Wenn beide gemeinsam vorkommen, lässt sich die entsprechende Region für reines Gesichterkennen nicht sicher abgrenzen.

Anfangs stellten die Wissenschaftler fest, dass sich Menschen bei der Erkennung von Gesichtern auf wenige markante Punkte wie Augen und Augenbrauen, gefolgt von Mund, Nase und Wangen konzentrieren. Aus diesen individuellen Merkmalen, die auch Patient S. isoliert sah, muss ein holistisches Bild zusammengesetzt werden, dass mit abgespeicherten Informationen im Langzeitgedächtnis verglichen wird. Da das Areal der primären Sehrinde (direkter Eingang aus der Netzhaut), das Gebiet für die Zusammensetzung eines Bildes und die Region für das Gedächtnis eines Bildes an verschiedenen Stellen im Gehirn lokalisiert sind, können Schäden an verschiedenen Stellen dieses Netzwerks zur Gesichtsblindheit führen. Doch wo sitzen nun diese Areale im Gehirn?

Für das Gesichterkennen sind zunächst Regionen in der Hirnrinde des Sehens und im Schläfenlappen zuständig. Diese Regionen erkennen wir am besten von der Seite (◘ Abb. 10.2) und noch besser von unten, da sie am Boden des Gehirns untergebracht sind (◘ Abb. 10.3). Die orange markierten Schädigungsareale wurden der erworbenen Gesichtsblindheit zugeordnet. Die Kette gelber Punkte, die nur auf der rechten Seite im Sehhirn und Schläfenhirn eingezeichnet ist (links aber auch existiert), zeigt die

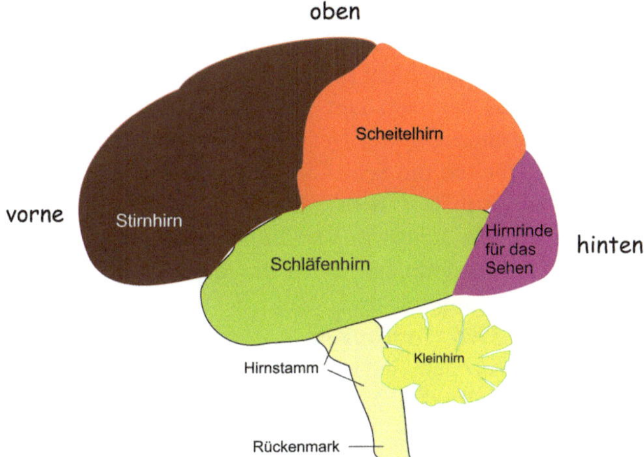

Abb. 10.2 Wichtige Hirnregionen von der Seite betrachtet. Die Sehrinde für das Sehen geht fließend über in die Bereiche des Scheitel- und Schläfenhirns. Das Schläfenhirn lässt sich nur gut von außen betrachten, da es den anderen Strukturen von außen aufliegt. In **Abb. 2.2** ist es nicht erkennbar, da dort der Blick auf das Gehirn von innen gezeigt ist

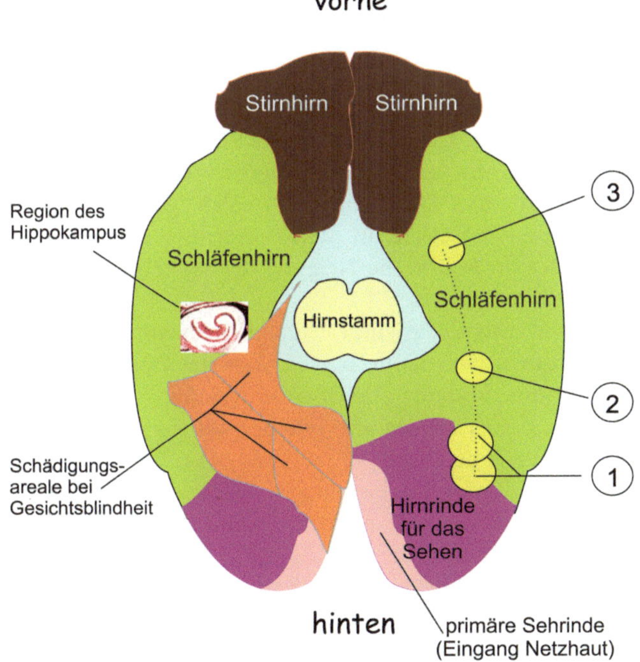

Abb. 10.3 Wichtige Hirnregionen von unten betrachtet. Von unten sehen wir im Wesentlichen die Hirnrinde für das Sehen im hinteren Anteil in violett und pink, das Schläfenhirn in oliv-grün und vorne das Stirnhirn in dunkelbraun. Die orangen Anteile zeigen die entscheidenden Schädigungsareale, die bei der Gesichtsblindheit zugeordnet werden konnten. Die Kette gelber Punkte in der Hirnrinde für Sehen und im Schläfenhirn zeigt markante Stellen, die in der speziellen Kernspintomografie während des Gesichterkennens aktiviert werden. Im Schläfenlappen liegen unweit auch der Hippokampus und ringsherum die Anteile des Gedächtnisapparates des Schläfenlappens

Aktivierungsorte in der speziellen Kernspintomografie während des Gesichterkennens. Darüber hinaus gibt es noch mehrere gelbe Punkte – also gesichtsselektive Areale, die aber aus Gründen der Übersichtlichkeit hier nicht diskutiert werden.

Die Sehinformation aus der Netzhaut wird auf die primäre Sehrinde übertragen, sodass die räumliche Anordnung in der Netzhaut hier 1:1 abgebildet wird. Angrenzende Areale der Sehrinde verarbeiten die Sehinformation weiter. Der Punkt 1 in ◘ Abb. 10.3 liegt am nächsten zur primären Sehrinde und wird Hinterhaupt-Gesichts-Region genannt. Der Punkt 2 ist ein Zentrum für die Zusammensetzung der verschiedenen Einzelelemente des Gesichts, denn hier wird das gesamte Gesicht integriert (genannt fusiforme Gesichtsregion). Punkt 1 und Punkt 2 stehen in enger Wechselbeziehung. Punkt 3 ist eine wichtige Gedächtnisregion im vorderen Schläfenlappen, wo die Verbindungen zum autobiografischen Gedächtnis hergestellt werden (siehe auch ◘ Abb. 2.5 und den entsprechenden ▸ Abschn. 2.2.4 *Das autobiografische Gedächtnis* im ▸ Kap. 2 *Das mentale Gedächtnis*). Gesichter werden mit den dort abgelegten Informationen zu Gesichtszügen verglichen, sodass die Identität der Person zugeordnet, benannt und autobiografisch eingeordnet werden kann.

10.2.3 Verknüpfungen der drei Kerngebiete der Gesichtserkennung mit anderen Regionen

Diese drei Regionen (Punkte 1–3 in ◘ Abb. 10.3) stehen mit weiteren Gebieten im Gehirn durch Nervenfaserverbindungen in enger Beziehung. Zum einen ist das der Mandelkern, der über die emotionale Sachlage – Zorn, Ärger, Freundlichkeit, Zuwendung etc. – Auskunft geben kann. Beim Patient S. waren hier noch Elemente erhalten, da Zorn erkannt, aber nicht richtig eingeordnet wurde.

Des Weiteren sind die drei Regionen mit Arealen für das dreidimensionale Raumerkennen verknüpft, um das Gesicht im Raum einordnen zu können. Dazu gehört auch die Haltung des Kopfes im Raum, die Neigung des Gesichts, die Betrachtungsrichtung des Gesichts usw.

Eine wichtige Verbindung existiert zum Hörzentrum und Gedächtniszentrum für Sprache und Stimmen. Sie erinnern sich, dass der Patient S. zwar Gesichter nicht erkannte, aber die Stimmen sofort zuordnen und dadurch die Personen identifizieren konnte. Das ist ein bisschen so wie am Telefon, wo wir ja auch nur die Stimme zur Identifikation des Sprechers benutzen.

Weitere wichtige Nervenfaserverbindungen existieren zum seitlichen Stirnhirn, wo eine Bewertung der Gesichter, eine zeitliche Einordnung und andere wichtige übergeordnete Betrachtungen stattfinden.

An dieser Stelle will ich kurz auf die angeborenen Formen der Gesichtsblindheit zurückkommen. Gerade diese Verbindungen zwischen dem Kerngebiet des Gesichtserkennens (die gelben Punkte in ◘ Abb. 10.3) und den Arealen im Stirnhirn oder im Schläfenlappen sind bei der angeborenen Form besonders betroffen. Insofern handelt es sich dort eher um eine Störung der Konnektivität verschiedener Regionen. Diese Unterformen basieren zu einem erheblichen Teil auf genetischen Grundlagen.

Die Wissenschaft der Gesichtserkennung ist stark im Fluss, denn moderne Methoden werfen ein neues Licht auf dieses Forschungsfeld. Gerade die spezielle Kernspintomografie hat in Kombination mit neuropsychologischen Verfahren völlig neue Wege gezeigt. Wäre die zeitliche Auflösung dieser speziellen Kernspintomografie noch kürzer, im Bereich von Millisekunden, könnte die Reihenfolge der Aktivierung der verschiedenen Areale beurteilt werden, sodass die Hierarchie der zeitlichen Verarbeitung klar wird. Wichtig ist die parallele Bewertung der verschiedenen Methoden, da nur eine Integration aller Informationen die Gesichtsblindheit erklärt.

Neu ist auch die direkte elektrische Stimulation von Hirnarealen mittels der tiefen Elektroden, die Ärzte bei Epilepsie therapeutisch einsetzen. Die elektrische Stimulation verhindert nämlich das normale Funktionieren der Gesichtserkennung, wenn die Elektrode in einem der gelben Kerngebiete der ◘ Abb. 10.3 liegt. So konnte ein Proband im Experiment ein Gesicht von Barack Obama vor Stimulation problemlos erkennen, aber während elektrischer Stimulation des Punktes Nr. 2 aus ◘ Abb. 10.3 ging es nicht mehr. Erst als die Stimulation wieder zu Ende war, konnte das Gesicht wieder identifiziert werden. Dies spricht stark für die Beteiligung dieses Kerngebiets der Gesichtserkennung. Das ist schon ein bisschen gruselig und frankensteinisch.

Ich gehe davon aus, dass die Störung des Gesichts- und Objektgedächtnisses mit einem Mehr an Energieausgaben verknüpft ist. Dieser Sachverhalt ist schwierig zu prüfen, aber in der Kernspintomografie werden andere Areale im Gehirn aktiv, um die Gedächtnisstörung kompensieren zu können (Sprachzentrum sprachen wir an). Bei Dr. P. weist Oliver Sacks auch auf eine höhere psychomotorische Aktivität wegen Fehlhandlungen hin, wie das Ergreifen des Kopfes der eigenen Frau und die sich anschließende Rechtfertigung und Auflösung des Widerspruchs. Wenn der Fehler bei der Gesichtserkennung auch nicht selbstzerstörerisch ist, so kostet das alles extra Energie.

Kehren wir zum Schluss vom Hinterhauptshirn (Sehen) zum Schläfenhirn (Autobiografisches) zurück. Erinnern Sie sich an Wilder Penfield, der an der McGill Universität in Montreal am offenen Hirn operierte und die Oberfläche des Gehirns elektrisch stimulierte. Bei diesen Aktionen beobachtete er, dass die Stimulation des sogenannten Schläfenlappens bei manchen Patienten zur Wiedererinnerung von lebendig geschilderten Gedächtnisinhalten wie Gerüche, traumartige Erinnerungen und auch zu Halluzination im Bereich des Hörens führte. Doch davon mehr im nächsten Abschnitt.

10.3 Epilepsie im Schläfenhirn

10.3.1 Stichpunkte zur Epilepsie

Epilepsie kommt vom griechischen Wort epilepsis (ἐπίληψις), was so viel wie Überfall bedeutet. Wer einen Anfall schon einmal beobachtet hat, der weiß, dass das Geschehen einem Überfall gleichkommt. Da oft die muskuläre Funktion durch krampfartige Zuckungen beeinträchtigt ist, fällt der Betroffene nieder und verliert oft das Bewusstsein, weshalb der Volksmund auch „Fallsucht" sagt. Ich wundere mich ein wenig, warum diese Krankheit in der Antike „heilig" genannt wurde. Hippokrates – der griechische Arzt – und Galen – das römische Gegenstück – räumten mit der Heiligkeit auf und nahmen die Sache, wie sie ist.

An einer aktiven Epilepsie leidet etwa 1 % der Bevölkerung. Pro Jahr tritt sie bei 40–80 von 100.000 Kindern und bei 30–50 Erwachsenen pro 100.000 Personen neu auf. Ursachen einer Epilepsie können genetische Defekte von Ionenpumpen und -kanälen sein. Eine Ionenpumpe haben wir in ◘ Abb. 6.1 kennengelernt. Sie stabilisieren die Ionenverhältnisse und damit die Spannung an einer Zellmembran. Verändert sich durch einen Defekt die Membranspannung, kommt es gerne zu einer gestörten Entladung der Nervenzellen und damit zu einer Übererregbarkeit und Dauerentladung.

Neben diesen angeborenen Ursachen unterscheidet der Neurologe hirnorganische Gründe als Folge von Geburtstraumata, Fehlbildungen des Hirngewebes, gefäßbedingten Gewebeveränderungen, Kopfverletzungen, Infektionen, Hirntumoren, Autoimmunkrankheiten und Stoffwechselerkrankungen (zu wenig Kalzium, Natrium, Magnesium oder Blutglukose, und zu viel Eisen usw.). Zu den Auslösern gehören Medikamente und Drogen, Schlafentzug, starke körperliche Anstrengung, Fieber, Alkohol und Stroboskoplicht (z. B. in der Diskothek).

Grundsätzlich liegt der Epilepsie eine Übererregbarkeit der Nervenzellen zugrunde. Ganze Nervenzellverbände sind gleichzeitig aktiv. In betroffenen Hirnregionen übersteigt die Erregung die normalerweise vorhandene Hemmung. Neurophysiologen unterscheiden erregende und hemmende Neurotransmitter im Gehirn, und bei Epilepsie überwiegen gerne die erregenden Bahnen. Auch bezüglich der Neurotransmitter und ihrer Rezeptoren können genetische Defekte vorliegen.

Die Epilepsien werden nach zwei im Jahre 1981 und 2017 herausgebrachten Klassifikationen eingeteilt. Dabei unterscheidet der Neurologe solche, die zunächst in einem kleinen Hirngebiet beginnen (fokal), von solchen, die generalisiert beginnen und ein großes Gebiet einschließen (generalisiert). Des Weiteren gibt es solche Formen, die der Neurologe nicht exakt einem Ort zuordnen kann und die deshalb nicht klassifizierbar sind oder mit unbekanntem Beginn starten. Ein wichtiger Unterscheidungspunkt ist die Beteiligung von Muskeln (motorisch) im Gegensatz zu Anfällen ohne motorische Komponente. Eine weitere Unterscheidung ist der Ausfall oder die Erhaltung des Bewusstseins. Die Klassifikation ist komplex und sie wird hier nicht weiter vertieft, denn diese Einteilung bleibt den Fachleuten überlassen.

Eine dieser Formen der Epilepsie betrifft relativ umgrenzte Gebiete des Schläfenhirns (◘ Abb. 10.2), wo viele Gedächtnisinhalte zum Beispiel im Hippokampus (dem Seepferdchen) und den angrenzenden Regionen im Musikgedächtnis, im Sprachgedächtnis, im Gesichtsgedächtnis oder im autobiografischen Gedächtnis untergebracht sind. Hier hat Wilder Penfield aus ► Kap. 2 elektrisch stimuliert! Durch die perfekte Verknüpfung dieser Orte zum Mandelkern sind emotionale und körperliche Reaktionen über Hormone oder das sympathische Nervensystem häufig. Sie ahnen, dass die Beteiligung dieser Regionen besondere Störungen des Gedächtnisses hervorrufen muss.

10.3.2 Aura, die griechische Göttin der Morgenbrise

Bei einem Anfall erleben die Patienten oft ein undefiniertes Vorspiel, ein Vorgefühl, einen Lufthauch, eine Morgenbrise – die Aura des epileptischen Anfalls. Diese Aura kann sich zu einem großen Anfall mit oder ohne Muskelbeteiligung ausbreiten, muss es aber nicht und kann lokal bleiben. Bei der Epilepsie des Schläfenlappens ist die Aura oft das Zeichen für einen umschriebenen kleinen Anfall, der es allerdings in sich haben kann.

Wenn das Geschehen harmlos verläuft, haben die Betroffenen ein ungutes Gefühl in der Magengegend, was durch die enge Tuchfühlung zum Mandelkern und dessen enge Kontakte zum sympathischen und parasympathischen Nervensystem bedingt ist (◘ Abb. 2.2.). Der Anfall im Schläfenlappen ist mit 30 % die häufigste Form der fokalen Anfälle. Grundlage ist häufig eine krankheitsrelevante Veränderung des Hirngewebes im Hippokampus und den angrenzenden Regionen. Die Anfälle können mit und ohne Bewusstseinsausfälle und schmatzend-kauenden Mundbewegungen einhergehen.

Konstant zeigt sich die Schläfenhirnepilepsie allerdings nicht, da viele verschiedene Regionen in dieser Hirnrinde untergebracht sind, die für unterschiedliche Gedächtniselemente zuständig sind. Häufig sind jedoch das Bild des sogenannten Déjà-vu und lebendige akustische, visuelle und geruchsbezogene Halluzinationen. Eine frühere Situation wird wiedererlebt. Das mag kein Wunder sein, wenn die Erregung im Hippokampus und den angrenzenden Regionen kreist (Abruf eines Gedächtnisses). Die Betroffenen erinnern sich an Orte, frühere Plätze, Straßenzüge, kurzum bekannte Räume aus früheren Tagen. „Aha, hier war ich schon einmal!"

Hinsichtlich der Halluzinationen kann es zu Höreindrücken, Stimmenhören, Gesanghören oder Musikhören kommen. Im Schläfenlappen ist das Gedächtnis für das Hören untergebracht. Halluzinationen können – wenn auch seltener – visuelle Dinge betreffen. Wie wir oben gelernt haben, sind die basalen Anteile des Schläfenhirns mit dem visuellen System eng verknüpft (zum Beispiel beim Gesichtserkennen). Deshalb müssen wir uns nicht wundern, wenn auch Bilderinnerungen auftauchen. So kann auch ein Bild, das im Gedächtnis aufbewahrt wird, quasi mit dem aktuellen, von außen über das Auge eingehenden Bild überlagert werden. Der berühmte britische Neurologe John H. Jackson aus dem 19. Jahrhundert nannte das Konstrukt „eine mentale Verdoppelung" mit einem normalen externen und einem parasitischen internen Bild.

Des Weiteren wird der im Schläfenhirn liegende Hippokampus auch beim Riechen eingeschaltet, weil der Geruchsreiz mit dem Raum und anderen Inhalten verknüpft wird (◘ Abb. 2.2). „Wo kam der angenehme Geruch her?" Wir hatten das bereits im Unterkapitel **Geruchssinn und Gedächtnis** besprochen. So kann eine kreisende Erregung im Hippokampus auch Gedächtnis mit Geruchs- oder Geschmacksinhalten aktivieren. Ein Patient hatte zum Beispiel das Gefühl, Artischocken im Mund zu haben. Und wenn der Mandelkern auch noch im Erregungskreis liegt, können emotionale Reaktionen mit Angst, Zorn, Wut, Wahn, Übelkeit, Schreckreaktion mit Herzbeschleunigung, Herzklopfen, weitgestellter Pupille, Gesichtsrötung, Gänsehaut, sexuelle Erregung und ungute Empfindungen im Brust- und Bauchraum hinzukommen. Das gleicht einer Stressachsenreaktion bei Gefahr, die zum Abruf von Energieträgern nötig ist.

Das Bewusstsein muss nicht getrübt sein, aber oft erleben die Patienten nach der Aura einen wachtraumartigen Zustand, eine Art von Ablösung vom normalen Leben, ein tranceartiges Empfindungsleben, kurzum ein eigenartig berührendes Aus-der-Welt-Sein. Nach jeder epileptischen Episode gibt es in der Folge einen Erholungszustand, währenddessen sich die Betroffenen erst einmal Klarheit verschaffen müssen. Sie müssen das Ganze einordnen, da die Dinge der Außenwelt mit den Dingen der Innenwelt, den krankhaft induzierten, kreisenden Erregungen und den dadurch verursachten Veränderungen des Erlebens, in Beziehung gebracht werden müssen. Die Anfälle können selten bis häufig sein, bis zu 30-mal am Tag, sodass ein epileptisches Kontinuum entstehen kann.

Nun stellen wir uns einmal vor, dass eine streng erzogene Person aus einem radikal religiösen Elternhaus, „gefüttert" mit religiösen Inhalten, mit Bildern und anderen Inhalten aus der religiösen Weltanschauung an einer Schläfenlappenepilepsie leidet und häufige Anfälle der beschriebenen Art hat. Das Déjà-vu, die akustischen Eingebungen, die visuellen Halluzinationen, die autobiografische Einordnung und andere Inhalte werden wohl oder übel aus diesem „religiösen Gedächtnis" stammen. Der Bezug zum Überirdischen, Übernatürlichen und Übersinnlichen dürfte vorhanden sein, und so geschah es mit A.M.

10.3.3 Die Schläfenepilepsie und die Folgen bei Anneliese Michel

Nicht alles muss von allen erzählt werden, aber die Geschichte der A.M. zeigt das Ausmaß einer schweren Schläfenlappenepilepsie und wird in Erinnerung an das Opfer und ihr unendliches Leid hier kurz berichtet. Der Fall von A.M. war in den späten 1970ern viele Jahre in der Öffentlichkeit präsent.

A.M. kam 1952 zur Welt, in einer Zeit des relativen Mangels und der kriegsbedingten Entbehrung. Sie wuchs in einem streng religiösen Elternhaus in einer kleinen katholischen Ortschaft am Untermain auf. Drei Tanten von A.M. waren Nonnen und auch der Vater hätte Priester werden sollen. In den Kinderjahren ging sie mehrmals pro Woche zur Messe, betete viele Rosenkränze und schlief manchmal auf dem Fußboden, um für andere Menschen Sühne zu leisten. Aufgrund strenger Moralvorstellungen hatte sie wenig Kontakt zu Gleichaltrigen und der Außenwelt.

Im Alter von 16 Jahren erlitt sie den ersten Krampfanfall, weitere folgten ebenso wie eine Tuberkulosekrankheit, die in einem Sanatorium im Allgäu behandelt wurde. Im Sanatorium hatte sie mehrfache Anfälle und erlebte dort die ersten akustischen und optischen Halluzinationen. Die Halluzinationen kehrten regelmäßig wieder: „Stimmen haben zu ihr aus der Hölle gesprochen." In dieser Zeit wird auch eine Elektroenzephalografie durchgeführt, die zur Diagnose einer Schläfenlappenepilepsie führte. Wir schreiben das Jahr 1968.

Dennoch konnte sie das Abitur ablegen, studierte an der pädagogischen Hochschule in Würzburg für das kirchliche Lehramt und lebte in dieser Zeit im katholischen Wohnheim. Allerdings konnte sie das Studium nicht abschließen. Ihre Staatsexamensarbeit sollte den Titel „Die Aufarbeitung der Angst als religionspädagogische Aufgabe" haben. Die Angst mag ein Hinweis auf die Mitbeteiligung des Mandelkerns geben. Sie wurde zwar medikamentös therapiert, aber es gab Zweifel, ob die Therapie ausreichend war. Außerdem ist die Schläfenlappenepilepsie oftmals nicht therapeutisch in den Griff zu bekommen.

Nach einer Wallfahrt mit dämonischen Wahrnehmungen wurde sie erstmals katholischen „Fachleuten für Besessenheit" vorgestellt. Im Jahre 1975 erfolgte eine erste Austreibung oder – wie es auch genannt wurde – ein Exorzismus. Der Würzburger Bischof musste zustimmen. Zwischenzeitlich hat A.M. deutlich an Gewicht abgenommen und lebte wieder bei ihren Eltern am Untermain. Die Gewichtsabnahme spricht für einen hohen Energieverbrauch im Kontext der Krankheit. Die Einweisung in eine psychiatrische Anstalt kam für die Eltern nicht infrage, weil das die Berufsaussichten geschmälert hätte.

Nach einer eingehenden Prüfung durch katholische Exorzismusexperten unterzog sie sich im Jahre 1975 einer Teufelsaustreibung. Von nun an erhielt A.M. bis zu ihrem Tode am 1. Juli 1976 insgesamt 67 exorzistische Sitzungen. Während diesen Sitzungen schrie sie, äußerte grob unflätige Worte und halluzinierte. Im Frühjahr 1976 stellte A.M. die Nahrungsaufnahme ein, ihr Zustand verschlechterte sich rapide, sie marterte sich, biss, kratzte, schlug um sich, verletzte sich und andere, lag schließlich nur noch im Bett, erkannte die Wundmale des Heilands an sich, hatte Druckgeschwüre und andere Verletzungen und viele epileptische Anfälle. Die Therapie der Epilepsie war sicherlich nicht ausreichend und der Therapieentzug könnte ihr psychotisches Verhalten verstärkt haben.

Nach ihrem Tod kam das Drama ans Licht der Öffentlichkeit, die Staatanwaltschaft Aschaffenburg verfolgte die Sache juristisch, es erfolgte eine Obduktion, später ein Exhumierung auf Wunsch der Eltern („weil A.M. Leuten erschienen war") und schließlich eine Verurteilung der Eltern sowie zwei beteiligter Priester zu 6 Monaten Haft, die auf 3 Jahre zur Bewährung ausgesetzt wurden. Schuldmindernd war die erhebliche Einschränkung der Einsichtsfähigkeit bei den Beteiligten, da diese „unumstößlich an die personale Existenz des Teufels glaubten".

Obwohl im obigen Text der Bezug zur Schläfenlappenepilepsie hergestellt wurde, könnte sich im Verlauf der Krankheitsentwicklung auch zusätzlich eine paranoide Psychose oder eine Schizophrenie eingestellt haben. Die Themen von epilepsiebedingten Halluzinationen und ggf. psychosebedingten Inhalten stammten aus dem religiösen Umfeld. Mehrere Gutachten stützen die Annahme eines komplexen Krankheitsprozesses, bei der das Opfer sich mit der Rolle einer Besessenen identifizierte.

Epilepsie und Psychose liegen also gar nicht weit auseinander, gerade im Schläfenlappen, wo akustische, visuelle und geruchs-/geschmacksbezogene Gedächtnisinhalte verankert sind. Die Störungen der Leitungsbahnen – der Konnektivität – zwischen Hippokampus und angrenzenden Gedächtnisregionen des Schläfenlappens einerseits und dem zentralen integrierenden Netzwerk *(Default Mode Network)* andererseits können mit Wahrnehmungsstörungen und psychiatrischen Störungen bei Schläfenlappenepilepsie in enger Verbindung stehen.

Neuere Übersichtsarbeiten zeigen, dass diese Verbindung bei etwa 7 % der Patienten mit Schläfenhirnepilepsie existiert. Diese Patienten mit der besagten Epilepsie haben fast 8-mal häufiger eine Psychose. Die Dauerstimulation der Nervenzellen bei Epilepsie kann ein wichtiger Trigger für Psychosen sein.

10.4 Zusammenfassung zu Krankheiten des mentalen Gedächtnisses

Wir kommen zum Schluss des Kapitels und wir können ohne Mühe erkennen, dass Krankheiten die alleine das mentale Gedächtnis betreffen, schwere Probleme hervorrufen. Das Beispiel der Schläfenhirnepilepsie mit/ohne Psychose spricht Bände. In allen Fällen – bei den besonderen Wissenden, bei der Gesichtsblindheit und bei der Schläfenlappenepilepsie – erkennen wir ein übererregtes Gehirn und oft damit verknüpft auch eine gesteigerte Aktivität der Muskulatur.

Sei es durch eine übertriebene und einseitige Beschäftigung mit Gedächtnisinhalten wie bei den Savants, eine gesteigerte Aufmerksamkeit zur Kompensation des fehlenden Gesichterkennens bei Prosopagnosie oder durch die spontan ausgelöste Übererregung bei der Epilepsie, oft kommt es zu verstärkten Energieausgaben. Bestimmend ist die motorische oder allgemeinkörperliche Reaktion auf das mentale Problem (Muskelbeteiligung und Schlafmangel). Diese Fragen wurden an Patientengruppen mit mentalen Gedächtnisstörungen kaum untersucht, aber es kann sich lohnen, da Spätprobleme des erhöhten Energiebedarfs, wie sie in meinem Buch „Altern, Müdigkeit und Entzündungen verstehen" für andere Krankheiten beschrieben wurden, eine notwendige Folge sein werden.

Mit dem Wissen aus den Buchteilen I und II konnten wir diese Beispiele der mentalen Gedächtnisprobleme nachvollziehen. Die Gebrechen stammen vorwiegend aus dem großen Bereich zentralnervöser Störungen, obwohl auch periphere Einflüsse als Auslöser der Epilepsie eine wichtige Rolle spielen (Beispiel: zu wenig Blutglukose). Ferner wirken die Folgeprobleme der mentalen Störung gerne auf den Körper zurück, weil der

Mandelkern und andere wichtige Verbindungen zur Peripherie aktiviert werden. Die Stressachsen werden eingeschaltet.

Probleme des mentalen Gedächtnisses führen zu einer fehlenden Übereinstimmung zwischen der Innenwelt des Betroffenen und dessen Außenwelt. Der Versuch, eine Übereinstimmung zwischen beiden herzustellen, verbraucht große Mengen an extra Energie. Mit dem Blick auf die Evolutionsmedizin wird klar, dass unser Gehirn nicht für die fortdauernde, energieverzehrende Korrektur dieser Diskrepanz von Außen- und Innenwelt positiv selektioniert wurde.

Auf den Punkt gebracht

- Inselbegabungen bei Savant-Syndrom sind mit außergewöhnlichen Gedächtnisleistungen verknüpft.
- Spezialisten gibt es für das Errechnen eines Wochentages, für Nummern im Telefonbuch, für enzyklopädisches Buchwissen, für geografische Kenntnisse, für Sportgeschichte, für Tonhöhengedächtnis, für schnelles Rechnen, für Primzahlen, für das Herstellen von komplexen Modellen oder Strukturen und für Abstandsmessungen ohne Hilfsmittel, für Kartengedächtnis, für Kartenzeichnen und Ortfinden.
- Gemäß den sehr unterschiedlichen Gedächtnisinhalten sind bei Savants verschiedene Gehirnareale aktiviert. Ein einheitliches Korrelat gibt es im Gehirn nicht.
- Bodamer beschreibt zum ersten Mal das Phänomen der Gesichtsblindheit als erworbene Störung. Sein Patient S. zeigt alle Charakteristika der Gesichtsblindheit.
- Bei der Gesichtsblindheit besteht eine Störung der Integration verschiedener zum Gesicht gehörender Einzelelemente und/oder ein Defekt im Abgleich äußerer Bilder mit den im Langzeitgedächtnis abgelegten Physiognomien des autobiografischen Gedächtnisses.
- Es können mehrere Hirnregionen für die Störung verantwortlich gemacht werden. Sie befinden sich im Sehhirn oder im basalen Schläfenhirn nahe des Hippokampus.
- Das Gesichtsgedächtnis ist eng mit dem autobiografischen Gedächtnis und dem Hörgedächtnis verknüpft. Daneben existieren Verbindungen zum Mandelkern und anderen Gebieten des limbischen Systems, die emotionale Sofortreaktionen ermöglichen.
- Die Epilepsie basiert auf einer Übererregung von Nervenzellen in Netzwerken, die beispielsweise auf Störungen von elektrischen Membranphänomenen beruhen (Ionenkanäle und – pumpen, Neurotransmitter, Neurotransmitterrezeptoren). Sie kommt als Folge verschiedener Hirnkrankheiten vor.
- Eine fokale Epilepsie kann im Schläfenhirn auftreten. Sie kann mit mannigfaltigen Symptomen einhergehen. Dazu gehören: traumartiger Zustand, Déjà-vu, Automatismen im Mund- und Gesichtsbereich, Halluzinationen mit Höreindrücken, Stimmenhören, Gesanghören oder Musikhören, „mentale Verdoppelung" von Bildern und Geruchs- und Geschmacksphänomene.
- Oft sind emotionale Reaktionen gekoppelt wie Angst, Zorn, Wut, Schreckreaktion mit Herzbeschleunigung, Herzklopfen, weitgestellter Pupille, Gesichtsrötung, Gänsehaut, sexuelle Erregung und ungute Empfindungen im Brust- und Bauchraum.
- Das leidvolle Beispiel der A.M. zeigt die Verknüpfung einer Schläfenhirnepilepsie mit dem Krankheitsbild der Psychose mit wahnhaften Inhalten aus dem religiösen Bereich. Der Exorzismus – die Teufelsaustreibung – führt zum Tod der A.M.

- Probleme des mentalen Gedächtnisses führen zu einer fehlenden Übereinstimmung zwischen der Innenwelt des Betroffenen und dessen Außenwelt. Der Versuch eine Übereinstimmung zwischen beiden herzustellen, benötigt große Mengen an extra Energie. Hieraus ergeben sich körperliche Folgeprobleme.

Weiterführende Literatur

Avidan G, Behrmann M (2014) Impairment of the face processing network in congenital prosopagnosia. Front Biosci (Elite Ed) 6:236–257

Bancaud J, Brunet-Bourgin F, Chauvel P, Halgren E (1994) Anatomical origin of deja vu and vivid ‚memories' in human temporal lobe epilepsy. Brain 117(Pt 1):71–90

Blank H, Anwander A, von Kriegstein K (2011) Direct structural connections between voice- and face-recognition areas. J Neurosci 31(36):12906–12915

Clancy MJ, Clarke MC, Connor DJ, Cannon M, Cotter DR (2014) The prevalence of psychosis in epilepsy; a systematic review and meta-analysis. BMC Psychiatry 14:75

Corrigan NM, Richards TL, Treffert DA, Dager SR (2012) Toward a better understanding of the savant brain. Compr Psychiatry 53(6):706–717

Down JL (1887) On some of the mental affections of childhood and youth. Churchill, London

Fehr T, Wallace GL, Erhard P, Herrmann M (2011) The neural architecture of expert calendar calculation: a matter of strategy? Neurocase 17(4):360–371

Jonas J, Descoins M, Koessler L, Colnat-Coulbois S, Sauvee M, Guye M et al (2012) Focal electrical intracerebral stimulation of a face-sensitive area causes transient prosopagnosia. Neuroscience 222:281–288

Loui P, Li HC, Hohmann A, Schlaug G (2011) Enhanced cortical connectivity in absolute pitch musicians: a model for local hyperconnectivity. J Cogn Neurosci 23(4):1015–1026

Luria AR (1968) The mind of a mnemonist – a little book about a vast memory. Penguin, Middlesex

Mohan A, Roberto AJ, Mohan A, Lorenzo A, Jones K, Carney MJ et al (2016) The significance of the Default Mode Network (DMN) in neurological and neuropsychiatric disorders: a review. Yale J Biol Med. 89(1):49–57

Ney-Hellmuth P (2014) Der Fall der Anneliese Michel. Königshausen & Neumann, Würzburg

Rossion B (2014) Understanding face perception by means of prosopagnosia and neuroimaging. Front Biosci (Elite Ed) 6:258–307

Sacks O (1986) The man who mistook his wife for a hat. Picador, London

Straub RH (2018) Altern, Müdigkeit und Entzündungen verstehen – Wenn Immunsystem und Gehirn um die Energie im Körper ringen. Springer, Berlin

Thomas C, Avidan G, Humphreys K, Jung KJ, Gao F, Behrmann M (2009) Reduced structural connectivity in ventral visual cortex in congenital prosopagnosia. Nat Neurosci 12(1):29–31

Treffert DA (2009) The savant syndrome: an extraordinary condition. A synopsis: past, present, future. Philos Trans R Soc Lond B Biol Sci 364(1522):1351–1357

Viele Autoren (2005–2018) Anneliese Michel – eine ausführliche Dokumentation im Internet: Wikipedia. ▶ https://de.wikipedia.org/wiki/Anneliese_Michel

Zhao Y, Zhen Z, Liu X, Song Y, Liu J (2018) The neural network for face recognition: insights from an fMRI study on developmental prosopagnosia. Neuroimage 169:151–61

Krankheiten des immunologischen Gedächtnisses

© Springer-Verlag GmbH Deutschland, ein Teil von Springer Nature 2020
R. H. Straub, *Drei Gedächtnisse für den Körper*, https://doi.org/10.1007/978-3-662-59131-4_11

11.1 Thymusdefekt: Ein gestörtes T-Zellgedächtnis

11.1.1 Angelo DiGeorge

Im letzten Jahrzehnt des 19. Jahrhunderts erblickten Antonio DiGiorgio und Emilia Taraborelli in Italien das Licht der Welt. Mit der großen Auswanderungswelle zu Beginn des 20. Jahrhunderts kamen beide in die USA, lernten sich kennen und lieben, und bekamen nach dem Ende des ersten Weltkrieges drei Kinder, eine Tochter Concetta und zwei Söhne mit Namen Angelo und William. Angelo DiGiorgio (1921–2009), der ältere Sohn, wurde am 15. April 1921 in Philadelphia geboren. Die Namensänderung geschah in der Grundschule, weil die amerikanischen Lehrer DiGeorge besser aussprechen konnten.

Angelo war ein sehr schlauer Schüler, der die High School mit Auszeichnung abschloss und das White-Williams Scholar-Stipendium für talentierte Schüler bekam, das ihn in die Welt des amerikanischen Traumes brachte. Dieses Stipendium wird auch heute noch an finanziell benachteiligte Kinder der ersten Einwanderer-Generation vergeben, sodass sie aufs College gehen können. Angelo kam in die Temple Universität von Philadelphia, absolvierte dort das College mit besonderer Auszeichnung in Chemie, wechselte danach an die Medizinische Fakultät der Temple Universität, schloss das Studium 1946 im Alter von 24 Jahren mit Auszeichnung ab und war nach kurzem Militärdienst lange – von 1952 bis zu seinem Ausscheiden 1991 – in dieser Einrichtung tätig. Der Talentierte muss also nicht immer den Ort wechseln, um Wissenschaft auf hohem Niveau zu betreiben.

Angelo DiGeorge wurde Kinderarzt und Endokrinologe und in dieser Funktion interessierte er sich besonders für die ausgefalleneren Kinderkrankheiten, bei denen Organe nicht richtig gestaltet waren oder fehlten, weil mitunter ganze Stücke von Chromosomen ausfielen. In den 1960er Jahren erkannten Wissenschaftler gerade, dass T-Zellen und B-Zellen verschiedenartige Zellen des Immunsystems sind. Wir hatten sie im Kap. 3 im ▶ Abschn. 3.2 *Das angeborene Immunsystem und das angepasste Immunsystem* kennengelernt. Sie erinnern sich an die B-Zelle, die ihren Namen von der *Bursa fabricii* bekam, und auch an die T-Zelle vom Thymus (Bries), der hinter dem Brustbein sitzt. Der Thymus ist das wichtigste Organ für die T-Zellreifung, und unterbleibt diese Reifung bei einem Entwicklungsdefekt des Thymus, werden keine oder wenige T–Zellen gebildet.

Auf einer Konferenz amerikanischer Kinderärzte im Jahr 1965 berichtete Angelo DiGeorge von Kindern, denen der Thymus fehlte und die einen Immundefekt hatten. Das passte nun prima zu der gleichzeitig bekanntgewordenen Bedeutung des Thymus und der T-Zellen. Er beobachtete bei diesen Kindern weitere Auffälligkeiten des Kalziumstoffwechsels (es fehlt eine wichtige Drüse für die Kalziumregulation, die Nebenschilddrüse), Defekte großer aus dem Herzen abgehender Gefäße und Gesichtsmissbildungen.

Angelo muss ein sehr sympathischer Zeitgenosse gewesen sein, denn obgleich er diese Informationen nur mündlich auf diesem Kongress vortrug, eigentlich mehr diskutierte, wurde dieses komplexe Krankheitsbild bald danach DiGeorge-Syndrom genannt. Im Jahr 1968 publizierte er schließlich den Sachverhalt im Publikationsorgan der von Franklin D. Roosevelt gegründeten Wohltätigkeitsorganisation „March of Dimes". Was steckt nun hinter diesem obskuren DiGeorge-Syndrom?

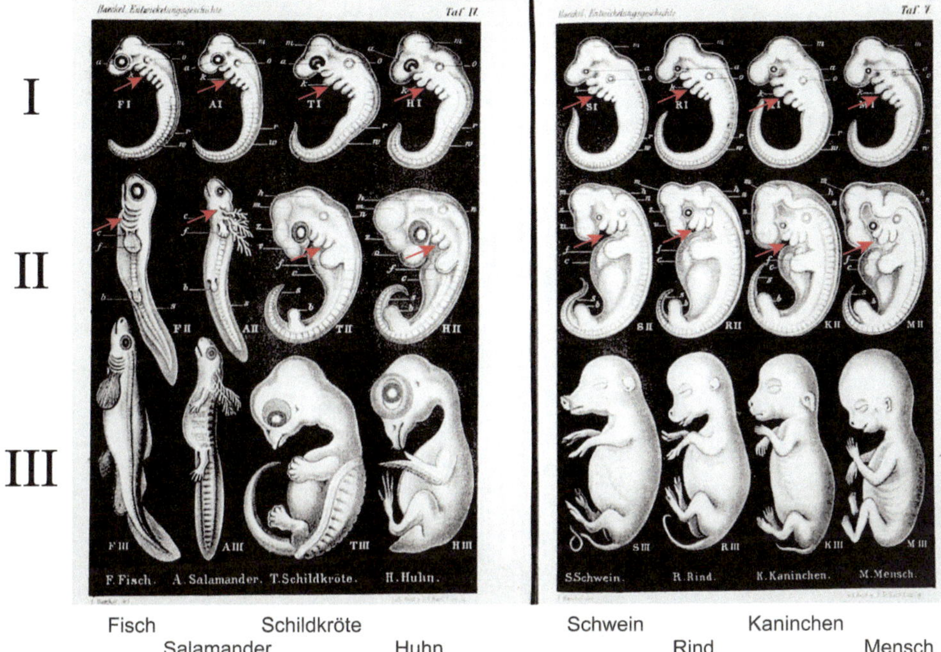

■ **Abb. 11.1**   Die Anthropogenie von Ernst Haeckel. Es sind drei Entwicklungsstufen von verschiedenen Tieren und dem Mensch dargestellt. In der Stufe I der Entwicklung haben die Embryonen eine überraschend ähnliche äußere Form, die sich im Laufe der Entwicklung des einzelnen Lebewesens (Ontogenese) bis zum reifen Fetus deutlich verändert. Diese Ähnlichkeit in der Stufe I veranlasste Ernst Haeckel, der vergleichender Anatom war, zu seiner Rekapitulationstheorie. Das Bild stammt aus dem Buch von Ernst Haeckel mit dem Titel „Anthropogenie" aus dem Jahr 1874. In Stufe I, aber auch in der Stufe II, sind die sogenannten Kiementaschen (*rote Pfeile*) bei allen Embryonen erkennbar. Es ist schon faszinierend, dass auch Menschen in diesen frühen Entwicklungsstadien Kiementaschen ausbilden (vgl. Dreesmann et al. 2012)

11.1.2   Wie kommt es zum DiGeorge-Syndrom?

Wenn Tiere und Menschen sich im Uterus Stück um Stück ausbilden, machen sie eine erstaunliche Entwicklung durch, die der Rekapitulation unserer Stammesgeschichte ähnelt. Der deutsche Naturforscher Ernst Haeckel (1834–1919) entwickelte aus dieser Beobachtung ein umfangreiches biologisches Gesetz, das die Entwicklung des einzelnen Lebewesens (Ontogenese) mit seiner Stammesentwicklung (Phylogenese) in Beziehung setzte. Dieses Gesetz heißt biogenetisches Grundgesetz oder Rekapitulationstheorie. Obgleich diese Theorie heutzutage als überholt angesehen wird, ist der Zusammenhang zwischen Ontogenese und Phylogenese durch eine recht ähnliche DNA als Grundlage der verschiedenen Baupläne gegeben. Was passiert also im Uterus, wenn der Mensch sich entwickelt?

In einem frühen Stadium sehen Fisch, Salamander, Schildkröte, Huhn, Schwein, Rind, Kaninchen und Menschen ziemlich ähnlich aus (Reihe I in ■ Abb. 11.1). Ich erkenne keine größeren Unterschiede. Alle haben Kiementaschen, aus denen sich im weiteren Verlauf beim Fisch und Salamander Kiemenorgane bilden, bei allen anderen

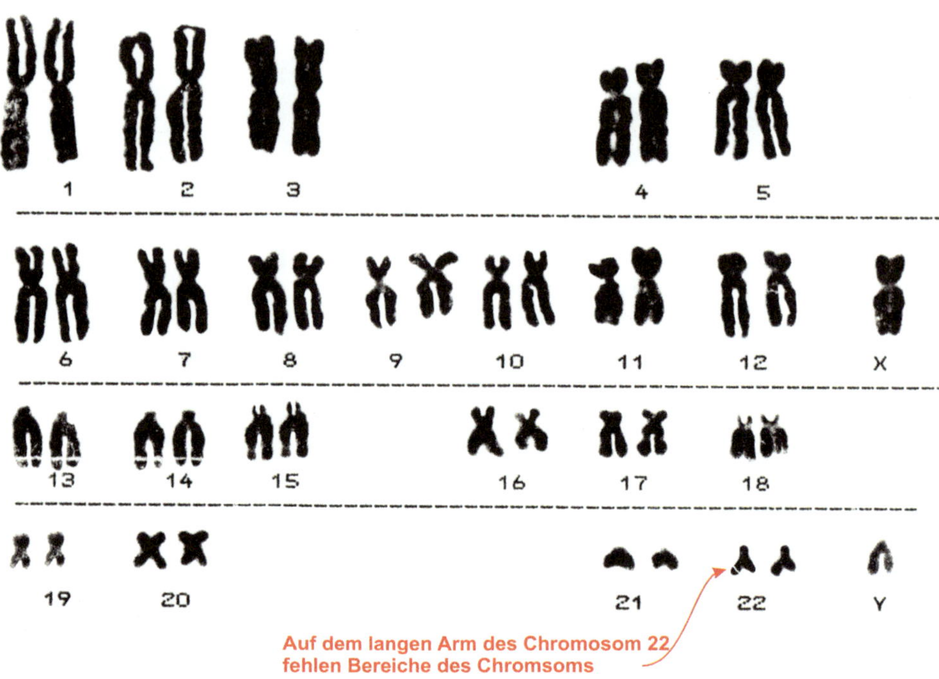

Abb. 11.2   Defekte auf dem Chromosom 22. Aufgrund der Größenverhältnisse können wir die minimalen Defekte am Chromosom 22 in diesem Übersichtsbild nicht genau erkennen

aber nicht (■ Abb. 11.1). Oder haben Sie schon einmal ein Pferd mit Kiemenöffnungen gesehen?

Wenn ja, sagt uns das, dass die ehemals offenen Kiementaschen aufgrund eines Entwicklungsdefektes bei Ihrem Pferd offen blieben. Denkbar wäre auch, dass Sie den Film *Avatar* von James Cameron gesehen haben, wo „Pferde" mit 6 Beinen und Kiemenöffnungen zu sehen sind.

Schon sehr bald nachdem die Krankheit den Namen DiGeorge-Syndrom bekam, rückten die Kiementaschen ins Zentrum der Betrachtung, genauer die dritten und vierten Kiementaschen (■ Abb. 11.1). Aus diesen Kiementaschen bilden sich wichtige Organe wie die Nebenschilddrüse, die für den Kalziumhaushalt absolut notwendig ist. Hieraus entstehen auch die Ausstrombahn aus dem Herzen und die Aorta. Des Weiteren entwickelt sich aus diesen Kiemenanlagen der Thymus und bei der Gesichtsbildung spielen sie auch eine Rolle.

Im Jahr 1981 entdeckte eine finnische Arbeitsgruppe aus Helsinki am Finnischen Meerbusen und in Oulu am Bottnischen Meerbusen, dass ein Defekt am langen Arm des Chromosoms 22 eine wichtige Rolle spielt (■ Abb. 11.2). Da die Chromosomen paarig angeordnet sind, betrifft das nur einen Partner des Paares, bei dem in einem umschriebenen Gebiet von 30–50 Genen auf dem langen Arm des 22. Chromosoms verschiedene Bereiche fehlen. Dieser Defekt am Chromosom 22 wurde mehrfach bestätigt. In diesem Chromosomenbereich liegen wichtige Gene, die für die Ausbildung des Thymus, der Nebenschilddrüse, der Herzgefäße und des Gesichtes maßgeblich sind. Mehrere wichtige Gene wurden aufgefunden, und je nachdem, welches Gen nun fehlt, betrifft der Defekt eher den Thymus, die Nebenschilddrüse, die Herzgefäße oder das Gesicht, aber die großen Gefäße oder das Herz sind meistens betroffen.

Bei der schweren Form des DiGeorge-Syndroms wird der Thymus nicht angelegt, es werden überhaupt keine T-Zellen gebildet und so kann es auch kein T-Zellgedächtnis geben. Ganz im Sinne der ◖ Abb. 3.7 gibt es kein Langzeitgedächtnis, keine Einspeicherung/Enkodierung, Konsolidierung, Gedächtnisabruf oder gar eine Reenkodierung. Da T-Zellen – wie wir in ▶ Kap. 3 lernten – den B-Zellen bei der Gedächtnisbildung helfen, können auch Störungen des B-Zellgedächtnisses daraus resultieren. Die Störung des B-Zellgedächtnisses zeigt sich in einer verminderten Bildung von Antikörpern. Bei leichteren Formen der Krankheit wird der Thymus gebildet, und es wird auch ein T-Zellgedächtnis angelegt. Der Immundefekt ist also mild.

Die Krankheit ist gar nicht so selten, denn es ist etwa ein Kind von 3500 Kindern betroffen. Die Kinder kommen mit dem Problem auf die Welt und, wenn es gravierend ist, sterben sie früh an Herzfehlern oder Infektionskrankheiten. Zum Glück werden diese Probleme heute früh erkannt, und der Arzt kann durch eine rasche Operation die Probleme angehen. Auch kann er den Thymus mithilfe einer Transplantation ersetzen, und den Kalziumhaushalt durch eine externe Gabe des Nebenschilddrüsenhormons stabilisieren. Das Thymusgewebe zur Transplantation erhält er von Kindern, die sich aus anderen Gründen einer frühen Herzoperation unterziehen müssen.

Dort wird der Brustkorb geöffnet, und der Operateur kann den Thymus zu einem kleinen Teil entfernen und Thymuszellen kultivieren. Die kultivierten Thymuszellen werden transplantiert. Die Betreuung dieser Kinder bedarf allerdings einer sachgerechten Hilfe, und die Eltern müssen lernen, wie sie mit den Problemen langfristig umgehen.

11.1.3 Autoimmunes, falsches T-Zellgedächtnis bei DiGeorge-Syndrom

Bei der schweren Form des DiGeorge-Syndroms gibt es keinen Thymus und daher auch kein T-Zellgedächtnis. Bei der milderen Störung der Thymusbildung, also der leichten Form des DiGeorge-Syndroms, entsteht zwar ein Thymus, aber der ist ziemlich klein und hat nicht die volle Funktion. Auch wenn der Arzt zu Therapiezwecken Thymus transplantiert, ersetzt er den Thymus nur teilweise und das Zellmaterial stammt von fremden kindlichen Spendern. In beiden Fällen besteht das erhöhte Risiko einer Autoimmunkrankheit.

Wir hatten die Autoimmunkrankheit gegen Nervengewebe im einführenden Kap. 1 im ▶ Abschn. 1.5 *Darminfekt im Urlaub* kennengelernt. Sie erinnern sich an die Ärzte im ersten Weltkrieg, die diese Krankheit zum ersten Mal beschrieben. Sie erinnern sich an die Struktur „G" auf dem Durchfallerreger und auf der Nervenzelle. Die Autoimmunkrankheit ist eine Abwehrreaktion von Immunzellen gegen körpereigenes Gewebe, in diesem Beispiel mit der Durchfallerkrankung gegen Struktur „G".

Im ▶ Abschn. 3.3 *Die Dynamik des immunologischen Gedächtnisses* sahen wir, dass der Thymus naive T-Zellen entlässt, die möglichst keine körpereigene Strukturen erkennen dürfen (Gefahr der Aggression gegen das eigene Gewebe: Autoimmunkrankheit!). Das Lernsystem ist ausgeklügelt, da es nur T-Zellen mit einem T-Zellrezeptor generiert, die möglichst kein eigenes Gewebe erkennen. Und wenn einmal T-Zellen zur

Erkennung körpereigener Strukturen aus dem Thymus entlassen werden, was auch vorkommt, so sind diese T-Zellen friedlich, indem sie Autoimmunreaktionen gegen die körpereigene Struktur unterdrücken.

Wenn nun wenig Thymusgewebe vorhanden ist oder fremdes Thymusmaterial eingepflanzt wurde, ist der Lernprozess im Thymus unvollständig oder teilweise defekt. Am häufigen Auftreten von Autoimmunkrankheiten erkennen wir, das ein falsches T-Zellgedächtnis vorhanden ist. Etwa 30 % der Kinder mit der milden Form des DiGeorge-Syndroms und 30 % der Kinder mit einem transplantierten Thymus entwickeln eine Autoimmunität gegen körpereigenes Gewebe. Meistens sind die Haut, der Darm, die Schilddrüse und verschiedene Blutzellen betroffen. Wenn zum Beispiel Blutplättchen betroffen sind, das sind die „Abdichter" bei Gefäßverletzungen, kann es zu schweren Blutungen kommen.

Mit dieser Problematik der Autoimmunkrankheit erinnern wir uns an das falsche Immunzellgedächtnis, dass gegen körpereigenes Gewebe gerichtet ist. Die Autoimmunkrankheiten sind häufig und sie können quasi gegen alle möglichen Zellen im Körper gerichtet sein. Etwa 5–10 % der Bevölkerung leiden an Autoimmunkrankheiten, die auf einem falschen Immunzellgedächtnis basieren. Das DiGeorge-Syndrom macht die Situation ebenso klar wie die in ▶ Kap. 1 erwähnte Nervenkrankheit der Doktoren Guillain, Barré und Strohl.

Im Falle von Autoimmunkrankheiten wird ein Immunzellgedächtnis gebildet, das fälschlicherweise eigenes Gewebe attackiert. Hier sehen wir unzweifelhaft den krankhaften Aspekt der ansonsten notwendigen Gedächtnisbildung. Charles Janeway jr. (1943–2003), der bekannte amerikanische Immunologe, sagte einmal: „90 % der Bevölkerung profitieren vom Immunzellgedächtnis, aber 10 % der Menschen eben nicht, wenn sie eine Autoimmunkrankheit entwickeln." Jede Autoimmunkrankheit geht mit einer ungewollten Energieausgabe einher, die den Betroffenen von gewollten, energieverbrauchenden Aktivitäten abhält. Mit diesem Wissen gehen wir zur nächsten Störung des Immunzellgedächtnisses über, wo hauptsächlich B-Zellen betroffen sind.

11.2 Zu wenige Antikörper: B-Zellgedächtnis auf Abwegen

11.2.1 Die Anfänge der Antikörpermangelkrankheiten

Im Jahre 1607–1609 – Elisabeth die Erste aus England war gerade gestorben – bauten die ersten britischen Kolonialisten am Ausgang der Chesapeake Bay auf einer flachen Landzunge eine Verteidigungsanlage und nannten das Land Virginia. Der Ort war sicher und sehr zentral gelegen, und sie konnten den Zugang zu wichtigen Wasserstraßen ins Inland kontrollieren. Die Ansiedelung bekam den Namen *Old Point Comfort,* weil die Matrosen beim ersten Landgang das Gefühl großer Geborgenheit und Behaglichkeit empfanden.

Die Verteidigungsanlage bekam eine zentrale Rolle in der Bewachung der Küste gegen Holländer und Franzosen. Damals bestand diese Befestigungsanlage aus hölzernen Bauten und Palisaden, und erst im Jahre 1822 unter dem damaligen Präsidenten der USA, James Monroe, entstand in der Folge des britisch-amerikanischen Krieges von 1812 eine steinerne Anlage. Der Architekt Simon Bernard, der nach der verlorenen Schlacht bei Waterloo aus Frankreich fliehen musste, baute die Anlage in typisch französischer Manier. Doch was hat dieser magische Ort mit dem B-Zellgedächtnis und dem Antikörpermangel zu tun?

In der Nähe des Fort Monroe, wie es nun nach jenem Präsident hieß, traf sich im Jahr 1952 in einem Hotel am *Old Point Comfort* eine Gruppe amerikanischer Kinderärzte. Ähnlich wie Angelo DiGeorge 1965 auf einer Konferenz amerikanischer Kinderärzte über Thymusfehlbildungen und Immunschwäche berichtete, stellten hier 13 Jahre früher andere Ärzte die ersten Fälle einer seltsamen Antikörpermangelkrankheit vor. Da Kinderärzte häufig mit den Immunschwächekrankheiten konfrontiert waren/sind und Kinder bei schweren Defekten früh versterben können, besteht gerade bei den Pädiatern ein besonderer Druck für neue Erkenntnisse und Therapien. Auf der obigen Konferenz an diesem besonderen Ort – dem *Old Point Comfort* – geriet ein Beitrag zu einer Sensation.

Der Erstautor hieß Oberst Ogden C. Bruton vom militärischen Sanitätsdienst der amerikanischen Streitkräfte. Der Seniorautor war der Vater von Charles A. Janeway jr., den wir bei den Empfangsantennen oder Rezeptoren der Immunzellen der angeborenen Immunabwehr aus ▶ Kap. 3 bereits kennengelernt haben. Sie stellten die Fälle von drei Jungen vor, die seit Kindertagen multiple Infektionen mit Hautabszessen, eitrigen Bindehautentzündungen, Mittelohrentzündungen, eitrige Nasennebenhöhlenentzündungen, Lungenentzündungen, Hirnhautentzündungen, infektiöse Gelenkentzündungen und Blutvergiftungen durchmachten. Was für eine Sammlung von Horrorinfekten für betroffene Kinder und Eltern.

Die typischen Erreger waren stets Bakterien und keine Viren, was bei Antikörpermangelkrankheiten kennzeichnend ist. Die Kinder reagierten trotz der schwerwiegenden Krankheiten erfreulicherweise gut auf die damals vorhandenen Antibiotika (Sulfonamide, Penicillin). Andere Zeichen von Krankheiten fanden sich bei diesen drei Jungen nicht. Auffällig dagegen war die Tatsache, dass die Kinder bei typische Impfungen keinen Anstieg der Antikörper im Blut aufwiesen. Irgendwie war das B-Zellgedächtnis bei den drei Jungen nicht vorhanden. B-Zellen bzw. deren Abkömmlinge – die Plasmazellen – machen bekanntlich die Antikörper.

Das brachte die Ärzte auf die Idee, die Konzentration aller Antikörper im Serum zu messen. Die wichtige Fraktion der Antikörper des Typs G fehlten. Diese G-Antikörper sind typisch für den in ▶ Abschn. 3.3.3 *Das Langzeitgedächtnis der immunologischen B-Zellen* beschriebenen Prozess der Anpassung an das Antigen. Sie erinnern sich an die Achterbahnfahrt im Lymphknoten mit den gewollten Veränderungen des Erbguts. Diese G-Antikörper sind auch absolut typisch für das Langzeitgedächtnis der B-Zellen. Irgendwie schien bei den Jungen ein Defekt vorzuliegen, der zum G-Antikörpermangel führte.

Bereits damals gaben die Ärzte therapeutisch Antikörper, die sie von gesunden Spendern erhielten. So konnten sie bei einem Jungen, der insgesamt 18-mal eine Blutvergiftung durchmachte, die Problematik mit der Antikörpergabe total stoppen. Die Autoren schlossen den Vortrag mit der Bemerkung, dass dies die Erstbeschreibung des G-Antikörpermangels ist, und ich ergänze, weil die Messung der G–Antikörper zu diesem Zeitpunkt erstmals möglich war.

Diese Form des Antikörpermangels trifft nur Jungs, ist selten mit einem von 200.000 Jungen, führt zu einem kompletten Block der B-Zellreifung, geht ohne B-Zellgedächtnis einher und basiert auf Mutationen in einem wichtigen Gen (kodiert für das Protein mit dem Namen *Bruton Tyrosinkinase*), das 1993 von einer britischen und amerikanischen Arbeitsgruppe zeitgleich, aber an verschiedenen Orten entdeckt wurde. Im Prinzip war somit 1993 erstmals eine molekulare Basis einer schwerwiegenden Antikörpermangelerkrankung gefunden worden. Doch damit war die Suche nicht zu Ende, denn diese Sonderform der Krankheit war nur eine von vielen.

11.2.2 Das variable Immundefektsyndrom

Unter diesem Krankheitsbegriff verbirgt sich die Summe vieler Leiden mit unterschiedlichsten molekularen Ursachen, bei denen der Mangel an Antikörpern des Typs G und die daraus hervorgehenden Infektionsprobleme im Zentrum stehen. Circa eine Person von 25.000 Menschen erkrankt an dieser Problematik im Kindes- oder Erwachsenenalter, und die Symptome zeigen sich frei nach Elvis. Doch was hat Elvis damit zu tun? Nun Elvis ist eine Abkürzung für die folgende Infektproblematik: Es kommen oft ungewöhnliche Erreger vor (E), die Lokalisation der Infektion kann ungewöhnlich sein (L), der Verlauf ist lange (V), die Intensität des Infekts ist groß (I) und die Summe der Infekte (S) – die Anzahl der Infektionsepisoden – ist überraschend hoch. Kurzum: Elvis!

Menschen mit dem variablen Immundefektsyndrom können neben den Infekten auch noch andere parallele Krankheiten aus dem immunologischen Bereich aufweisen: So gibt es bei ihnen mehr Granulome an verschiedenen Orten (knötchenförmige Anhäufung von Fresszellen), häufiger Autoimmunkrankheiten (gegen körpereigenes Gewebe), wiederkehrendes Fieber, komische Hautauschläge, eine ungewöhnliche Vermehrung von Immunzellen und chronische Darmentzündungen. Wahrlich ein buntes Bild an Möglichkeiten und keine Krankheit ist wie die andere. Was aber steckt dahinter?

Vergegenwärtigen wir uns noch einmal die Entwicklung der B-Zelle zur B-Gedächtniszelle und das Zusammenspiel von B-Zellen und T-Zellen zur Ausbildung des Gedächtnisses, was in ▶ Kap. 3 beschrieben wurde. Die Zusammenhänge sind in ◘ Abb. 11.3 nun ausführlich dargestellt. Dieses Spektakel findet hauptsächlich im Lymphknoten und im Knochenmark statt (auch in Milz oder Rachenmandeln). So wandert eine naive B-Zelle, die noch nie mit einem Antigen in Kontakt kam, aus dem Knochenmark über die Blutbahn in den Lymphknoten ein. Dort trifft sie auf eine Stützzelle (follikuläre dendritische Zelle), die mit dem Antigen beladen ist (siehe ▶ Abschn. 3.3.3 *Das Langzeitgedächtnis der immunologischen B-Zellen*). Mit ihrem B-Zellrezeptor erkennt sie das Antigen im Präsentationskran der Stützzelle und wird aktiviert.

Nun kann die B-Zelle zwei Wege beschreiten, die in ◘ Abb. 11.3 demonstriert sind (Weg 2 und 3). Bei einem Weg entstehen wenig spezifische B-Gedächtniszellen, die nur einen Typ von Antikörper produzieren können (Typ M). Beim anderen Weg geht es in die sogenannten Keimzentren, wo die Achterbahn der B-Zellreifung mit programmierter Genänderung stattfindet. Sie können sich an die Aussagen im ▶ Kap. 3 erinnern. Hier findet mit T-Zellhilfe die perfekte Anpassung an das Antigen statt. Nach der Anpassung entstehen B-Gedächtniszellen, die im Knochenmark als Plasmazellen lebenslang stationiert sein können. Diese produzieren hochspezifische Antikörper des Typs G (◘ Abb. 11.3).

Wenn Sie sich nun ◘ Abb. 11.3 genauer ansehen, erkennen Sie im Bildteil „b" sogenannte Zusatzantennen, die bei der Präsentation eine wichtige Rolle spielen. Dort ist eine Zusatzantenne als ICOS (Inducible T-cell COStimulator) eingezeichnet. Diese Zusatzantenne stammt aus der T-Zelle, ist aber wichtig für die B-Zelle, die einen Partner für ICOS auf ihrer Oberfläche hat. Wenn diese Zusatzantenne ICOS fehlt, findet die Reifung im Keimzentrum der ◘ Abb. 11.3 kaum statt. Die betroffenen Patienten haben kaum B-Gedächtniszellen und Plasmazellen, die G-Antikörper produzieren. Diese genetisch bedingte Störung war die erste molekular definierte Ursache für eine kleine Gruppe von Patienten mit variablem Immundefektsyndrom. Die Erkenntnisse stammen aus dem Jahr 2003 und wurden in der Abteilung für Klinische Immunologie der Universität Freiburg von Hans-Hartmut Peter und Bodo Grimbacher erhoben, die noch weitere genetische Faktoren fanden.

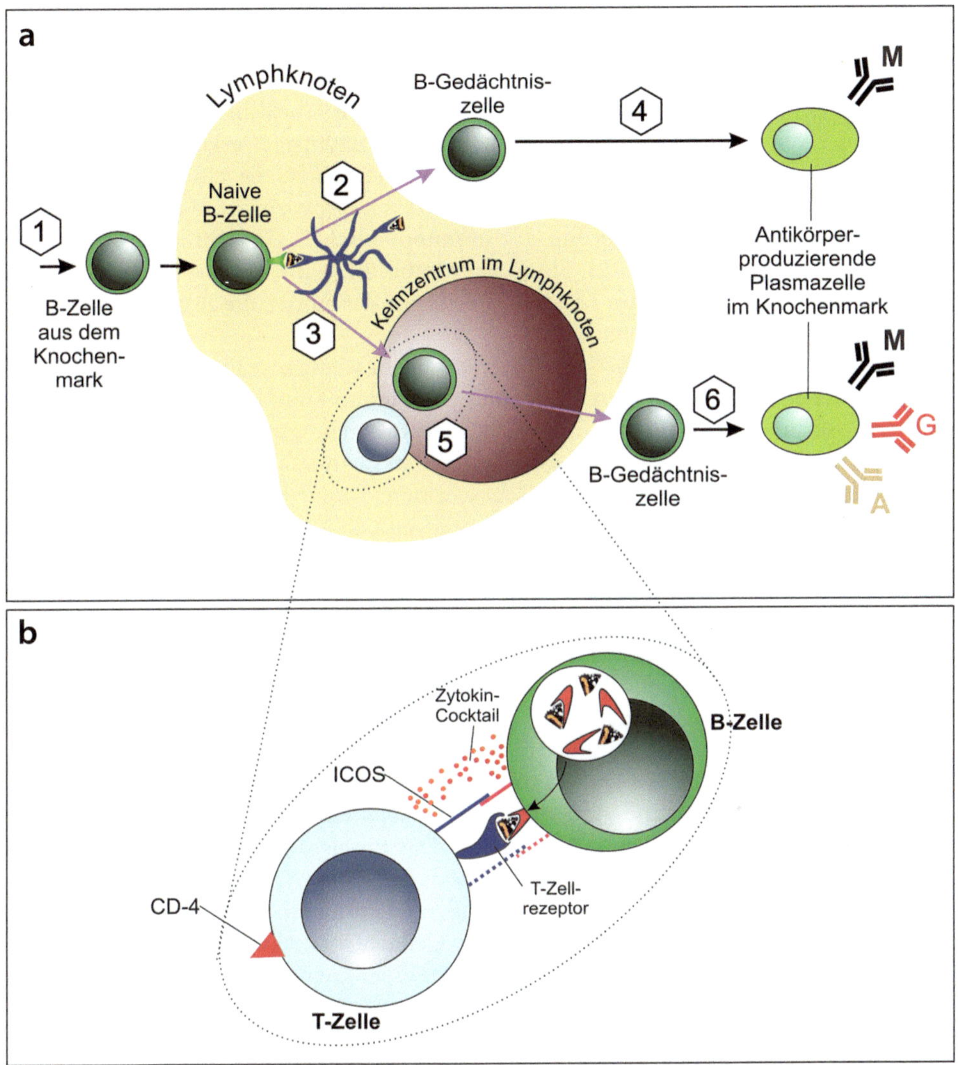

▫ Abb. 11.3   Reifung der B-Zelle zur B-Gedächtniszelle. a) Übersicht. (1) Die naive B-Zelle trifft aus dem Knochenmark ein. Sie hat noch nie ein Antigen gesehen. (2) und (3) Nach dem Zusammentreffen mit einer blauer Stützzelle (follikuläre dendritische Zelle) gibt es zwei Wege der Aktivierung, nachdem das Antigen vom *grünen* B-Zellrezeptor in dem *blauen* Präsentationskran erkannt wurde. Bei Weg 2 wird die B-Zelle eine B Gedächtniszelle, die nur den Antikörper vom Typ M produzieren kann (4) Der Antikörper ist wenig spezifisch, d. h. das Antigen wird nicht gut erkannt. Bei Weg 3 hingegen geht die aktivierte B-Zelle in das sogenannte Keimzentrum und erlebt dort die Achterbahn der Reifung mit Genveränderung (▶ Kap. 3). Dazu muss sie auch mit einer T-Zelle interagieren (5), siehe auch Details in b). Nach der Achterbahn im Keimzentrum verlässt die gereifte B-Gedächtniszelle den Lymphknoten und lagert sich als Plasmazelle ins Knochenmark ein (6). Dort produziert sie hauptsächlich hochspezifische Antikörper vom Typ G. b) Detail aus a). Bei der Interaktion von B-Zelle und T-Zelle wird die im ▶ Kap. 3 genannten Präsentation wichtig. Dabei präsentiert die B-Zelle im roten Präsentationskran das Antigen der benachbarten T-Zelle. Nun hilft die T-Zelle bei der Aktivierung der B-Zelle. Das geschieht aber nur, wenn die T-Zelle mit dem T-Zellrezeptor das Antigen gut erkennen kann. Dabei helfen die stabförmigen Zusatzantennen und einen Zytokin-Cocktail (vergleichen Sie auch ▫ Abb. 3.4). ICOS ist eine Zusatzantenne. So wird sichergestellt, dass nur hochspezifische B-Zellen zur B-Gedächtniszelle werden. CD-4 ist ein Erkennungsmerkmal dieser speziellen T-Zellen

Damit war das variable Immundefektsyndrom zumindest bei einer kleinen Gruppe von Menschen geklärt. Nun können wir uns bei Betrachtung der ◘ Abb. 11.3 vorstellen, dass in der B-Zelle, in der T-Zelle und in der blauen Stützzelle sehr viele Faktoren und Pfade von genetischen Defekten betroffen sein können. Tatsächlich wurde bisher nur ein Teil der notwendigen Faktoren in diesem Zusammenspiel erkannt. Offensichtlich muss es aber noch viele weitere genetische Defekte geben, die ein ähnliches Krankheitsbild mit einem Mangel des B-Zellgedächtnisses provozieren. Tatsächlich werden ständig neue entdeckt. Die Störung des immunologischen Gedächtnisses spielen sich an vielen Stellen ab, sodass – im Sinne der ◘ Abb. 3.7 – die Ersteinspeicherung, Erstkonsolidierung, Ablagerung im Langzeitgedächtnis, der Abruf, die Reenkodierung und/oder Rekonsolidierung betroffen sind.

Es ist für den Patienten neben der Infektionsgefahr weniger schön, dass dieses variable Immundefektsyndrom des Öfteren mit einer Autoimmunkrankheit einhergeht. Und hier erinnern wir uns an das falsche Immunzellgedächtnis, dass gegen körpereigenes Gewebe gerichtet ist. Da der Pfad durch das Keimzentrum in ◘ Abb. 11.3 durch einen genetischen Defekt verbaut ist, wird der Weg Nr. 2 beschritten. Dieser Weg führt zu wenig spezifischen B-Gedächtniszellen (Typ M-Antikörper), und da kann es schon einmal sein, dass die entsprechenden B-Zellen fälschlicherweise körpereigenes Gewebe erkennen.

Außerdem führt jede Infektion zu einer starken Vermehrung dieser unspezifischen B-Gedächtniszellen, was bei mangelnder Spezifität gegenüber dem Antigen als Kompensationsreaktion gedeutet werden muss. Das Motto lautet: Wenn wir schon in der Achterbahn die hochspezifischen B-Zellen nicht herstellen können, lasst uns mal viele unspezifische B-Zellen machen. Irgendwie wird das schon helfen. Die starke Vermehrung kann ihrerseits ein Stimulus für eine Autoimmunreaktion bedeuten.

Bei den bisher beschriebenen Krankheiten, die die Folge einer Störung des immunologischen Gedächtnisses sind, war die Ursache stets ein genetischer Defekt oder das Zusammenspiel mehrerer genetischer Defekte. Das Problem geht sozusagen vom Patienten aus, von innen also. Nun können neben den patienteninduzierten Gedächtnisstörungen auch andere auftreten, die von außen entspringen. Doch wer oder was kann uns so beeinflussen, dass das immunologische Gedächtnis massiv gestört wird. Sie ahnen es schon, es werden wohl Infektionserreger sein. Einer davon ist das *Human Immunodeficiency Virus* Typ 1, kurz HIV-1.

11.3 *Human immunodeficiency virus* (HIV-1): Das Immungedächtnis leidet

11.3.1 Wo ging es los?

Ein ähnliches Virus wie HIV-1 gibt es bei Schimpansen in Kamerun, im Kongo, in der demokratischen Republik Kongo und in Gabun. Das Virus bei den Affen heißt SIV von *Simian Immunodeficiency Virus*, und es kann Epidemien auslösen. SIV gibt es wahrscheinlich schon sehr lange. Von SIV zu HIV-1 ist es nur ein kleiner Sprung und in Affen und Menschen kann diese genetische Wandlung tatsächlich stattfinden. Erwiesenermaßen findet der Infektiologe bei Schimpansen auch das HIV-1. Heute wird angenommen, dass die Virusinfektion des Menschen durch SIV oder HIV-1 mittels Virustransfer vermutlich durch Verzehr von rohem Affenfleisch zustande kam.

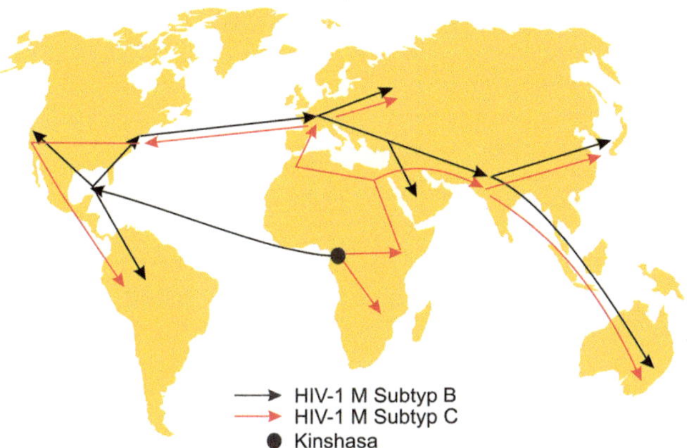

Abb. 11.4   Ausbreitung des HIV-1. Der Ursprungsort war der Kongo/die demokratische Republik Kongo, und dort vor allen Dingen Kinshasa (*schwarzer Punkt*). Subtyp C richtete sich nach Westen. Subtyp B migrierte nach Südosten und Norden. Schließlich verbreiteten sich beide überall. Darüber hinaus gibt es heute noch weitere Subtypen

Aus eingefrorenem Probenmaterial eines Lymphknotens, der 1960 in Kinshasa (Hauptstadt der heutigen Demokratischen Republik Kongo) von einer Patientin eingefroren wurde, konnten Wissenschaftler im Jahr 2008 das Genmaterial eines relativ frühen HIV-1 gewinnen. Viren wie HIV-1 verändern ihr genetisches Material dauernd und machen so eine eigene Evolution durch. Mittels Vergleich des Genmaterials heute weitverbreiteter Viren, eines anderen zur gleichen Zeit identifizierten Virus und des Virus aus dem Jahr 1960 aus Kinshasa konnten Wissenschaftler einen ungefähren Zeitpunkt bestimmen, zu welchem das Ur-Virus des HIV-1 in der Bevölkerung des damaligen Kongo vorhanden war. Das Ur-Virus war zwischen 1900 und 1925 aktiv, also in einem Zeitfenster, da die Einwohnerzahl von Kinshasa vom linearen ins exponenzielle Wachstum überging. Kinshasa hat heute 11 Mio. Einwohner.

HIV-1 ist schon lange in der menschlichen Bevölkerung dieser Region unterwegs, aber die Infektionshäufigkeit war vor dem 20. Jahrhundert gering. Erst mit der rasant zunehmenden Bevölkerungsdichte – besonders in Kinshasa – und der verstärkten Reisetätigkeit mittels Eisenbahnen und Fähren gab es einen sprunghaften Anstieg der Virusverbreitung. Seit 1960, also 15 Jahre vor den ersten AIDS-Toten in den 1980ern, kam es in der demokratischen Republik Kongo zu einer rasanten Zunahme der Infektionen.

Von dort verbreiteten sich zwei Subtypen des HIV-1 in Richtung Haiti (Subtyp B), weiter in die USA (Immigranten aus Haiti), danach Südamerika, Europa, Asien, Australien und zurück nach Afrika. Der zweite Subtyp (Subtyp C) ging in Richtung Südostafrika, dann Indien, andere asiatische Länder, Europa, Südamerika und Australien (**Abb. 11.4**). Heutzutage tauchen weitere Subtypen auf, was uns zeigt, dass HIV-1 einem kontinuierlichen evolutionären Wandel unterliegt.

Im Jahre 1983 wurde HIV-1 entdeckt, nachdem Material aus Patienten mit Aids gewonnen wurde. Hierfür erhielten die französischen Erstentdecker Luc Montagnier und Françoise Barré-Sinoussi im Jahr 2008 den Nobelpreis. Leer ging Robert Gallo aus den USA aus, der das Virus 1984 bestätigte und in den 1980er Jahren mit Montagnier einen Prioritätenstreit austrug, aber 1991 von seinem Anspruch der Erstentdeckung zurücktrat. Allerdings erhielt Gallo viele große Ehrungen im Kontext der Entdeckung des HIV-1 und anderer wichtiger Viren.

In diesen Jahren wurde auch der Übertragungsweg von HIV-1 geklärt, nämlich ungeschützter Vaginal- und Analverkehr, gemeinsames Benutzen von Spritzenkanülen und früher auch über Blutprodukte (was heute ausgeschlossen ist). Eine hohe Virusmenge findet sich im Blut, Sperma, Muttermilch und in der Schleimhaut von Enddarm und Scheide. Bevor wir nun zum Problem für das immunologische Gedächtnis kommen, machen wir uns das klinische Krankheitsbild klar.

11.3.2 Acquired immunodeficiency syndrome (Aids) – das klinische Krankheitsbild

Zwischen der HIV-1-Infektion und dem Ausbruch einer Krankheit liegen oft viele Jahre, d. h. der Körper wird lange Zeit mit dem HIV-1 fertig. Anfangs erinnert alles an eine akute Infektionskrankheit wie bei Grippe mit Fieber, Müdigkeit, Kopfschmerzen, Gelenkschmerzen und Ähnlichem (diese müssen nicht immer vorliegen). Schließlich geht diese akute Phase in eine Latenzphase über, in der geschwollene Lymphknoten bemerkbar sind, aber ansonsten alles ziemlich normal ist. Derzeit leben etwa 40 Mio. Menschen mit dem HIV-1 (35 Mio. Menschen sind bereits daran verstorben). In Deutschland sind etwa 90.000 Personen betroffen. Nach einer langen Inkubationszeit von 10 Jahren beginnt die Aids-Krankheit mit Folgen eines Immundefekts, genauer eines erworbenen Immundefekts, weil das Virus eben erworben wurde.

Der Immundefekt zeigt sich in Form multipler erregerbedingter Krankheiten wie Candidainfektion (Lunge, Speiseröhre) und weiterer Pilzinfektionen, Zytomegalievirusinfektion (auch Netzhaut), Hirnentzündung durch andere Viren, Tuberkulose und andere Bakterien sowie einige weitere Erreger. Die Keime sind zwar auch bei Gesunden zu finden, doch richtige Infektionen treffen nur den Immungeschwächten, weswegen sie „opportunistisch" genannt werden. Daneben kann es zu Lymphomen und anderen Tumoren kommen (Kaposi-Sarkom, Zervixkarzinom). Typisch ist auch der allgemeine Verfall mit Gewichtsverlust, Muskelverlust und Knochenausdünnung, und so führt die unbehandelte Aids-Krankheit zum Tod durch Auszehrung.

Nach dem amerikanischen Zentrum für Krankheitskontrolle und Prävention in Atlanta liegt eine Aids-Krankheit vor, wenn der Antikörpernachweis gegen HIV-1 gelungen ist, mindestens eine der oben genannten Krankheiten vorliegt und ein bestimmter Typ von T-Zelle deutlich erniedrigt ist. Nach dieser Vorrede kommen wir nun zur erworbenen Störung des immunologischen Gedächtnisses.

11.3.3 HIV-1 – die Störung der T-Gedächtniszelle

Die in ihrer Zahl reduzierte T-Zelle trägt auf ihrer Oberfläche ein Erkennungsmerkmal mit dem Namen „CD4" *(cluster of differentiation 4)*. Immunologen nennen diesen Typ von T-Zelle auch T-Helferzelle, weil sie bei anderen Immunreaktionen mithilft. So trägt ihre Hilfe zum Beispiel zur B-Zellreifung und -anpassung an das Antigen bei. Im Gegensatz hierzu gibt es den zweiten T-Zelltyp mit dem Oberflächenmolekül CD8 *(cluster of differentiation 8)*, der ausschließlich virusinfizierte Zellen oder Tumorzellen zerstört. Diese Unterscheidung ist klinisch relevant, da bei der HIV-1-Erkrankung hauptsächlich CD4-positive Zellen betroffen sind. Der Abfall der CD4-positiven Zellen von normalerweise mehr als 500 Zellen pro Mikroliter (relativer Anteil mehr als 30 % aller T-Zellen) auf Werte unterhalb von 200 Zellen/µl (relativer Anteil weniger als 14 %) zeigt die Aids-Erkrankung an. Warum werden aber gerade diese T-Zellen heimgesucht?

HIV-1 muss wie alle Viren die Zellmembran durchdringen, um die Vermehrungs-maschinerie der Wirtszelle zu benutzen. Dazu muss das Virus an die Zelloberfläche andocken. Das ist ein bisschen ähnlich, wie wenn die Sojus-Raumkapsel an die internationale Raumstation (ISS) andockt. Dazu existiert ein Kopplungssystem auf der Seite des Virus und auf der Seite der T-Zelle. Bei der T-Zelle sind dies das Oberflächen-molekül CD4 und ein Komolekül CCR5 (alternativ auch CXCR4). Diese T-Zellmoleküle liegen an der Zelloberfläche direkt nebeneinander und binden das Kopplungsgegenstück gp120 vom Virusraumschiff HIV-1. Diese Namen klingen ja auch schon so technisch wie bei der Sojus und ISS. CD4 und CCR5 koppeln gp120, „*mission completed*".

Hat das Virus angedockt, entlädt sich dessen Inhalt in den Zellinnenraum. Dort findet die Vermehrung statt. Nun ist unschwer erkennbar, dass es hauptsächlich die CD4-positiven Zellen mit dem Komolekül CCR5 treffen muss. Diese T-Zellen sind für zwei wesentliche Dinge zuständig:

1. Sie helfen bei der Attacke von Eindringlingen im infizierten Gewebe.
2. Sie können sich nach der Beseitigung der Erreger in eine T-Gedächtniszelle ver-wandeln und im Gewebe langfristig aufhalten (siehe ▶ Abschn. 3.3.3 *Das Langzeit-gedächtnis der immunologischen T-Zellen*).

Wenn HIV-1 diesen Typ von T-Zelle zerstört, ist das Gewebe nicht mehr vor Eindring-lingen geschützt und es kommt unweigerlich zu Infektionen. Ein großer Teil des T-Zell-gedächtnisses ist zerstört. Da dieser Untertyp von CD4-positiven, CCR5-positiven T-Zellen aber dauernd neu produziert wird, dauert es bis zum tatsächlichen Ausbruch der Aids-Krankheit viele Jahre (etwa 10 Jahre). Irgendwann aber bricht das System zusammen. Danach werden die CD4-positiven T-Gedächtniszellen rasch dezimiert. Irgendwas war doch noch mit dem CCR5, der Andockstelle?

11.3.4 Der chinesische Baby-Bastler

So wurde er im Spiegel in einem Artikel aus dem Jahr 2018 genannt, nachdem He Jian-kui aus der Universität Shenzhen behauptete, er habe das Gen für CCR5 im Genom von zwei verschiedenen embryonalen Stammzellen ausgeschaltet, es haben sich zwei gesunde Mädchen Lulu und Nana hieraus entwickelt, und die Mädchen sollen ab nun vor HIV-1 geschützt sein. Jiankui benutzte dazu die Genschere „CRISPR-Cas9", und die Forscher-gemeinde zeigte sich entsetzt. Andere schraubten auch schon an diesem Gen für CCR5 herum, taten dies aber an T-Zellen von erwachsenen HIV-1-infizierten Patienten. Nach-richten aus China des Jahres 2019 bestätigen die „erfolgreiche Gen-Operation".

Auf CCR5 kann der Mensch verzichten, weil er ohne diesen Oberflächenrezeptor ein ziemlich normales Leben führt. Daher ist CCR5 ein guter Kandidat, den er ohne Prob-leme loswerden kann. Außerdem sind Menschen ohne CCR5 vor einer HIV-1-Infektion geschützt, denn die meisten Subtypen des Virus benutzen diesen Pfad in die Zelle. Der Vater der beiden chinesischen Mädchen war wohl an einem solchen Subtyp erkrankt. Durch die Entfernung des CCR5 kann er seine Kinder nicht mehr infizieren. Das hat wohl auch He Jiankui zu dieser Tat bewogen.

Schwierig ist die Sache, wenn ein Subtyp des HIV-1 das andere Komolekül CXCR4 benutzt, weil die Bastelei nicht mehr hilft. Außerdem weiß der Experimentator bei der Genmanipulation nicht, ob er naheliegende wichtige Gene beeinträchtigt, denn so hundertprozentig schneidet die Genschere nicht. Da besteht also ein Risiko, dass er gesunde Kinder einer genetischen Krankheit aussetzt, obwohl er das gar nicht müsste, denn die Übertragung vom Vater zu den Töchtern ist unwahrscheinlich.

Die Forschergemeinde klagte darüber, dass Jiankui die öffentliche Auseinandersetzung bezüglich rechtlicher, ethischer und wissenschaftlicher Aspekte nicht abwarten konnte. Auch China hat im Jahr 2003 Gesetze verabschiedet, die die Taten der Baby-Bastler verhindern sollen. Daher ist der Aufschrei in China besonders vehement. Laut einem Bericht im Fachmagazin Nature wurde in China nun ein neues Gesetz eingebracht, das die Manipulation des menschlichen Genoms verbietet. Seit Januar 2019 ist Jiankui unter Hausarrest. Dennoch wird er als der erste Baby-Bastler in die Geschichte eingehen, und das war sein Hauptmotiv.

11.3.5 HIV – Störung der B-Gedächtniszelle

Neben dem infizierten Gewebe spielen die Viren auch in den Lymphknoten eine Rolle, denn dort befallen sie eine andere CD4-positive T-Zelle, die wir im ▶ Abschn. 3.3.3 *Das Langzeitgedächtnis der immunologischen B-Zellen* kennengelernt haben. Dort haben wir erfahren, dass B-Zellen sich das Antigen schnappen und es im roten Präsentationskran den T-Zellen vorführen (◘ Abb. 11.3). Es stand dort: „Die T-Zellen sind bereits vorbereitet – also an das Antigen angepasst – und erkennen ebenfalls das Antigen im Präsentationskran. Nun helfen die T-Zellen kräftig mit und geben viele Unterstützungssignale, nur teilt sich dieses Mal nicht die T-Zelle, sondern die B-Zelle. Weil alles so schön zusammenpasst, darf die B-Zelle sich nun vermehren. In einem weiteren komplizierten Schritt werden jene B-Zellen geschaffen und ausgesucht, die das Erregerteilchen am besten erkennen und präsentieren können." Sie erinnern sich – das waren die extra Runden in der Achterbahn.

Diese helfenden T-Zellen bringen die B-Zellen in die „Achterbahn der Reifung und Anpassung an das Antigen". Diese T-Helferzellen besitzen das CD4 an der Oberfläche (◘ Abb. 11.3), und sie werden daher auch von HIV-1 befallen. Anders als die üblichen CD4-positiven T-Zellen sterben sie aber nicht, sondern sie beherbergen das HIV-1 für lange Zeit. Durch die HIV-1-Aufnahme wird die Zelle so gestört, dass sie die falschen Signale gibt und eine richtige B-Zellreifung nicht stattfinden kann. Die Achterbahn ist sozusagen geschlossen. Das ist der Weg Nr. 2 in ◘ Abb. 11.3 und eben nicht der Weg Nr. 3.

Daher werden keine hochspezifischen Antikörper gegen das HIV-1 gebildet, und es wird auch kein besonders passendes B-Zellgedächtnis gegen HIV-1 angelegt. Stattdessen vermehren sich wenig zweckdienliche B-Zellen und B-Gedächtniszellen in großer Zahl, und es erfolgt eine ungeordnete Produktion wenig passender Antikörper vom Typ M. Die Lymphknoten schwellen an. Wie beim variablen Immundefektsyndrom zeigt sich eine Neigung zu Autoimmunkrankheiten. Patienten in fortgeschrittenen Stadien der HIV-1-Krankheit zeigen verschiedenste Autoimmunphänomene.

Wenn HIV-1-Viren lange Zeit auf T-Zellen und B-Zellen losgehen, erleben diese Immunzellen nach und nach ein Stadium der Erschöpfung. Diese Entkräftung der Zellen zeigt sich in einer fehlenden aggressiven Antwort gegen das HIV-1. Nun senden diese Zellen „friedliche" Signale und eine Eliminierung der Viren kann so nicht mehr erreicht werden. Dieser Übergang von einer noch normal funktionierenden T- oder B-Zelle zu einer erschöpften Immunzelle ist für den Übergang der HIV-1-Krankheit zum vollen Krankheitsbild des Aids entscheidend.

Da bis zu diesem Zeitpunkt 10 Jahre vergehen können, kann sich HIV-1 munter jahrelang in einer Population vermehren, kann neue Subtypen bilden und viel Unheil stiften. Doch was können Ärzte dagegen tun? Heutzutage gibt es zum Glück wirksame Therapien, die die Vermehrung des HIV-1 blockieren. Sie sind hocheffizient, aber auch teuer. Das führt dazu, dass der Zugang zu diesen Medikamenten immer noch nicht ausreichend ist, wenn die Infizierten in unterentwickelten Ländern leben. Zum Glück bessert sich die Situation dank internationaler Hilfe zusehends (z. B. UNAIDS). Wichtig ist, dass die Therapie früh einsetzt, da ein langer Krankheitsprozess das Immunsystem und das immunologische Gedächtnis irreversibel schädigt.

Zusammenfassend halte ich fest: Die HIV-1-Krankheit ist eine prototypische Infektion, die große Teile des immunologischen Gedächtnisses lahmlegen kann. Mit Blick auf das immunologische Gedächtnis findet keine Ablagerung im Langzeitgedächtnis der CD4-positiven T-Zellen und B-Zellen statt. Im Kontext von Energieüberlegungen ist die Krankheit extrem energieverbrauchend. Der Energieverbrauch ist ungewollt und deshalb hält er den Betroffenen von Aktivitäten mit gewolltem Energieverbrauch ab. Ohne Behandlung kommt es am Ende zur völligen Auszehrung.

11.4 Lepra: Störung des Immungedächtnisses

11.4.1 Unrein, Unrein!

Im dritten Buch Mose – das Buch Levitikus – und dort im 13. und 14. Kapitel werden Regeln rund um die Aussätzigen genannt. Über krankhafte Zeichen, Verhaltensweisen der Priester und Regeln für die Betroffenen wird berichtet. Die Bibel nennt Maßnahmen zur Quarantäne und zur Aufhebung derselben. Klinisch wird immer wieder das „Fressen" oder „Weiterfressen" auf der Haut, das „Brandmal", die weißen Flecken durch Pigmentverlust, der Haarverlust und die Narbenbildung nach Abheilung genannt. Wer den Aussatz erworben hat, wird nach den Regeln des Priesters – nicht des Arztes – erkannt. Im Vers 45 und 46 wird nun Folgendes klargemacht:

>> Wer nun aussätzig ist, soll zerrissene Kleider tragen und das Haar lose und den Bart verhüllt und soll rufen: **Unrein, unrein!** Und solange die Stelle an ihm ist, soll er unrein sein, allein wohnen, und seine Wohnung soll außerhalb des Lagers sein.

Aussatz oder Lepra ist eine der ältesten Krankheiten und ihre Ursprünge reichen Jahrtausende zurück – nach Indien, China, Äthiopien und Ägypten. In Ägypten haben sich auch die mit Mose ziehenden Israeliten infiziert. Da die Inkubationszeit der Krankheit sehr lange sein kann, können auch gesunde Personen die Träger dieser Krankheit sein. Das Wort Lepra stammt aus dem griechischen *Corpus Hippocraticum* (lepein, griechisch: auflösen; 6. bis 2. Jahrhundert v. Chr.). In der Antike und im Mittelalter war die Lepra eine weithin bekannte und gefürchtete Krankheit. Bereits früh wurden bestimmte klinische Charakteristika unterschieden wie sie in ◘ Tab. 11.1 genannt sind.

So wie es bereits in der Bibel beschrieben wurde, konnte der Priester und Heiler die Sache damals nur behandeln, indem er die Betroffenen isolierte und sich selbst überließ. Die Lebenserwartung war typischerweise stark verkürzt, aber manchmal konnte diese belastende Krankheit im chronischen Zustand viele Jahre andauern.

Erst mit der Verbreitung des Christentums im hohen Mittelalter und der dadurch aufkommenden Bedeutung der Nächstenliebe wurde der Dienst am Aussätzigen eine

Tab. 11.1 Charakteristika der Lepra aus der Antike und heutige Einteilung

Bezeichnung	Bedeutung
Elephantica oder Elephantia	Verformung der Beine und Arme zu Elefantenextremitäten mit Verlust der Füße und Hände, knollige Auftreibungen an den Extremitäten
Leonina	Löwengesicht mit groben Schwellungen der Haut, grob- bis kleinknollige Gesichtszüge, Verlust der Haare, der Augenbrauen und Wimpern, Destruktionen der Nase und im Mundbereich nach Zahnausfall und Kieferdeformationen
Lepra mit Alopecia	Umschriebener Haarausfall
Lepra alba oder weiße Lepra	Weißer Aussatz durch Verlust der Pigmentierung der Haut, was bei dunkelhäutigen Personen sehr auffällig ist. Bei Juden in der Mose-Zeit eine häufige Lepraform
Tyria (Mottenfraß)	Geschwüre, großflächige Hautzerstörungen
Lepra psorica	Der räudige oder schuppige Aussatz. Rissige Haut, die an das Häuten der Schlangen erinnert
Lepra nodosa	Knolliger Aussatz
Heutige Einteilung	
Tuberkuloide Lepra	Gutartiger Verlauf, nur Haut und Nerven, keine Organe, wenige Bakterien
Lepromatöse Lepra	Schwere Form, ungehemmte Bakterienvermehrung, Ausbreitung im ganzen Körper
Borderline Lepra	Zwischenform, instabile Variante, kann in Richtung tuberkuloid oder lepromatös gehen, bei intaktem Immunsystem nur tuberkuloid!

Gewissenssache. Meist außerhalb der Stadtmauern wurden die Kranken in isolierten Bereichen zwangsweise „aufbewahrt" und mehr oder weniger versorgt. So entstanden die Feldsiechen, später die Siechenhäuser und die Leprosenhäuser. Im 12. Jahrhundert soll es über 10.000 solcher Häuser gegeben haben. Getragen wurden diese Leprahäuser durch Almosen, Stiftungen und kirchliche Aktivitäten. Betreut wurden die Kranken durch Geistliche, Mönche und Nonnen. Kleidung und Verhalten wurden vorgeschrieben, und so mussten die Aussätzigen Kutten tragen und akustische Warngeräte wie Siechenschellen, Leprosenhorn und Lepraklapper. Die Reaktion der Mitmenschen hierauf war so ähnlich wie nach dem Warnruf „Unrein! Unrein!" aus dem dritten Buch Mose.

Heute wissen wir, dass die Lepra durch einen Infektionserreger hervorgerufen wird, der den Namen *Mycobacterium leprae* erhielt. Der 32-jährige Norweger Gerhard Hansen aus Bergen in Norwegen entdeckte 1873 den Erreger als „braunes Stäbchenbakterium" innerhalb von Zellen aus einem knolligen Hautknoten eines Erkrankten. In einer Monografie aus dem Jahr 1874 beschrieb er diesen Sachverhalt. Heute nennen wir die Krankheit daher auch Hansensche Krankheit. Die Erreger werden per Tröpfcheninfektion und durch Kontakte mit Infizierten übertragen.

Der Lepraerreger vermehrt sich vor allen Dingen in Makrophagen, den Fresszellen, die wir in **Abb. 3.3** kennengelernt haben. Des Weiteren befällt er auch spezielle Zellen der

Nervenscheiden peripherer Nerven, weswegen es häufig zu Nervenausfallserscheinungen kommt. Außerdem lagert sich das Bakterium in Gefäßwandzellen ein, sodass es zu Gefäßverschlüssen kleiner Gefäße kommt. Schließlich befällt es bei ausgeprägter Besiedlung viele verschiedene Zellen, ein denkbar ungünstiges Zeichen im Krankheitsverlauf, das für die lepromatöse gefährliche Form der Krankheit typisch ist (◘ Tab. 11.1).

Seit den späten 1970er Jahren gibt es eine wirksame Therapie, die als Zweifach- oder Dreifach-Antibiotikatherapie Eingang in die standardisierte Behandlung fand. Heute wissen wir, dass der Arzt die Betroffenen früh therapieren muss, weil so Komplikationen stark zurückgedrängt und eine Heilung erreicht werden.

11.4.2 Die grünen Rezeptoren, die Schuppenflechte und das evolutionäre Gedächtnis

In den Tagen von Gerhard Hansen im 19. Jahrhundert war Bergen ein Zentrum der Lepraforschung, weil die Krankheit in den skandinavischen Ländern in einigen Nischen erhalten blieb. Dagegen war sie im restlichen Europa schon mit dem Beginn der Neuzeit ab 1500 n. Chr. fast vollständig verschwunden. Irgendetwas ist in Norwegen nicht passiert, was in den anderen europäischen Bereichen abgelaufen ist. Dieses rasche Verschwinden war ein faszinierendes Phänomen, das mehrere Erklärungsversuche zeitigte.

Eine naheliegende Erklärung ist die bewusst betriebene, soziale Isolation der Leprakranken, die zu einer Ausrottung der Krankheit führte, weil die Träger des Bakteriums schlichtweg ausstarben. Das war ja auch schon in der Bibel das Rezept der Wahl. Isolation war deshalb notwendig, weil die Durchseuchung mit Leprabakterien sehr hoch war (zum Teil bis zu 25 % der Bevölkerung waren betroffen). Neben dem Menschen gibt es bis jetzt außer dem 9-fach-gegürteten Gürteltier Südamerikas keinen natürlichen Wirt für dieses Bakterium. Und die epidemiologischen Studien zeigen, dass das Ansteckungsrisiko besonders hoch ist, wenn ein Mensch eng mit einem Leprakranken zusammenwohnt. Demgemäß gibt Isolation sehr viel Sinn. In die entlegenen Regionen Skandinaviens mag daher der Erreger lange nicht eingedrungen sein (und das Immunsystem der Betroffenen war nicht vorbereitet).

Bei einem zweiten Erklärungsversuch neben der Isolation postulieren heute einige Wissenschaftler, dass die wiederholten Pestepidemien im ausgehenden Mittelalter jene Patienten mit schwachem Immunsystem dahinrafften, während solche Personen überlebten, die mit ihrem stärkeren Immunsystem die Pest, die Lepra, die Pocken und noch andere üble Infektionskrankheiten überlebten und Nachkommen zeugten. So wurden besondere Immunmechanismen positiv selektioniert, die wir heute noch im Genom finden müssten. Da diese schützenden Immunmechanismen auf dem Boden genetischer Veränderungen entstehen, müsste es Genvarianten zur Bekämpfung von Lepra geben (ein evolutionäres Gedächtnis?).

Und tatsächlich, solche Genvarianten spielen eine wichtige Rolle bei Lepra. Auf der Membran von Fresszellen, die wir im Text rund um ◘ Abb. 3.3 Makrophagen nannten, gibt es Oberflächenrezeptoren, die in ◘ Abb. 3.3 die „grünen Rezeptoren" genannt wurden. Diese „grünen Rezeptoren" erkennen bestimmte Moleküle des Leprabakteriums (Lipoproteine), und sie sind für die Aktivierung der Fresszelle entscheidend (TLR, „toll-like receptors"; hier TLR1 und TLR2). Das Antigen kann mithilfe dieser Rezeptoren aufgenommen, im Makrophagen weiterverarbeitet und Teile davon auf dem roten Präsentationskran gezeigt werden.

Läge nun eine besondere Variante des „grünen Rezeptors" vor, so ist der Mensch gegenüber Lepra geschützt. Zu Leprazeiten im Mittelalter wäre es höchst positiv gewesen, wenn Menschen mit der schützenden Genvariante und der daher verstärkten Abwehrreaktion positiv selektioniert worden wären. Von diesem evolutionären Gedächtnis kann die Menschheit profitieren und die Leprakrankheit ausgerottet werden. Wichtig ist allerdings, dass diese Genvariante auch in allen Bevölkerungen ankommt (Bevölkerungsnischen wie in Norwegen im 19. Jahrhundert waren davon ausgenommen). Tatsächlich gibt es „grüne Rezeptoren" (TLR2), die Menschen vor der schweren Form der Lepra schützen.

Solche genetischen Schutzmechanismen spielen auch bei der dritten Erklärungsmöglichkeit eine wichtige Rolle. Die Schuppenflechte oder Psoriasis kommt in ein und demselben Individuum so gut wie nie zusammen mit Lepra vor. Dazu gibt es mittlerweile umfangreiche epidemiologische Studien, die diesen Sachverhalt an zehntausenden Menschen herausstellten. So kann es also sein, dass ein Mensch mit Schuppenflechte besondere Genvarianten besitzt, die ihn vor Lepra schützen, aber mit Schuppenflechte traktieren. Einige Wissenschaftler sind fest davon überzeugt, und auch ich empfinde, dass die gesammelten Befunde für diesen Erklärungsversuch sehr stichhaltig sind.

Es ist also denkbar, dass einerseits die Schuppenflechte positiv selektioniert wurde, um eine bessere Abwehrleistung des Immunsystems zu gewährleisten, und nebenbei die Lepra ausgerottet wurde. Eines ist sicher: Die Abwehrmechanismen des angeborenen und angepassten Immunsystems sind bei Menschen mit Schuppenflechte verstärkt. Die bakterientötenden Fähigkeiten der Fresszellen sind bei Schuppenflechte stärker ausgebildet als bei Menschen ohne diese Krankheit. Psoriatiker sind also besser infektgeschützt, erkaufen sich diesen Vorteil aber mit einer chronischen Hauterkrankung, die in manchen Regionen der Erde bei 3 % der Bevölkerung auftritt. So ist das evolutionäre Gedächtnis in schützenden Genvarianten verankert, kann vor Infekten bewahren, kann aber andererseits chronische Entzündungskrankheiten auslösen.

11.4.3 Warum ist das immunologische Gedächtnis gestört?

Der Erreger der Lepra vermehrt sich innerhalb von Fresszellen in bestimmten Zellorganellen. Eigentlich soll das Wachstum und die Vermehrung gerade in diesen Zellorganellen verhindert werden, was bei Lepra nicht richtig funktioniert. Das *Mycobacterium leprae* schafft also einen Zustand nach dem Motto „Aufnahme ja, aber bitte keine Zerstörung". An was könnte dieses Fehlverhalten der Fresszellen liegen, das die Gedächtnisantwort von T-Zellen so nachhaltig beeinflussen kann?

Wir hatten schon die „grünen Rezeptoren" kennengelernt, deren Defekte dazu führen, dass zwar die Aufnahme der Bakterien nicht aber die adäquate Weiterverarbeitung stattfinden kann. Mittlerweile haben Wissenschaftler bei Leprapatienten im Vergleich zu gesunden Personen mehrere dieser „grünen Rezeptoren" gefunden, die bei der Erkennung der Leprabakterien nicht richtig funktionieren (TLR1, TLR2, NLRP1, NOD2, TLR9). Und so wundert es nun auch nicht mehr, dass die wichtige Präsentation im roten Präsentationskran der ◘ Abb. 3.3 und 3.4 nicht stattfindet, wie es normalerweise der Fall ist. Diese Defekte bedingen Störungen des T-Zellgedächtnisses.

So sieht der Wissenschaftler verschiedene Veränderungen des T-Zellgedächtnisses und davon sticht eine besonders hervor. Normalerweise wird das Gedächtnis angelegt, damit beim erneuten Auftreten der Infektion eine effektive und schnelle Zerstörung des

Krankheitserregers stattfinden kann. Wir können diese Antwort eine aggressive Antwort nennen. Bei Lepra sieht man zwar eine T-Gedächtnisantwort, aber sie funktioniert nicht richtig. So werden nämlich insbesondere bei der schweren Form der Lepra (◘ Tab. 11.1) statt den aggressiven Gedächtniszellen, harmlose und die Aggression verhindernde T-Gedächtniszellen hergestellt. Nach dem Motto „Lasset die Leprabakterien zu mir kommen" können diese friedvollen T-Zellen den Lepraerreger nicht zerstören, sondern sie fördern dessen Beherbergung über eine lange Zeit hinweg. Diese Störung trägt zu einer starken Vermehrung der Erreger bei, wie sie für die schwere Verlaufsform der Lepra typisch ist (lepromatöse Lepra).

So wie es aussieht, ist die Störung des immunologischen Gedächtnisses bei Lepra im fehlerhaften Erkennen des Umweltsignals zu sehen. So funktioniert die Ersteinspeicherung oder Erstenkodierung – wie es in ◘ Abb. 3.7 gezeigt ist – nicht richtig, sodass die Erstkonsolidierung und die Ablagerung im Langzeitgedächtnis auch nicht richtig klappen. Der Lepraerreger entzieht sich sozusagen dem immunologischen Gedächtnis, führt dadurch zu einer andauernden Immun- und Entzündungsreaktion, die viele Energieressourcen verbraucht und zur Auszehrung beiträgt.

11.5 Zusammenfassung: Krankheiten des immunologischen Gedächtnisses

Bei den Krankheiten – DiGeorge-Syndrom, Bruton-Antikörpermangel, variables Immundefektsyndrom, HIV-1-Infektion und Lepra – kommt es zu einer gestörten Ausbildung des immunologischen Gedächtnisses. Dabei spielt die gestörte Erkennung, die Abspeicherung und der Abruf von Informationen bezüglich Infektionserregern aus der Außenwelt und eigenem Gewebe der Innenwelt eine wichtige Rolle. Die Konsequenz hieraus ist eine chronische Immunaktivierung.

Ähnlich wie bei den mentalen Gedächtnisstörungen gilt: Es kommt zu einer übertriebenen und einseitigen Beschäftigung mit Gedächtnisinhalten, zu einer gesteigerten Aufmerksamkeit des Immunsystems und zur Kompensation des fehlenden Gedächtnisses durch übersteigerte immunologische, oft wenig gerichtete Folgereaktionen. All das zusammen kostet sehr viel extra Energie.

Mit dem Wissen aus den Buchteilen I und II konnten wir diese Beispiele der immunologischen Gedächtnisstörungen nachvollziehen. Wir schrieben des Weiteren: Probleme des Gedächtnisses führen oft zu einer fehlenden Übereinstimmung zwischen der subjektiven Innenwelt des Betroffenen und dessen Außenwelt. Innenwelt ist hier körpereigenes Gewebe und Außenwelt sind die Infektionserreger. Der Versuch, eine Übereinstimmung zwischen beiden herzustellen, verbraucht große Mengen an extra Energie. Mit dem Blick auf die Evolutionsmedizin wird klar, dass unser Immunsystem nicht für die fortdauernde, energieverzehrende Korrektur dieser Diskrepanz von Außen- und Innenwelt positiv selektioniert wurde.

Auf den Punkt gebracht

- Angelo DiGeorge erkennt 1965, dass das Fehlen des Thymus mit einer schweren Störung des T-Zellgedächtnisses einhergeht. Dahinter steckt eine Anlagestörung im

Bereich der dritten und vierten Kiementasche, die auf einen Defekt am kurzen Arm des Chromosoms 22 zurückgeht.

- In der Folge des DiGeorge-Syndroms, wie die Gedächtnisstörung heißt, kann es häufig zu Autoimmunkrankheiten kommen. Im Falle von Autoimmunkrankheiten wird ein Immunzellgedächtnis gebildet, das fälschlicherweise eigenes Gewebe attackiert. Dies kostet dauernd extra Energie.
- Ogden Bruton stellt 1952 die erste Antikörpermangelerkrankung vor, die für eine Störung des B-Zellgedächtnisses sprach. Bei den betroffenen Patienten kommt es aufgrund eines Gendefektes zum weitgehenden Ausbleiben der B-Zellentwicklung und schweren Infektionen.
- Ein anderes Krankheitsbild ist das variable Immundefektsyndrom. Dort treten eine Vielzahl von Infektionsproblemen auf. Darüber hinaus werden Granulome (knötchenförmige Anhäufung von Fresszellen), häufige Autoimmunkrankheiten, wiederkehrendes Fieber, Hautauschläge, eine ungewöhnliche Vermehrung von Immunzellen und chronische Darmentzündungen genannt. Dies alles kostet dauernd extra Energie.
- Das variable Immundefektsyndrom basiert auf vielfältigen Störungen der B-Zellaktivierung und B-Zellgedächtnisbildung. Genetische Defekte in verschiedenen Genen spielen eine Hauptrolle.
- Das variable Immundefektsyndrom kann mit Autoimmunkrankheiten einhergehen, da die Reifungspfade durch die Achterbahn des B-Zellreifungszentrums nicht richtig funktionieren. Dies kostet dauernd extra Energie.
- Das HIV-1 stört das T-Zellgedächtnis massiv und stört auch das B-Zellgedächtnis durch eine Beeinträchtigung von CD4-positiven T-Zellen. HIV-1 nistet sich in CD4-positiven T-Zellen ein und braucht dazu den Oberflächenrezeptor CCR5.
- Bei der HIV-1-Infektion ist die Neigung für Autoimmunkrankheiten deutlich erhöht. Dies alles steigert den Energieverbrauch.
- Lepra ist eine chronische Infektionserkrankung mit dem Bakterium *Mycobacterium leprae*. Vielfältigen Erscheinungen an der Haut, an Nerven, im Gesicht, am Schädel usw. charakterisieren die Krankheit. Entdecker des Bakteriums ist Gerhard Hansen aus Bergen in Norwegen.
- Erklärungsversuche aus der Evolutionsmedizin bringen Lepra, Pest und Schuppenflechte miteinander in Beziehung. Die im Evolutionsprozess auftauchenden Verbesserungen des Immunsystems zwischen 1000–1500 n. Chr. besiegen die Lepra, die Pest usw., und diese günstigen Veränderungen werden als „evolutionäres Gedächtnis" bis heute beibehalten. Allerdings gehen diese Verbesserungen mit der Entstehung von Autoimmunkrankheiten beziehungsweise Autoentzündungskrankheiten wie Schuppenflechte u. a. einher.
- Das Leprabakterium nistet sich in Fresszellen wie Makrophagen ein und behindert eine adäquate Ausbildung des immunologischen Gedächtnisses.
- Störungen des immunologischen Gedächtnisses führen zu einer fehlerhaften Erkennung von Außenwelt (Fremd) und Innenwelt (Selbst) mit häufigen Infekt- und Autoimmunkrankheiten, die zu hohen Energieausgaben beitragen.

Weiterführende Literatur

Bassukas ID, Gaitanis G, Hundeiker M (2012) Leprosy and the natural selection for psoriasis. Med Hypotheses 78(1):183–190

Bruton OC, Apt L, Gitlin D, Janeway CA (1952) Absence of serum gamma globulins. AMA Am J Dis Child 84(5):632–636

CID – christliche internet dienst (1996a) G. 3. Mose – Kapitel 13: Die Feststellung von Aussatz und das Verhalten von Aussätzigen Berlin: CID – christliche internet dienst GmbH. ► https://www.bibel-online.net/buch/luther_1912/3_mose/13/

CID – christliche internet dienst (1996b) G. 3. Mose – Kapitel 14: Die Reinigung von Aussätzigen Berlin: CID – christliche internet dienst GmbH. ► https://www.bibel-online.net/buch/luther_1912/3_mose/13/

Cyranoski D, Ledford H (2018) Genome-edited baby claim provokes international outcry. Nature 563(7733):607–608

Davies EG (2013) Immunodeficiency in DiGeorge Syndrome and options for treating cases with complete athymia. Front Immunol 4:322

DiGeorge AM (1968) Congenital absence of the thymus and its immunologic consequences: concurrence with congenital hypoparathyroidism. Birth defects: immunologic deficiency diseases in man. Original Article Series, Bd IV. 4. National Foundation–March of Dimes, White Plains

Drabik R (2013) Lepra – Eine Infektionsgeschichte Dinslaken: Dinslaken Lepra-Tuberkulosehilfe. ► http://www.lepra-tuberkulose.de/de/lepra/infektionskrankheit/geschichte.html

Dreesmann D, Graf D (2012) Witte K Evolutionsbiologie. Springer, Berlin

Gallo RC, Montagnier L (2003) The discovery of HIV as the cause of AIDS. N Engl J Med 349(24):2283-2285

Gilbert MT, Rambaut A, Wlasiuk G, Spira TJ, Pitchenik AE, Worobey M (2007) The emergence of HIV/AIDS in the Americas and beyond. Proc Natl Acad Sci U S A 104(47):18566-18570

Greenberg F (1993) DiGeorge syndrome: an historical review of clinical and cytogenetic features. J Med Genet 30(10):803–806

Grimbacher B, Hutloff A, Schlesier M, Glocker E, Warnatz K, Drager R et al (2003) Homozygous loss of ICOS is associated with adult-onset common variable immunodeficiency. Nat Immunol 4(3):261–268

Haeckel E (1874) Anthropogenie oder Entwicklungsgeschichte des Menschen – Gemeinverständliche wissenschaftliche Vorträge über die Grundzüge der menschlichen Keimes- und Stammes-Geschichte. Wilhelm Engelmann Verlag, Leipzig

Kumar S, Naqvi RA, Ali R, Rani R, Khanna N, Rao DN (2013) CD4+CD25+T regs with acetylated FoxP3 are associated with immune suppression in human leprosy. Mol Immunol 56(4):513–520

Montagnier L (2010) 25 years after HIV discovery: prospects for cure and vaccine. Virology 397(2):248–254

Nutt SL, Hodgkin PD, Tarlinton DM, Corcoran LM (2015) The generation of antibody-secreting plasma cells. Nat Rev Immunol 15(3):160–171

Phan TG, Tangye SG (2017) Memory B cells: total recall. Curr Opin Immunol 45:132–140

Pinheiro RO, Schmitz V, Silva BJA, Dias AA, de Souza BJ, de Mattos Barbosa MG et al (2018) Innate immune responses in leprosy. Front Immunol 9:518

Rastogi N, Legrand E, Sola C (2001) The mycobacteria: an introduction to nomenclature and pathogenesis. Rev Sci Tech 20(1):21–54

Tsukada S, Saffran DC, Rawlings DJ, Parolini O, Allen RC, Klisak I et al (1993) Deficient expression of a B cell cytoplasmic tyrosine kinase in human X-linked agammaglobulinemia. Cell 72(2):279–290

Vetrie D, Vorechovsky I, Sideras P, Holland J, Davies A, Flinter F et al (1993) The gene involved in X-linked agammaglobulinaemia is a member of the Src family of protein-tyrosine kinases. Nature 361(6409):226–233

Victora GD, Nussenzweig MC (2012) Germinal centers. Annu Rev Immunol 30:429–457

Weisel F, Shlomchik M (2017) Memory B cells of mice and humans. Annu Rev Immunol 35:255–284

Wilen CB, Tilton JC, Doms RW (2012) HIV: cell binding and entry. Cold Spring Harb Perspect Med 2(8):a006866

Worobey M, Gemmel M, Teuwen DE, Haselkorn T, Kunstman K, Bunce M et al (2008) Direct evidence of extensive diversity of HIV-1 in Kinshasa by 1960. Nature 455(7213):661–664

Krankheiten des Gedächtnisses für gespeicherte Energie

© Springer-Verlag GmbH Deutschland, ein Teil von Springer Nature 2020
R. H. Straub, *Drei Gedächtnisse für den Körper*, https://doi.org/10.1007/978-3-662-59131-4_12

12.1 Die Aufnahme von Fettsäuren funktioniert nicht – die DGAT1-Krankheit

Gleich von Geburt an hatten die Kinder wässrige Durchfälle und erhebliche Gedeihstörungen. Auch nach dem Versuch, die Babynahrung auf verschiedene Weise zu verändern, blieben die Durchfälle erhalten. Das war eine wahrlich ernsthafte Erkrankung, weil mit den Durchfällen andere wichtige Nährstoffe, Vitamine und Spurenelemente verloren gingen. Die Blutwerte dieser verschiedenen Stoffe waren sehr niedrig, und das ist gerade beim wachsenden Kleinkind eine Notlage. Wegen der Komplikationen starb ein Mädchen bereits 17 Monate nach der Geburt. Von den betroffenen Buben konnte einer nur durch eine intravenöse Intensivernährung gerettet werden, bei den anderen war die Krankheit weniger schlimm ausgeprägt. Doch was steckte dahinter?

Im Jahr 2012 entdeckte die Arbeitsgruppe von Robert Farese jr. und Tobias Walther an der Harvard Medical School einen Enzymdefekt in Dünndarmzellen, die sogenannte DGAT1-Krankheit. DGAT1 (Diacylglyzerol-O-Acyltransferase 1) ist ein wichtiges Enzym, das beim Zusammenbau der Triglyzeride in der Dünndarmzelle eine entscheidende Rolle spielt. Betrachten Sie dazu in ◘ Abb. 4.4 den Schritt Nummer 2, der zeigt wie aus den Vorstufen – den Fettsäuren und der roten Glyzerolgabel – das Triglyzerid entsteht. Dieser Schritt 2 wird im Wesentlichen durch das Enzym DGAT1 gesteuert. Ist das DGAT1 defekt, so können die aufgenommenen Fettsäuren nicht richtig in die Triglyzeride verpackt werden, die Fettsäuren stauen sich zurück und können aus dem Darm weniger gut aufgenommen werden. In der Folge entwickeln sich wässrige Durchfälle wegen der erhöhten Fettsäurebelastung im Darm.

Bei der DGAT1-Krankheit ist die Aufnahme der Umweltinformation „Fettsäure" behindert, was zu einer deutlichen Störung der Weiterverarbeitung der Fettsäuren führt, die im Fettgewebe nicht abgelagert werden können. Die Gedeihstörungen können so gravierend sein, dass sie mit dem Leben nicht vereinbar sind, wie es bei dem betroffenen Mädchen der Fall war. Dieses Mädchen entwickelte eine Blutvergiftung und starb an diesen Folgen. Wir haben es hier mit einer schweren Aufnahmestörung zu tun. Hier ist die Speicherung, die Ablagerung, von Energie verhindert.

12.2 Mangelnde Ablagerung von Fettsäuren in der Fettzelle – die LPL-Krankheit

Richard Havel wuchs in Seattle in den 1920er Jahren auf, absolvierte dort die High School und in Portland, Oregon, das College, um Medizin und Chemie an der Universität von Portland zu studieren. Er schloss das Examen im Jahr 1949 ab, absolvierte eine kurze Zeit in der Cornell-Universität in New York und am Nationalen Herz-Institut in Bethesda bei Washington, um für längere Zeit an die Universität von San Francisco zu wechseln. Dort entdeckte er zusammen mit Robert Gordon im Jahr 1960 eine völlig neue Krankheit, die bei den betroffenen Personen mit einer extrem erhöhten Blutkonzentration von Triglyzeriden einherging. Sie erkannten, dass ein wichtiges Enzym fehlte, und heute heißt sie die LPL-Krankheit („lipoprotein lipase deficiency", „LPL deficiency").

Der Blutserumwert der Triglyzeride betrug bei den drei Brüdern einer Familie 3000–5000 mg pro 100 ml (normal ist etwa 200 mg pro 100 ml). Bei diesen Patienten zeigte sich im Blut eine massive Erhöhung der Bläschen 2, die wir in ◘ Abb. 4.4 und im Text davor als Chylomikron kennengelernt haben. Hierdurch ist das Plasma der Betroffenen milchig-trüb und es hat eine cremige Konsistenz. Das Bläschen 2 kann unter Umgehung der Leber die in ihm gespeicherten Triglyzeride normalerweise zum Fettgewebe transportieren (◘ Abb. 4.5), aber das funktioniert nicht.

Die Ursache der Krankheit ist ein teilweiser oder vollständiger Mangel eines wichtigen fettspaltendes Enzyms mit Namen LPL, das wir in ◘ Abb. 4.6 in violetter Farbe kennengelernt haben (Erklärung, *Die Funktion von LPL, lipoprotein lipase*). Wenn dieses fettspaltende Enzym LPL nicht funktioniert, kann das Bläschen 2 nicht entleert werden.

> **Erklärung**
>
> **Die Funktion von LPL, lipoprotein lipase**
>
> Vergleichen Sie ◘ Abb. 4.6. Nachdem das Bläschen 2 mit Triglyzeriden beladen an einem Halteapparat der gefäßauskleidenden Zelle festgemacht wurde, taucht das fettspaltende Enzym LPL in den Innenraum des Bläschens ein und kann nun mit unglaublich hoher Geschwindigkeit die Triglyzeride verkleinern. Innerhalb von 3 min ist bereits ein Drittel des Inhaltes gespalten und entleert. Die Bläschen bleiben mehrere Minuten hängen und werden fast vollständig geleert (zu 90 %). Die weitgehend leere Hülle des Bläschen 2 kehrt zur Leber zurück.

Bei den massiv erhöhten Werten für die Triglyzeride kann es zu einer Bauchspeicheldrüsenentzündung, knoten- bis plaqueartigen Fettablagerungen in der Haut und zu einer Leber- und Milzvergrößerung kommen. Trotz der erhöhten Fettwerte ist die Arteriosklerose bei dieser Krankheit kein Problem. Durch eine stark fettreduzierte Kost kann der Triglyzeridwert deutlich gesenkt werden. Im Jahr 2005 beschrieben Mediziner aus Kanazawa in Japan einen außergewöhnlichen Fall der LPL-Krankheit, der die Situation bezüglich der Arteriosklerose demonstriert.

Der Patient wurde in der dortigen Universitätsklinik 30 Jahre lang beobachtet und erlebte bei hohen Triglyzeridspiegeln von bis zu 3500 mg/100 ml insgesamt 22-mal eine Bauchspeicheldrüsenentzündung. In der gesamten Beobachtungszeit wurde mehrfach geprüft, ob er einen Diabetes mellitus entwickelt hatte, was aber nicht nachgewiesen werden konnte. Obwohl er täglich eine Schachtel Zigaretten rauchte, entwickelte er in der Beobachtungszeit keine arteriosklerotische Folgekrankheit wie Herzinfarkt, Schlaganfall oder Beinarterienverschluss. Andere Berichte bestätigen die Tatsache, dass die Arteriosklerose interessanterweise selten ist. Die LPL-Krankheit betrifft im Wesentlichen die Ablagerung – also Abspeicherung – der Fettsäuren.

12.3 Defekter Abruf von Fettsäuren – die NLSD-Krankheit mit und ohne Fischschuppen

Wir gehen in das Jahr 1948 und beobachten einen Kliniker, den Direktor des Sankt-Josephskrankenhauses von Eindhoven, G.H.W. Jordans, wie er eine interessante Beobachtung macht. Jordans war kein begnadeter Wissenschaftler, aber ein richtiger Internist, der noch selbst mikroskopierte und wusste, wie normale Leukozyten aussehen. Bei einem 24-jährigen Patienten mit rechtsseitigen Oberbauchbeschwerden entdeckte er im Blut in verschiedenen Leukozyten eigenartige Fetttröpfchen, die so noch nicht beschrieben wurden. Die Ärzte punktierten das Knochenmark und die Leber und fanden auch dort Fetttröpfchen in den Zellen. Da der Patient wenig allgemeine Krankheitssymptome zeigte, wurde er bald wieder entlassen, obschon auch Familienangehörige untersucht wurden und ein Bruder ähnliche Fetttröpfchen in den Leukozyten aufwies.

Drei Jahre später, im Jahr 1951, tauchten der Patient und sein Bruder wieder im Sankt-Josephskrankenhaus bei Dr. Jordans auf, nur dieses Mal ging es ihnen beträchtlich schlechter. Beide Brüder hatten in den Beinen und Armen, im Becken- und im Schultergürtel massive Muskelschwächen, sodass sie nicht mehr in der Landwirtschaft arbeiten konnten. Eine fortschreitende Muskelkrankheit kam also hinzu. Die üblichen Bluttests zeigten keine weiteren Auffälligkeiten und auch die Fettuntersuchungen im Blut waren völlig normal. Die Muskeluntersuchung zeigte die bekannten Fetttröpfchen innerhalb der Muskelzellen, und die Muskelfasern waren daher auffällig verdickt. Eine Muskelentzündung lag aber nicht vor. Jordans beschrieb hier zum ersten Mal eine Krankheit, die wir heute NLSD-Krankheit mit Muskelbeteiligung nennen („neutral lipid storage disease"). Was steckt dahinter?

Jordans war diese Sache verständlicherweise unklar und er schrieb: „Sind diese familiären Leukozytenanomalien ohne pathogenetische Bedeutung oder müssen sie als wenig gewünschte Eigenschaft betrachtet werden?" Seit dem Jahr 2007 wissen wir, dass dieser Form der NLSD-Krankheit ein genetischer Defekt eines Abbauenzyms aus der ◘ Abb. 4.7 zugrunde liegt (Punkt 3 in der Legende der Abbildung).

Sie erinnern sich, dass Fettsäuren in großen Fettspeicherblasen nach dem Prinzip „Zusammenfließen kleinerer Blasen" (hasta la vista, Baby!) entstehen (◘ Abb. 4.6). Diese Fettspeicherblasen stellen das energiespeichernde Gedächtnis dar, und zum Abruf der Fettsäuren aus den großen Fettblasen werden viele molekulare Schritte benötigt. Wenn der Abbau nicht funktioniert, lagern sich die Fettsäuren massiv ein, überfüllen die Zellen nicht nur des Fettgewebes sondern nun auch der Muskeln und des Herzmuskels, der Leber, der Haut und des weißen Blutzellsystems (Leukozyten). Manche bekommen auch einen Altersdiabetes, aber besonders charakteristisch sind die Fetttropfen in den Leukozyten.

An diesem Fettabbau sind mehrere Faktoren beteiligt und eine andere Variante der genetischen Fettabbaustörung geht mit Anhäufungen von Fetttröpfchen und gleichzeitiger Fischschuppenkrankheit (Ichthyose) einher. Dieser Hautkrankheit liegt ein Defekt eines Gens zugrunde, der im Jahr 2000 von der französischen Arbeitsgruppe um Judith Fischer aus Evry bei Paris, Frankreich, entdeckt wurde (sie war auch maßgeblich an der Entdeckung des Gens für die muskuläre Form beteiligt und ist heute in Freiburg tätig). Bei diesen Beispielen haben wir es also eindeutig mit Abrufstörungen des energiespeichernden Gedächtnisses zu tun, die zu sehr ungewöhnlichen Folgeproblemen wie Muskelschwäche und Fischschuppenkrankheit führen.

12.4 Zusammenfassung: Krankheiten des energiespeichernden Gedächtnisses

Bei den Krankheiten DGAT1, LPL und NLSD kommt es zu einer gestörten Ausbildung des energiespeichernden Gedächtnisses. Wichtig sind die gestörte Erkennung bzw. Aufnahme, die Abspeicherung und der Abruf von Fettsäuren. Die Konsequenzen hieraus sind chronische Krankheiten mit zum Teil schweren Verläufen und Folgekrankheiten wie Sepsis (DGAT1), Bauchspeicheldrüsenentzündungen (LPL) oder Muskel- und/oder Hautkrankheiten (NLSD). Mit dem Rüstzeug aus den Buchteilen I und II konnten wir diese Beispiele der Störungen des energiespeichernden Gedächtnisses nachvollziehen. Störungen in diesem Gedächtnis führen dazu, dass der Körper inadäquat mit energiereichen Substraten versorgt wird.

Auf den Punkt gebracht

- Die DGAT1-Krankheit führt zu einer Aufnahmestörung der Fettsäuren im Darm und zu Durchfällen und bei Kindern Gedeihstörungen. Sekundär ruft die Krankheit einen Mangel an Nährstoffen, wichtigen Vitaminen und Spurenelementen hervor.
- Die LPL-Krankheit führt zu einer Störung der Ablagerung von Fettsäuren im Fettgewebe, sodass sehr hohe Blutspiegel der Triglyzeride zu beobachten sind. Das hauptsächliche Folgeproblem sind wiederholte Bauchspeicheldrüsenentzündungen, aber interessanterweise kaum arteriosklerotische Probleme.
- Bei der NLSD-Krankheit kommt es zu einem Ausbleiben des Abbaus der großen Fettblasen, sodass sich dieselben in verschiedenen Zellen ablagern. Typisch ist die Ablagerung in Leukozyten, Muskelzellen (auch Herzmuskel) und Hautzellen. Zusätzlich entstehen Muskelschwäche und/oder die Fischschuppenkrankheit.

Weiterführende Literatur

Fischer J, Faure A, Bouadjar B, Blanchet-Bardon C, Karaduman A, Thomas I et al (2000) Two new loci for autosomal recessive ichthyosis on chromosomes 3p21 and 19p12-q12 and evidence for further genetic heterogeneity. Am J Hum Genet 66(3):904–913

Fischer J, Lefevre C, Morava E, Mussini JM, Laforet P, Negre-Salvayre A et al (2007) The gene encoding adipose triglyceride lipase (PNPLA2) is mutated in neutral lipid storage disease with myopathy. Nat Genet 39(1):28–30

Gluchowski NL, Chitraju C, Picoraro JA, Mejhert N, Pinto S, Xin W et al (2017) Identification and characterization of a novel DGAT1 missense mutation associated with congenital diarrhea. J Lipid Res 58(6):1230–1237

Haas JT, Winter HS, Lim E, Kirby A, Blumenstiel B, DeFelice M et al (2012) DGAT1 mutation is linked to a congenital diarrheal disorder. J Clin Invest 122(12):4680–4684

Havel RJ, Gordon RS Jr (1960) Idiopathic hyperlipemia: metabolic studies in an affected family. J Clin Invest 39:1777–1790

Jordans GH (1953) The familial occurrence of fat containing vacuoles in the leukocytes diagnosed in two brothers suffering from dystrophia musculorum progressiva (ERB.). Acta Med Scand 145(6):419–423

Kawashiri MA, Higashikata T, Mizuno M, Takata M, Katsuda S, Miwa K et al (2005) Long-term course of lipoprotein lipase (LPL) deficiency due to homozygous LPL(Arita) in a patient with recurrent pancreatitis, retained glucose tolerance, and atherosclerosis. J Clin Endocrinol Metab 90(12):6541–6544

Stephen J, Vilboux T, Haberman Y, Pri-Chen H, Pode-Shakked B, Mazaheri S et al (2016) Congenital protein losing enteropathy: an inborn error of lipid metabolism due to DGAT1 mutations. Eur J Hum Genet 24(9):1268–1273

Wenn das Zusammenspiel der Gedächtnisse nicht klappt

© Springer-Verlag GmbH Deutschland, ein Teil von Springer Nature 2020
R. H. Straub, *Drei Gedächtnisse für den Körper*, https://doi.org/10.1007/978-3-662-59131-4_13

13.1 Posttraumatische Belastungsstörung

Beginnen wir dieses Kapitel mit einem Krankheitsbild, das erstaunlicherweise erst in den letzten drei Jahrzehnten überhaupt eine klinisch relevante Bedeutung bekam, obwohl das Problem so lange existiert, wie es Menschen gibt. Da führten und führen die Menschen Kriege gegeneinander, ohne die Tragweite für die psychische Gesundheit des Einzelnen zu hinterfragen. Erst im Jahre 1980 wurde die Diagnose der posttraumatischen Belastungsstörung von der amerikanischen psychiatrischen Vereinigung anerkannt.

Es handelt sich um eine posttraumatische, stressinduzierte Störung, bei der eine Veränderung des mentalen Gedächtnisses vordergründig die wichtigste Rolle spielt. Üblicherweise wird sie posttraumatische Belastungsstörung genannt. Im Jahr 1982 listet die Datenbank „Web of Science" gerade mal zwei Übersichtsarbeiten zu diesem Thema, und im Jahr 2017 waren es mehr als 35.000, was die Tragweite der Sache anzeigt. Obwohl Menschen generell sehr widerstandsfähig sind, können extreme Stresssituationen zum Beispiel im Krieg, bei Todesangst, bei Vergewaltigung und anderen Extremsituationen mit Vernichtungsangst das mentale Gedächtnis nachhaltig beeinflussen. Die Rolle des Zusammenspiels der Gedächtnisse wird bei dieser Krankheit besonders gut klar. Zunächst ein Beispiel.

13.1.1 Das Trauma einer Entführung und die Folgen

Jan Philipp Reemtsma ist Sohn eines Zigarettenherstellers, in erster Linie aber deutscher Germanist, Publizist und Mäzen. Im Jahr 1996 wurde er Opfer einer Entführung, über die er bereits im gleichen Jahr ein Buch verfasste. Er wurde nach der Gefangennahme in seinem eigenen Garten in Hamburg und nach kurzer Autofahrt „in den Keller" gesperrt. Er musste dort 33 lange Tage in absoluter Ohnmacht und mit dem Gefühl des völligen Ausgeliefertseins ausharren, bis die Lösegeldübergabe nach mehreren Fehlversuchen erfolgreich stattfinden konnte. Er schrieb sein Buch, um die „Intimität der Kellererfahrung" zu überwinden und das Leid zu erzählen, das zum Teil durch unbedachte Aktionen von auswärts geschürt wurde (was kann an solchem Geschehen eine „De-Luxe-Entführung" sein, wie ein Journalist schrieb). Reemtsma hatte wochenlang Todesangst, entsetzliche Angst, er „war aus der Welt gefallen."

Es ist schon eine Ironie des Schicksals, dass ein Kenner der Traumamaterie von diesem schweren Los getroffen wird. Reemtsma sollte exakt zum Zeitpunkt der Entführung einen Vortrag im amerikanischen St. Louis zum Thema Traumatisierung halten. War es ein Vorteil, die Materie gut gekannt zu haben? Nach der Lektüre des Buches wird der Leser eines Besseren belehrt, denn es war kein Vorteil. Er wurde vor seiner Haustüre entführt, die Täter kamen aus dem Hinterhalt im Gebüsch. Es wird klar, dass die Qual der Wiedererinnerung sich beliebig Bahn brechen kann: „Das Geräusch eines Hundes im Gebüsch bewirkt, dass einem einen Augenblick schlecht wird vor Erinnern." Und wir wissen nun nach dem Lesen in diesem Buch: Der Mandelkern funkt unter Verwendung der Stressachsen in die Peripherie.

Und das Klopfen an Türen wird zum großen Trigger des Traumawiedererlebens, weil die Entführer sich so an der Kellertüre meldeten, wenn sie ihm Nahrung, Wasser und Sonstiges brachten. Der Entführte verband das Klopfen aber stets mit der Konfrontation der Peiniger und dem möglichen Tod. Das Wiedererleben war gekennzeichnet durch „Herzklopfen, Verspannung des Körpers, Starre und Angst", „die Nerven waren unten" und „die Fähigkeit sich zu freuen, war beschädigt." Später im Jahr 1996 erlebte er eine solche Situation einmal in einem Hotel, als er auf dem Flur Schritte hörte und sofort das grausame Klopfen erwartete.

Neben der autonomen Sofortreaktion (Mandelkern und Stressachsen) war auch Gleichgültigkeit, als er sagt: „…daß alles, was wichtig ist, in der Welt ist, und ich bin eben nicht darin." Solche Gefühle führten bei ihm zum Wunsch, den Keller wieder zu besuchen, weil im Keller die Gefühle des „Nicht-mehr-in-der-Welt-Seins" ihren Ort hatten. „Mit diesen Gefühlen bin ich nur im Keller zu Hause gewesen."

„Die Seele verlagert den Schrecken aus der Aktualität ins Chronische…" Die Problematik wird langlebig. „Die Stärke, die man gewinnt, gewinnt man aus Ressourcen, die später nicht mehr zur Verfügung stehen…", und man kann ergänzen, wenn etwas chronisch geworden ist. Im Falle Reemtsma blieb der „Keller und das Klopfen in seinem Leben."

Er schildert eindrucksvoll, dass dieses Wiederkehren der Erinnerung nicht mehr erlebt werden will und dass sich daher Gedanken an den Suizid einstellen. „Er [Autor: der Suizid] scheint ein leichtes gegenüber einem Leben, in dem nicht ausgeschlossen werden kann, dass DAS [Autor: die Entführung] wieder geschieht." Reemtsma kannte viele Beispiele von Menschen, die sich durch Suizid dieser Spannung entzogen. Oftmals ist die posttraumatische Belastungsstörung die Ursache für einen Suizid. So wollen wir hier fragen, was kann selbstzerstörerischer sein als die eigene Erinnerung. Und Sigmund Freud sagte einst: „Ich denke, dass dieser Mann an seinen Erinnerungen leidet."

13.1.2 Was ist die posttraumatische Belastungsstörung?

Mediziner entwickeln gerne Diagnosekriterien für chronische Krankheiten, um bei Vorliegen der Kriterien die richtige Diagnose zu stellen. Die posttraumatische Belastungsstörung wird nach der *International Statistical Classification of Diseases* (ICD-10) festgestellt (Erklärung, *Feststellung einer posttraumatischen Belastungsstörung nach ICD-10*). Die posttraumatische Belastungsstörung kann jederzeit während des gesamten Lebens auftreten und manchmal in chronischer Weise über Jahre und Jahrzehnte anhalten.

Im Rahmen einer umfangreichen Analyse wurden Risikofaktoren für das Auftreten einer posttraumatischen Belastungsstörung herausgearbeitet. Als Risikofaktoren gelten ein vorausgegangenes Trauma, eine Anpassungsstörung (psychische Reaktion auf ein einmaliges oder ein fortbestehendes belastendes Lebensereignis), eine Familienanamnese mit psychopathologischen Inhalten, ein lebensbedrohliches Ereignis in der Vorgeschichte, die fehlende posttraumatische soziale Unterstützung, das Vorhandensein einer ausgeprägt negativen Gefühlslage um das Trauma herum und die Präsenz von Nachhallerinnerungen (Rückblenden) rund um das Trauma herum. Gerade die letztgenannte Symptomatik zeigte den stärksten Einfluss auf ein mögliches Auftreten einer posttraumatischen Belastungsstörung. Um ein weiteres Beispiel zu machen, sei die Problematik der posttraumatischen Belastungsstörung bei Asylsuchenden aus Kriegsgebieten kurz dargestellt.

> **Erklärung**
>
> **Feststellung einer posttraumatischen Belastungsstörung nach ICD-10**
>
> - Kurz- oder langanhaltendes Ereignis oder Geschehen von außergewöhnlicher Bedrohung oder mit katastrophalem Ausmaß, das nahezu bei Jedem tiefgreifende Verzweiflung auslösen würde (Ereignis muss vorhanden sein = Kriterium A)
> - Anhaltende Erinnerungen oder Wiedererleben der Belastung durch aufdringliche Nachhallerinnerungen (Flashbacks oder Rückblenden), lebendige Erinnerungen, sich wiederholende Träume oder durch innere Bedrängnis in Situationen, die der Belastung ähneln oder mit ihr in Zusammenhang stehen (eindringendes Wiedererleben = Kriterium B)
> - Vermeidung von Umständen, die der Belastung ähneln oder mit ihr im Zusammenhang stehen, was vor dem Ereignis in keiner Weise vorhanden war (Vermeidung = Kriterium C)
> - Teilweise oder vollständige Unfähigkeit zur Erinnerung wichtiger Aspekte der Belastung (Erinnerungslücken = Kriterium D)
> - Anhaltende Symptome einer erhöhten psychischen Sensitivität und Erregung, die zuvor nicht bekannt waren (Erregung = auch Kriterium D). Dazu gehören Ein- und Durchschlafstörungen, Reizbarkeit oder Wutausbrüche, Konzentrationsschwierigkeiten, erhöhte Wachsamkeit oder Wachheit (Hypervigilanz) und erhöhte Schreckhaftigkeit.
> - Diese Symptome müssen innerhalb von 6 Monaten nach der Belastung aufgetreten sein, und sie müssen länger als einen Monat vorhanden sein.

13.1.3 Die posttraumatische Belastungsstörung bei Kriegsflüchtlingen

Die Süddeutsche Zeitung vom 6. Januar 2016 berichtete in einem Artikel mit dem Titel „So viele Flüchtlinge kamen 2015 nach Deutschland", dass die deutschen Behörden bis zum 31.12.2015 genau 1.091.894 Schutzsuchende registrierten. Wir können uns an den Nachhall in der Öffentlichkeit gut erinnern. Des Weiteren wird der damalige Innenminister mit folgenden Worten zitiert: Der starke Zuzug habe das Land vor Herausforderungen gestellt, „wie es sie seit der unmittelbaren Nachkriegszeit nicht mehr gegeben hat".

In einer bayerischen Aufnahmeeinrichtung wurden mit viel Mühe und Sachverstand Asylsuchende mit standardisierten Hilfsmitteln psychiatrisch untersucht. Zu Beginn der Untersuchung wurde bei knapp 80 % der Hilfesuchenden eine psychiatrische Störung diagnostiziert. Bei einer zufällig ausgewählten Gruppe von Flüchtlingen, die keine Hilfe suchten, waren es immerhin 45 %. Die posttraumatische Belastungsstörung war die häufigste Diagnose bei den Hilfesuchenden mit 23 % und bei den nicht nach Hilfe anfragenden Personen mit 18 %. Bei einem zweiten Untersuchungszeitpunkt 6 Monate später wurden deutlich weniger Personen eingeschlossen, was die Ergebnisse verfälschen kann, aber die Zahl der Personen mit posttraumatischer Belastungsstörung nahmen eher leicht zu als ab. Hingegen nahm die Zahl der Personen mit handfesten psychiatrischen Störungen deutlich ab.

Wir erkennen an den Häufigkeiten, dass die posttraumatische Belastungsstörung bei Flüchtlingen, obwohl sie nicht oft in eine handfeste psychiatrische Krankheit übergeht, die Betroffenen und die Betreuer stark und länger in Mitleidenschaft zieht. Da die soziale Unterstützung eine wichtige Rolle spielt, können wir bei der derzeitigen Lage im friedlichen Deutschland davon ausgehen, dass die Krankheit bei den meisten der Betroffenen ausheilt. So geht man davon aus, dass sie in überschaubarer Zeit ein weitgehend normales Leben in unserem Land führen. Diese Aussage wird durch die Kriegsflüchtlinge des zweiten Weltkrieges aus Ostpreußen, Pommern, Schlesien, Sudetenland und andernorts bestätigt.

13.1.4 Die Beteiligung der Gedächtniszentren im Gehirn

In den vorausgehenden Kapiteln wurde mehrfach die spezielle Kernspintomografie angesprochen, mit deren Hilfe der Neuropsychologe aktive Areale im Gehirn erkennen kann. Neuere Kernspinmethoden schaffen darüber hinaus auch Klarheit über funktionelle Verknüpfungen zwischen Hirngebieten, was mit Konnektivität umschrieben wird. Damit kann der Neuropsychologe während des Denkens in das Gehirn hineinschauen. Die Aktivierung oder das Gegenstück – die Deaktivierung – können Hinweise auf die Beteiligung oder Nichtbeteiligung eines Hirngebietes ergeben.

Hirngebiete wurden bereits in ◼ Abb. 2.2 und 2.3 im ► Kap. 2 *Das mentale Gedächtnis* genauer dargestellt. Auf diese Darstellungen wird nun zurückgegriffen, da die entsprechenden Hirnareale bei der Gedächtnisbildung eine wichtige Rolle spielen. Frühere neuropsychologische Arbeiten und kernspintomografische Untersuchungen aus den 1990er Jahren wurden erstmals umfangreich im Jahre 2002 zusammengefasst, um die Hirnareale der Gedächtnisbildung mit der posttraumatischen Belastungsstörung in Verbindung zu bringen. Der Hippokampus (Seepferdchen), der Mandelkern und das Stirnhirn sind bei dieser Krankheit beteiligt.

Üblicherweise übt das Stirnhirn eine übergeordnete Hemmung auf unwichtige Wahrnehmungen sowie Emotionen im Mandelkern und in anderen Arealen des limbischen Systems aus. Diese Hemmung ist bei der posttraumatischen Belastungsstörung deutlich vermindert. Dadurch können Emotionen negativer Art, Vermeidungsverhalten (Vermeidung der traumaauslösenden Trigger) und verschiedene traumabezogene Erinnerungen stärker hervorkommen. Diese traumabezogenen Erinnerungen führen zu Nachhallerinnerungen (Rückblenden), sodass der Betroffene Teile des Traumas in Bildern, Geräuschen und Gerüchen nacherlebt. Gleichzeitig kann die Stirnhirnkontrolle über die Uhrzeit, Tageszeit und Jahreszeit so gestört sein, dass die Betroffenen den Vorgang zeitlich nicht einordnen können.

Das kann zu falschen, überzogenen Alarmreaktionen mit Aktivierung der Stressachsen führen, wie es im Falle von Jan Philipp Reemtsma mit den „Schritten auf dem Flur und dem Klopfen" geschildert wurde. Da der Hippokampus und der Mandelkern hervorragend mit den oberen Zentren der Stressachsen verbunden sind (◼ Abb. 2.3), setzt die Stressreaktion ultraschnell ein. Die Stressreaktion ihrerseits mit dem wichtigen Hormon Kortisol der Nebennierenrinde kann die Störungen des Gedächtnisses stark begünstigen. Gleichzeitig wird der Vagusnerv stark beeinflusst, was zu unangenehmen Wahrnehmungen im Bauch – also Magen-Darm-Bereich – und am Herz führen kann.

Des Weiteren ist die Funktion des Hippokampus eingeschränkt und das explizite, vom Bewusstsein abhängige Gedächtnis für Episoden und Fakten ist verändert. Der Hippokampus kann gar verkleinert sein, was auf die Einwirkung von Stresshormonen wie Kortisol zurückgeführt wird. Das kann einerseits zu einer traumabezogenen Löschung von Gedächtnisinhalten beitragen und zu einer Fragmentierung der Traumaerinnerung, sodass das Erlebnis nur in Teilen, aber dafür umso intensiver wiedererlebt wird.

Im Tierversuch wurde gezeigt, dass das Trauma und der posttraumatische Stress zu einer deutlichen Erhöhung des IL-1 im Hippokampus führt. Wir hatten im ► Abschn. 7.2.1 bereits gesehen, dass die Präsenz von hohen Mengen an IL-1 zu einer Verschlechterung der Gedächtnisleistung führen kann (Stichwort: Glockenkurve, ◘ Abb. 7.2). Führt also das Trauma zu hohen IL-1-Spiegeln in den Gedächtniszentren, erwarten wir, dass es zur Gedächtnisauslöschung kommt. Wir befinden uns auf der Glockenkurve rechts. Im Tierversuch kann die Hemmung dieses IL-1 das Traumagedächtnis günstig beeinflussen.

Die Löschung der Traumainhalte kommt bei Kindern häufig vor. Der Gedächtnisverlust führt aber gleichzeitig dazu, dass die Erinnerungen nicht in einen autobiografischen Zusammenhang gebracht werden. Der Betroffene spricht nicht darüber, aber Erinnerungsstücke bleiben erhalten, die im Unbewussten sehr negativ wirken. Manchmal drücken sich die Kinder und Erwachsene bezüglich der Traumasituation in Zeichnungen sehr genau und deutlich aus, verstehen aber ihre eigene Darstellung nicht in Ansätzen (spricht für die unbewusste Seite in der rechten Hirnhälfte). Gleichzeitig ist der zum Arbeitsgedächtnis zugehörige Teil des Stirnhirns eingeschränkt funktionstauglich, die Aufmerksamkeit sinkt und die Konzentration auf andere neutrale Inhalte leidet.

Wie beim Hund von Pawlow kann während des Traumas eine starke Angstkonditionierung für den Raum stattfinden, die auch Jan Philipp Reemtsma ausführlich als „Keller" schildert. Diese Angstkonditionierung hatten wir im ► Kap. 7 genauer kennengelernt. Sie ist ein unheimlich negatives Erlebnis und kann zu Aggression, Zorn, Schuld- und Schamgefühlen führen. Sie erscheint wie eingebrannt, und sie kann leichter als andere neutrale Dinge abgerufen werden kann. Der Mandelkern ist für das Angsterinnern wesentlich, und da dieser aufgrund der verminderten Stirnhirnfunktion enthemmt ist, wird die Auslöschung der Angsterinnerung verhindert. Die ◘ Abb. 13.1 fasst die wesentlichen Orte des Geschehens noch einmal zusammen.

Darüber hinaus ist neben einer starken Schreck- und Angstreaktion (klassischer Typ der posttraumatischen Belastungsstörung) auch eine Erstarrungsreaktion beobachtet worden (alternativer Typ der posttraumatischen Belastungsstörung). Wo die Schreckreaktion ein Kampf-Flucht-Verhalten auslöst, führt die Erstarrung zu einer Unfähigkeit des Handelns. Folge ist die Distanzierung gegenüber dem eigenen Körper. Der Betroffene „ist außer sich", depersonalisiert und erlebt so etwas wie eine Benommenheit mit Duldungsstarre.

Außerdem verliert das Opfer die Sprache und damit die Möglichkeit, die Dinge zu beschreiben und ins autobiografische Gedächtnis einzuordnen. Regionen im Thalamus (◘ Abb. 13.1), der für die verschiedenen sensiblen Eingänge zuständig ist, werden abgeschaltet, und der Beteiligte entkoppelt sich so vom eigenen Körper (Insensibilität). All dies sind Schutzmechanismen, die durch verstärkte Stirnhirnaktivität bei niedriger Aktivität des Mandelkerns letztlich auf Hirnstammniveau angeknipst werden. Bei dieser Form der posttraumatischen Belastungsstörung – der Erstarrungsreaktion – ist also das Stirnhirn stärker aktiv. Die Stressreaktion und die Aktivierung der Stressachsen sind so

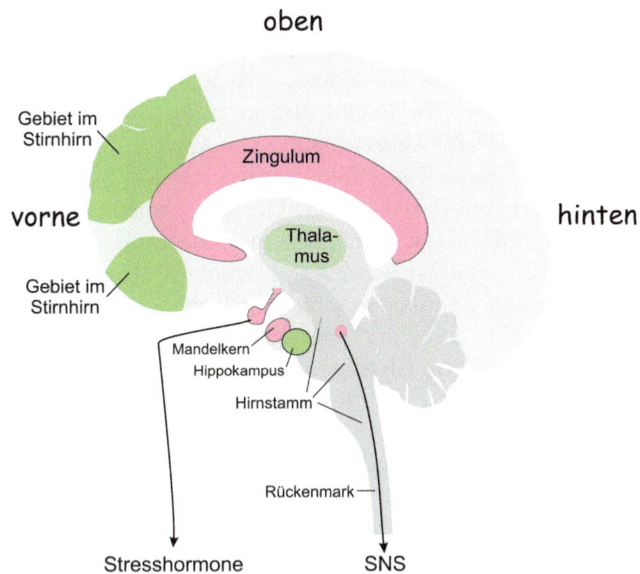

◨ **Abb. 13.1**   Betroffene Hirngebiete bei der posttraumatischen Belastungsstörung. *Grüne* Farben deuten verminderte Aktivität und *rote* Farben zeigen erhöhte Aktivität an. Im *vorderen Bereich* sind die relevanten Areale im Stirnhirn eingezeichnet. Das *Zingulum*, der *Mandelkern* und der *Hippokampus* gehören zum beteiligten limbischen System. Das *Zingulum* ist u. a. für Zorn und Grübeln zuständig. Die Stressachsen werden durch Hormonfreisetzungen aus der Hirnanhangsdrüse und durch die Aktivierung des sympathischen Nervensystems (*SNS*) eingeschaltet. Vergleiche ◨ Abb. 2.2

im Gegensatz zum klassischen Typ der posttraumatischen Belastungsstörung minimal. Das ist ein Vorteil der Sache.

Neue Übersichtsarbeiten zum Thema bestätigen obige Aspekte und bauen sie dahingehend aus, dass Neuropsychologen heute von Störungen der Konnektivität verschiedener Hirngebiete sprechen. Des Weiteren existieren wichtige Tiermodelle für die posttraumatische Belastungsstörung, die ähnliche bis gleichartige Veränderungen in den Hirngebieten der Tiere zeigen. Das Beispiel mit IL-1 wurde bereits genannt. Die Tiermodelle können zusammen mit den neuropsychologischen und kernspintomografischen Untersuchungen die Plattform für das Verständnis und der Ausgangsort für therapeutische Ansätze werden.

13.1.5 Verbindungen zum energiespeichernden Gedächtnis – Zusammenspiel 1

Nun wurde mehrfach die Aktivierung der Stressachsen genannt, und in ◨ Abb. 13.1 ist dies auch eindeutig dargestellt (Stresshormone, SNS = sympathisches Nervensystem). Zumindest trifft dies für den klassischen Typ der posttraumatischen Belastungsstörung zu. Noch Jahre nach dem Ereignis können die Stresshormone erhöht sein und jederzeit angeknipst werden. Doch woher stammt die Reaktion und warum hält sie so lange nach dem Ereignis noch an?

Prinzipiell ist die Aktivierung der Stressachsen eine vollkommen normale Reaktion, weil die Gefahrensituation den sofortigen Kampf beziehungsweise die Flucht gestatten muss. Für diese Antworten muss der Körper aus dem energiespeichernden Gedächtnis Energiebausteine abrufen. Wir hatten dies im ▶ Abschn. 4.2 besprochen. Insofern erwarten wir diese Reaktion zur Unterstützung der Abwehr. Die freigesetzten Energieträger Glukose und die freien Fettsäuren werden zu den Skelettmuskeln und zum Herzmuskel transportiert und dort benötigt. Der Zusammenhang zwischen mentalem Gedächtnis einerseits und energiespeicherndem Gedächtnis andererseits wird sofort klar. Typischerweise wird eine solche Reaktion recht bald nach der akuten Belastung wieder abgeschaltet, weil die Energieträger nicht mehr benötigt werden.

Im Falle der klassischen Form der posttraumatischen Belastungsstörung geschieht dies nicht. Das System ist aus dem Gleichgewicht gebracht, weil die vorhandenen chronischen Veränderungen in den geschilderten Hirngebieten eine Dauerreaktion bedingen. Wo die kurzfristige Energieausgabe über einen Tag oder ein paar Tage im Einklang mit den Speichervorräten steht und dieses Zusammenspiel während der Evolutionsgeschichte für den kurzfristigen Energieverbrauch positiv selektioniert wurde, ist eine chronische „Abrufsituation" ungünstig. Oben wurde der Zeitraum von einem Monat als Mindestzeitraum für eine posttraumatische Belastungsreaktion genannt, was bedeutet, dass es keinesfalls kurzfristig ist (kurzfristig bedeutet Stunden bis ein paar Tage).

Stimuliert der Experimentator experimentell die Traumaerinnerung, sodass die freiwillig untersuchten Betroffenen das Traumaereignis rekapitulieren, kommt es zu einer langfristig verstärkten Stressreaktion. Der Energieabruf wird wiederholt. Da der Energieabruf während des Ereignisses sehr hoch war, ist auch die Wiederholungsreaktion entsprechend ausgeprägt. Grundsätzlich ist ein vorbereiteter Energieabruf nicht schlecht, weil der Betroffene schneller auf die Gefahr reagieren kann, aber eine langfristige irregeleitete und übertriebene Wiederkehr im Sinne einer Dauerschleife macht krank (Stichwort: metabolische Rückblenden). Patienten mit posttraumatischer Belastungsstörung haben viel häufiger als Personen aus der Allgemeinbevölkerung ein sogenanntes metabolisches Syndrom (Erklärung, *Das metabolische Syndrom*).

Erklärung

Das metabolische Syndrom

Das metabolische Syndrom ist durch folgende Symptome gekennzeichnet:
- abdominelle Fettleibigkeit (großes energiespeicherndes Gedächtnis)
- Bluthochdruck (Zeichen einer hohen Aktivität des Sympathikus)
- veränderte Blutfettwerte (hohe Spiegel der Triglyzeride)
- Insulinresistenz (das Hauptspeicherhormon funktioniert nicht mehr, und die Energieträger Glukose und Fettsäuren werden nicht mehr richtig gespeichert)

Das metabolische Syndrom kann Ausgangspunkt für einen Altersdiabetes sein, wenn genetische Voraussetzungen dafür vorliegen.

Die metabolische Umstellung erzeugt eine Insulinresistenz, sie induziert eine verstärkte Wasserretention mit Bluthochdruck, sie kann zur Gewichtszunahme führen, sie zeitigt eine Hypertriglyzeridämie, sie führt zum Knochenabbau, sie löst depressive Gefühle aus (sickness behavior) und so weiter. Wir fühlen uns stark an die Krankheitskomplikationen chronischer Entzündungskrankheiten erinnert, obwohl die posttraumatische Belastungsstörung mit relativ niedriger Entzündung einhergeht, wenn wir es mit einer Rheumakrankheit vergleichen (siehe mein früheres Buch).

Nein, hier ist nicht die Entzündung das führende Element in der Ursachenkette. Führend ist das psychomotorisch überaktive Gehirn, das bei der klassischen Form der posttraumatischen Belastungsstörung eine metabolische Umstellungsreaktion auslöst. Das stressvolle Lebensereignis mit kontinuierlicher Wiederholungsreaktion, Ängsten, Schlafstörungen, Schmerzen und oftmals Nikotin- und Kaffeeabusus induziert eine erhöhte aber **ungewollte** Energieausgabe, Energie, die den Betroffenen für die positiven Dinge des Lebens fehlt. Übergewichtig werden die Menschen übrigens, weil sie überschießend viel Nahrung zur Belohnung aufnehmen (Überkompensation); doch davon mehr im ► Abschn. 13.4

Diese Betrachtungen zeigen den Zusammenhang zwischen mentalem Gedächtnis einerseits und energiespeicherndem Gedächtnis andererseits, und zwar im Sinne einer übertriebenen Abrufreaktion von Energieträgern und den typischen metabolischen Folgereaktionen im gesamten Körper. Durch die Betrachtung beider Gedächtnisse (mental, energiespeichernd) wird die metabolische Problematik und deren Langzeitfolgen klar. Ausführungen zur Häufigkeit der posttraumatischen Belastungsstörung und der Therapie finden sich in Erklärung, *Häufigkeit und Therapie der posttraumatischen Belastungsstörung.*

Erklärung

Häufigkeit und Therapie der posttraumatischen Belastungsstörung

Nach neueren Untersuchungen werden 3,75 % aller amerikanischen Frauen Opfer einer Vergewaltigung, was einer von 27 Frauen entspricht. Davon ist erschreckenderweise die Hälfte der vergewaltigten Frauen jünger als 15 Jahre alt. Jedes Jahr werden 3 Mio. amerikanische Kinder Opfer einer Kindesmisshandlung oder -vernachlässigung. Da Kriegsveteranen häufig von der Problematik betroffen sind, sind die kriegsführenden Länder deutlich mehr gefährdet. Seit dem zweiten Weltkrieg waren die USA in Korea, Vietnam, im Irak, in Syrien und Afghanistan quasi ständig mit größeren Truppenkontingenten beteiligt. Die Traumata dieser Kriege werden auf Familienangehörige – insbesondere Kinder – übertragen. Diese Zahlen sprechen eine deutliche Sprache, und es ist daher eine absolute Notwendigkeit, dass entsprechende Therapieverfahren für den langfristig Betroffenen zur Verfügung gestellt werden müssen. Ansätze gibt es viele, aber die Sache ist nicht trivial. In dem Buch „The body keeps the score" macht Bessel van der Kolk klar, dass das soziale private Umfeld und ein einfühlender und respektierter Betreuer/Psychologe/Arzt sehr entscheidend sein können, um das Trauma zu überwinden. Das bloße Reden über das Trauma, wenn der Psychologe überhaupt einen Zugang zum Betroffenen hat, hilft dagegen wenig. Dies kann von Hilfsmaßnahmen wie Yoga, Neurofeedback, Atmungstechniken, Emotionsregulation, Achtsamkeitstechniken zur Stressreduktion (Tai Chi, Qigong), rhythmische Musik, Bewegungstherapien (Aikido, Judo, Tae Kwon Do, Kendo, Jujitsu), Schreiben/Malen (über das Trauma), sensomotorische Psychotherapie (Förderung von sensiblen Eingängen über Berührung und Bewegung), kognitive Verhaltenstherapie, Therapie durch Theaterspielen und EMDR ("eye movement desensitization & reprocessing") unterstützt werden. Diese Maßnahmen können unter anderem den Zugang zum Betroffenen – besonders zu Kindern und Jugendlichen – erleichtern. Obwohl Psychologen, Psychiater und deren Helfer die Patienten mit posttraumatischen Belastungsstörungen mit viel Einsatz, Fürsorge und Verantwortungsbewusstsein betreuen und behandeln, ist der Erfolg der Therapien bis jetzt eher bescheiden. Eine Serie von kürzlich publizierten Metaanalysen in der *Cochrane Database* zeigt, dass die Effekte verschiedener psychologischer Ansätze eher gering sind. Die Studien sind nur kurzfristig ausgelegt, und außerdem ist die Qualität der Studien oftmals – wörtlich – niedrig oder gar sehr niedrig. Auch medikamentöse Therapien schnitten bei diesen Betrachtungen schlecht ab, weil die Qualität der Studien nicht ausreichend war. Die medikamentösen Therapien machen die Betroffenen zwar fügsam, aber sie bremsen die Aktivität, die Neugierde, die Motivation und andere wichtige Dinge für ein positives Leben. Es gibt also noch eine große Menge zu tun. Des Weiteren wird auch klar, dass die stressbedingten, metabolischen Folgereaktionen genauer auf den Prüfstand gehören (die Energieabrufreaktionen). Hierzu gibt es keine Therapieansätze, obwohl die wiederkehrenden Energieabrufreaktionen den Körper zusätzlich schädigen. Für die meisten Psychiater und Psychologen sind metabolische Störungen bei dieser Krankheit nicht im Fokus, obwohl sie krankmachend sind. Eine umfassende Therapie würde diese Folgeprobleme einschließen und zwar vom ersten Tag an.

Da im Kontext der posttraumatischen Belastungsstörungen auch noch verstärkt Kortisol freigesetzt wird, und dieses nun auf das Gedächtnis negativ Einfluss nehmen kann, ergibt sich durch diese Energieabrufreaktion womöglich ein Kreislauf, der zu einer verschlechterten Leistung des Gehirns beitragen kann (Gedächtnisstörung, Hippokampusverkleinerung).

Übrigens kann der alternative Typ der posttraumatischen Belastungsstörung, bei dem die Stressreaktionen und die psychomotorische Antwort minimal sind, für den Betroffenen deutlich günstiger sein, weil die metabolischen Veränderungen und die ungewollten Energieausgaben geringer sind. Dies ist zum jetzigen Zeitpunkt Hypothese, die in zukünftigen Studien überprüft werden muss. Der alternative Typ der posttraumatischen Belastungsstörung erinnert an die Erstarrung der aufgeschreckten Reptilien, wie Bessel van der Kolk ausführt (z. B. Schlangen oder Eidechsen). Aufgrund der Tatsache, dass wechselwarme Tiere Energieausgaben einsparen müssen – sie haben keine entsprechenden Vorräte –, ist die Erstarrungsreaktion aus Energiegesichtspunkten sehr viel günstiger für sie. Schließlich ist die Kortisolausschüttung geringer, und das könnte das sowieso angeschlagene Gehirn vor diesem und anderen Stressfaktoren bewahren.

13.2 Die Alzheimer-Krankheit

Eine andere Krankheit zeigt einen weiteren hochinteressanten Zusammenhang zwischen mentalem Gedächtnis und energiespeicherndem Gedächtnis: die Alzheimer-Krankheit. Doch bevor wir zum Zusammenspiel der Gedächtnisse kommen, will ich eine paar Dinge zu dieser Krankheit bekannt machen.

13.2.1 Auf dem Weg zu Alois Alzheimer – König Ludwig II. und Prinz Otto

Prinz Otto von Wittelsbach war der Bruder des Königs Ludwig II. von Bayern. Die Lebensgeschichte Ottos, der 68 Jahre alt wurde, ist eine große Leidensgeschichte. Was mit gelegentlichen Verhaltensauffälligkeiten in Kindertagen begann, wurde eine schwere Krankheit, die in einer vollständigen Auflösung endete. Nach einer Auslandsreise im Jahr 1869 ins Heilige Land verschlechterte sich der Zustand Ottos zunehmend, sodass König Ludwig II. seinen Bruder einer professionellen Behandlung zuführte.

Eine Kommission wurde gegründet, zu der der Leibarzt des Königs Dr. Gietl und der Leiter der Oberbayerischen Kreisirrenanstalt Dr. von Sobrig gehörten. Irrenanstalten waren damals noch reine Wegsperreinrichtungen, in denen Höllenqualen ausgestanden wurden und entsetzliche hygienische Verhältnisse herrschten. Da Prinz Otto unmöglich in eine solche Anstalt gebracht werden konnte, wurde er gegen seinen erklärten Willen im Schloss Nymphenburg und später im Schloss Fürstenried – mit Ottos Worten – „in Gefangenschaft" gehalten. Nach dem Tod von Sobrigs nahm Dr. Bernhard Gudden seinen Platz ein, der als bedeutender deutscher Reformer der Psychiatrie galt, weil er die inhumane Irrenanstalt in ein menschliches Krankenhaus umwandelte. Wissenschaftlich war er dagegen weniger profiliert.

Bei der Berufung von Dr. Gudden sprach sich die Münchener Universität gegen ihn aus, aber Innenminister Pfeufer und Kultusminister Lutz klärten diese Personalfrage auf dem kurzen Dienstweg, um sich den Inhaber dieses wichtigen Postens gefügig zu machen. Was hätte Dr. Gudden bei dem schwerkranken Otto noch tun können? Nach Darstellung von Oliver Hilmes in seinem Buch „Ludwig II." ging es mit der Berufung von Dr. Gudden mehr um die Kontrolle des Königs, der zu diesem Zeitpunkt im Jahre 1872 erste Anzeichen von Verhaltensauffälligkeiten zeigte.

Nun ging es weitere 14 Jahre bis zur Entmachtung Ludwigs II. wegen Regierungsunfähigkeit, die durch ein „erschreckend dürftiges, wissenschaftliches" Gutachten von Dr. Gudden am 8. Juni 1886 bestätigt wurde. Hilmes nennt es „die Rache des Königs", weil Dr. Gudden am Abend des 13. Juni 1886 zusammen mit König Ludwig II. starb, der ihn wahrscheinlich im Affekt umbrachte und sich daraufhin selbst das Leben nahm. Wer die Stelle am ansonsten schönen Starnberger See in unmittelbarer Nähe des Schlosses Berg besucht hat, kann sich dem Gefühl des unheimlichen Ortes und des von ihm ausgehenden Schauers nicht entziehen.

Diese Seelenkrankheiten im bayerischen Königshaus förderten um die Jahrhundertwende den graduellen Ausbau der modernen Psychiatrie in der Landeshauptstadt. Im Jahre 1903 wurde ein früher, seinem Lehrer gegenüber kritischer Schüler Guddens, nämlich Emil Kraepelin, neuer Direktor der psychiatrischen Universitätsklinik. Die neue psychiatrische Klinik der Ludwig-Maximilians-Universität im Stil der Gründerzeit wurde im Jahre 1904 unter Kraepelin im Herzen der Stadt München eröffnet. Dorthin folgte ihm sein Schüler **Alois Alzheimer,** der mit Kraepelin bereits in Heidelberg zusammengearbeitet hatte.

13.2.2 Irrenarzt mit dem Mikroskop – Was ist die Alzheimer-Krankheit?

Im Jahr 1901 begegnete Alois Alzheimer – damals noch in Frankfurt – jener Patientin mit Namen Auguste, die an einer Demenz litt und deren Gehirn und Krankenakte sich Dr. Alzheimer 1906 nach ihrem Tod in die neue psychiatrische Universitätsklinik nach München kommen ließ. In einem Beitrag des Jahres 1907 in der Allgemeinen Zeitschrift für Psychiatrie berichtete er erstmals über die Krankheit, die später den Namen Alzheimer-Krankheit bekam. Er nannte die Arbeit „Über eine eigenartige Erkrankung der Hirnrinde", was ehrlich aber heute doch etwas unwissenschaftlich klingt. Doch was entdeckte er?

Zunächst handelte es sich um eine Patientin, die im Alter von 51 Jahren eine starke Persönlichkeitsveränderung erlebte. Sie war desorientiert, trug hektisch Dinge von einem Ort zum anderen, versteckte dieselben, fühlte sich im Krankenhaus unverstanden und fremd, grüßte den diensthabenden Arzt wie einen alten Kameraden, protestierte aber wegen dessen „wenig ehrenvollen Absichten", glaubte an einen gedungenen Mörder und schrie laut auf, wusste weder Uhrzeit, noch wo sie war usw. Kurzum, sie war „total verblödet", wie Ärzte damals sagten. Alzheimer erkannte eine komplette Hilflosigkeit im Zusammenhang mit einem schweren Gedächtnisverlust, es war keine Psychose, keine Neurose, kein Schwachsinn.

Bis zu jenem Zeitpunkt wurden Gehirne von psychisch kranken Menschen öfters makro- und mikroskopisch untersucht, und auch Alois Alzheimer tat dies mehrfach davor. Wo Untersucher bei neurotischen und psychotischen Krankheiten damals wenig Bedeutendes in der Mikroskopie erkennen konnten, fiel ihm bei dieser Patientin sofort eine Vielzahl von Eiweißablagerungen in der Hirnrinde auf, die gleichzeitig mit abgestorbenen Nervenzellen vorkamen. Zwei dieser Eiweiße nennen wir heute Beta-Amyloid und Phospho-Tau, die als Proteinknäuel abgelagert zum Tod der Nervenzellen beitragen. Mit diesen Ablagerungen verhält es sich ein bisschen so wie mit Unmengen von modrigem Holz, das das gesunde Wachstum von richtigen Bäumen und Sträuchern behindert.

Zu Lebzeiten Alzheimers hieß er nur der „Irrenarzt mit dem Mikroskop", dessen Beitrag bei der ersten mündlichen Präsentation im Jahr 1906 auf komplettes Desinteresse stieß. Einige Jahre nach seinem frühen Tod wegen einer Herzkrankheit schlug Emil Kraepelin den Namen „Alzheimer-Krankheit" für diese besondere Form der Demenz vor. Was damals noch „besondere Form" genannt werden konnte, ist heute eine Massenerscheinung.

Die Alzheimer-Krankheit ist die häufigste Form der Demenz, da etwa 50–70 % der Demenzen dieser Krankheit zugerechnet werden können. Sie tritt typischerweise in höherem Lebensalter ab dem 60. Lebensjahr vermehrt auf. Alleine in Deutschland verschlingt die Krankheit für Gesundheitsfürsorge etwa 3,5 Mrd. EUR pro Jahr. Heutzutage verwenden wir diagnostische Kriterien, die in Krankheitsklassifikationen (ICD-10, DSM) oder in den Leitlinien „Demenzen" der deutschen Fachgesellschaften abgelegt sind. Demenz ist ein Syndrom als Folge einer meist chronischen oder fortschreitenden Krankheit des Gehirns mit Störung vieler höherer Hirnrindenfunktionen, einschließlich

Gedächtnis, Denken, Orientierung, Auffassung, Rechnen, Lernfähigkeit, Sprache, Sprechen und Urteilsvermögen im Sinne der Fähigkeit zur Entscheidung. Das Bewusstsein ist allerdings nicht getrübt.

Für die Diagnose einer Demenz müssen die Symptome über mindestens 6 Monate bestehen, woran der Arzt im Rückblick den chronischen Aspekt erkennt. Die Krankheit beginnt schleichend und entwickelt sich langsam, aber stetig über einen Zeitraum von mehreren Jahren. Die Sinne (Sinnesorgane, Wahrnehmung) sind allerdings nicht getrübt. Gewöhnlich begleiten Veränderungen der emotionalen Kontrolle, des Sozialverhaltens oder der Motivation die kognitiven Beeinträchtigungen; gelegentlich treten diese Syndrome auch eher auf. Sie kommen bei Alzheimer-Krankheit, Gefäßerkrankungen des Gehirns und anderen Zustandsbildern vor, die primär oder sekundär das Gehirn und die Nervenzellen betreffen. Bei der Alzheimer-Krankheit sind aber die Ablagerungen im Gehirn charakteristisch, die der Neuropathologe mit neurochemischen Methoden erkennt: das modrige Holz, Beta-Amyloid und Phospho-Tau (Letzteres auch im Hirnwasser), kurzum Proteinknäuel.

13.2.3 Welche Gedächtniszentren im Gehirn sind beteiligt?

Betrachtet ein Untersucher das Gehirn eines Patienten mit dieser Krankheit nach dem Tod, so erkennt er die von Alzheimer beschriebenen Ablagerungen besonders im mittleren Schläfenlappen, also im Hippokampus (Seepferdchen) und den angrenzenden Gedächtnisarealen des Schläfenlappens. Bereits in frühen Stadien der Krankheit können dort die Ablagerungen von Beta-Amyloid und Phospho-Tau gefunden werden. In späteren Stadien mit starken klinischen Einschränkungen sind viele weitere Regionen des limbischen Systems und der Hirnrinde beteiligt.

Zu den klinischen Diagnosemitteln gehört seit einigen Jahren auch die spezielle Kernspintomografie, mit der eine Größenverringerung im Stirnhirn, im Mandelkern und besonders im mittleren Schläfenlappen gesehen wird (Hippokampus und die angrenzenden Regionen des Schläfenlappens). Hier hatten John O'Keefe und die Mosers – die beiden Norweger – das 2D/3D-Raumgedächtnis entdeckt (siehe ► Abschn. 2.3.7).

So wundert es nicht, dass bei Patienten mit Alzheimer-Krankheit die Orientierung im Raum und das Auffinden von Gegenständen gestört sein können. Des Weiteren spielt der Hippokampus für das episodische Gedächtnis eine wichtige Rolle (siehe auch ◙ Abb. 2.5), weshalb dieses besondere Gedächtnis bei den Patienten gestört ist.

Mit einer anderen bildgebenden Methode kann der Arzt den Zellstoffwechsel in dieser Region näher untersuchen (Positronenemissionstomografie). Typischerweise zeigt sich eine Unterfunktion im Schläfenlappen und in Stirnhirnregionen als verringerter Verbrauch von Glukose, die als Energielieferant des Gehirns eine wichtige Rolle spielt. Die verringerte Glukoseverwertung spricht für einen Rückgang der Zahl energieverbrauchender Nervenzellen, und weniger Nervenzellen können das untrügliche Zeichen einer Demenz sein.

Eine dritte bildgebende Methode weist die Ablagerungen des Beta-Amyloids direkt nach. Dazu wird eine schwach radioaktive Substanz injiziert, die sich spezifisch im Proteinknäuel des Beta-Amyloids ablagert. Wenn bei einem objektiv dementen Patienten mit dieser Methode keine Beta-Amyloid-Ablagerung nachgewiesen werden kann, ist die Demenz keine Alzheimer-Krankheit. Die Ablagerungen bei der Alzheimer-Krankheit finden sich in den typischen Regionen des mittleren Schläfenlappens und im Mandelkern. Diese Methode befindet sich noch im Versuchsstadium, sodass wir auf Verbesserungen hoffen können.

Neuere Methoden schaffen darüber hinaus auch Klarheit über funktionelle Verknüpfungen zwischen Hirngebieten, was Neuropsychologen die Konnektivität nennen. Hierzu werden Verbindungsbahnen zwischen Gehirnbereichen untersucht. Bei der Alzheimer-Krankheit werden Störungen der Verbindungsbahnen im Gehirn beobachtet. Die Konnektivität ist verstärkt oder erniedrigt. Die Bedeutung verstärkter oder verringerter Verknüpfung muss noch geklärt werden.

13.2.4 Insulin, metabolische Störung und Alzheimer-Krankheit – Zusammenspiel 2

Wir haben in den bisherigen Ausführungen die Alzheimer-Krankheit zunächst als isolierte Störung des mentalen Gedächtnisses kennengelernt – da gibt es diesen Nervenzelluntergang in den Gedächtnisregionen. Daneben gibt es eine überraschende Verbindung zum energiespeichernden Gedächtnis, und so wird das Zusammenspiel zwischen zwei Gedächtnissen deutlich.

Igor Kurochkin ist ein ukrainischer Molekularbiologe, der Ende der 1980er Jahre seine ersten drei Publikationen in russischer Sprache verfasste. Damals lebte er noch in Kiew, und die Ukraine gehörte zur Sowjetunion. Doch bald im Jahre 1990 machte er sich auf den Weg nach Japan, genauer an die Toho Universität von Tokio. Dort kam er in die Arbeitsgruppe von Sataro Goto, der sich mit ähnlichen Fragen beschäftigte. Doch beide Wissenschaftler beschlossen etwas völlig Neues zu wagen.

Sie können sich noch an das modrige Holz erinnern, die Proteinknäuel Beta-Amyloid und Phospho-Tau, die in oder in der Umgebung von Nervenzellen abgelagert werden und zur Veränderung der Funktion der Zelle führen. Kurochkin und Goto fragten sich als Erste, ob sie das Knäuel mit einer chemischen Methode entfernen oder zumindest kleinhacken können. Sie konzentrierten sich zunächst auf das Beta-Amyloid. Aus rein theoretisch biochemischen Erwägungen heraus nahmen sie an, dass ein damals gut bekanntes Enzym dieses schädliche Beta-Amyloid zerstört. Goto beschäftigte sich mit solchen Enzymen. Dieses Enzym heißt Insulinase, da es unter anderen das Hauptspeicherhormon Insulin zerkleinern konnte (Erklärung, *Die Insulinase – der Knäuelzerstörer*).

Tatsächlich gelang es den beiden Wissenschaftlern zu zeigen, dass die Insulinase auch hervorragend das Beta-Amyloid abbauen kann. Frühere Untersuchungen aus den 1970er und 1980er Jahren zeigten andererseits, dass Insulin neben seiner Energiespeicherrolle im energiespeichernden Gedächtnis auch einen starken Wachstumseffekt auf Nervenzellen ausübt und die Funktion und Bildung von Synapsen positiv beeinflusst. Beide Elemente sind für die Ausbildung von mentalem Gedächtnis sehr wichtig. Insofern ist die Wirkung des Hauptspeicherhormons Insulin im Gehirn günstig, um mentales Gedächtnis auszubilden. Mittlerweile zeigten viele Untersuchungen, dass Insulin tatsächlich positiv auf das mentale Gedächtnis Einfluss nimmt. Auch Alzheimer-Patienten profitieren von der Insulingabe, wenn der Wissenschaftler Insulin über die Nase wie ein Schnupfenspray anwendet.

Allerdings gibt es ein Problem, wenn Menschen an einem metabolischen Syndrom leiden (Erklärung, *Das metabolische Syndrom*). Bei diesen Patienten kommt es nämlich zu einer Insulinresistenz, bei der das Hauptspeicherhormon einerseits die Energieträger Glukose und Fettsäuren nicht mehr im energiespeichernden Gedächtnis ablegen kann und andererseits im Hippokampus (Seepferdchen) und den angrenzenden Regionen des mittleren Schläfenlappens nicht mehr richtig funktioniert. Gerade die letztgenannte Problematik führt zu einem Untergang von Nervenzellen, von Synapsen und von mentalem Gedächtnis.

Da Insulin auch die Insulinase aus Nervenzellen stimulieren kann, ist eine verminderte Funktion des Insulins wegen einer Insulinresistenz dieser Nervenzellen mit einer vermehrten Ablagerung des Beta-Amyloids vergesellschaftet. So gehen Wissenschaftler heutzutage davon aus, dass diese Form der Insulinresistenz im Hippokampus stark an der Ablagerung der Proteinknäuel beteiligt ist, welche die Ausbildung der Alzheimer-Krankheit fördert.

Um diese Zusammenhänge auch auf einer epidemiologischen Basis zu sichern, wurden mehrfach bevölkerungsbezogene Untersuchungen durchgeführt, die die Alzheimer-Krankheit einerseits und das metabolische Syndrom andererseits zusammenbrachten. Im Jahre 2006 wurde dazu eine erste große Studie einer finnischen Arbeitsgruppe veröffentlicht. Patienten mit einem metabolischen Syndrom litten häufiger an einer Alzheimer-Krankheit. Diese Untersuchung wurde mehrfach bestätigt.

Das metabolische Syndrom schädigt das Gehirn und somit das mentale Gedächtnis durch eine gestörte Funktion des Hauptenergiespeicherhormons Insulin. Dafür wurden neben den Proteinknäuel auch Gefäßveränderungen mit mangelnder Durchblutung, eine lokale Entzündung und Zellstress durch Sauerstoffradikale verantwortlich gemacht. Vergegenwärtigen wir uns noch einmal die Gründe für eine Insulinresistenz.

In meinem Buch „Altern, Müdigkeit und Entzündung verstehen" zeigte ich, dass zwei voneinander weitgehend unabhängige Organe oder Organsysteme eine Insulinresistenz auslösen können. Die Insulinresistenz ist Folge stressvoller Umstände und zwar nach psychologischem Stress oder Entzündungsstress. Sowohl das egoistische Gehirn als auch das egoistische Immunsystem können über die Förderung einer Insulinresistenz energiereiche Substrate wie Glukose und Fettsäuren freisetzen, sodass sie vermehrt in der Blutbahn zirkulieren. Davon profitieren Gehirn und Immunsystem bei hoher psychomotorischer Aktivität (Gehirn) oder einer Infektionskrankheit (Immunsystem), weil so genügend Energie zur Verfügung gestellt wird. Die Insulinresistenz ist ein wichtiges Prinzip, dass im Laufe der Evolutionsgeschichte positiv selektioniert wurde.

Bei der Alzheimer-Krankheit kommt es zur Insulinresistenz von Nervenzellen in Regionen des mentalen Gedächtnisses. Dafür ist die entzündliche Aktivierung der Nervenzellen im Hippokampus und den angrenzenden Anteilen des mittleren Schläfenlappens verantwortlich. Diese Aktivierung kommt durch die Ablagerung der Proteinknäuel aus Beta-Amyloid und Phospho-Tau zustande, die das Zytokin Tumornekrosefaktor (TNF) und IL-1 aus benachbarten Immunzellen stimulieren. Insofern ist dieser Prozess der Insulinresistenz zunächst mal ein lokales Problem in der Gedächtnisregion.

Kommt nun systemischer Stress durch eine psychomotorische Überaktivität oder durch eine Infektion oder eine anderweitige systemische Immunaktivierung dazu, verschärft sich der Prozess enorm. Psychischer Stress und Infektionskrankheiten verstärken und beschleunigen die Alzheimer-Demenz deutlich. Therapeutisch ist es wertvoll, wenn diese Patienten keinen psychischen oder immunologischen Stress entwickeln. Dieses Beispiel zeigt, wie ein wichtiges Hormon des energiespeichernden Gedächtnisses an Störungen des mentalen Gedächtnisses beteiligt sein kann. Nur durch den Querblick kommen wir zu diesem neuen Zusammenspiel.

13.3 Die rheumatoide Arthritis – eine Autoimmunkrankheit

Mit der posttraumatischen Belastungsstörung und der Alzheimer-Krankheit hatten wir zwei Beispiele aus dem mentalen Stoffgebiet betrachtet. Nun wollen wir uns einer Krankheit aus dem immunologischen Bereich zuwenden, um das Zusammenspiel der Gedächtnisse zu ergründen. Bei der rheumatoiden Arthritis handelt sich um eine entzündliche und hochschmerzhafte Autoimmunkrankheit der Gelenke (*arthros*, griechisch Gelenk). Kleinere Gelenke der Hände und Füße sind betroffen, seltener große Gelenke wie Knie-, Hüft-, Schulter- und Ellenbogengelenke. Eine ungebremste Entzündung geht mit einer vollständigen Zerstörung der Gelenke einher (das kommt heute wegen der Therapie nicht mehr vor). Außerhalb der Gelenke kann es zu Entzündungserscheinungen im Blut, an der Haut, an den Sehnen, zu Muskelschwäche und Knochenausdünnung kommen. Darüber hinaus sind das Gehirn (mentales Gedächtnis) und das Fettgewebe (energiespeicherndes Gedächtnis) betroffen, und das interessiert uns in diesem Buch besonders.

13.3.1 Ursachen der rheumatoiden Arthritis

Caraka war der indische Hippokrates – eher der Internist, der zusammen mit Sushruta – dem Chirurgen – die Ayurvedische Medizin im 1.–2. Jahrhundert n. Chr. begründete. Die entsprechenden Textsammlungen (Samhitā) sprechen über Anatomie, Physiologie, Pathologie, Diagnostik, Prognose, Therapie und Pharmazie. Caraka war der Arzt eines Königs, der in einem Gebiet des heutigen Afghanistans, Pakistans und nördlichen Indiens herrschte, und er war der Verfasser der Caraka Samhitā (◘ Abb. 13.2), das erste allgemeinmedizinische Lehrbuch Indiens.

Caraka lehrte, dass Rheumakrankheiten durch Reiten, Wasserspiele, Schwimmen, Springen, ausgedehntes Wandern, sexuelle Ausschweifungen und durch die Unterdrückung der natürlichen Zwänge auftreten. Das hört sich alles nach der weniger entzündlichen Form von Rheuma an, die durch Abnutzung entsteht, und die wir gewöhnlich Arthrose oder Osteoarthrose nennen. Die ist ja typisch beim Sportler, der die Sache über Jahre intensiv betreibt.

Aber Caraka geht in seinem Text noch weiter, wenn er beschreibt, dass die Symptome der Arthritis mit Steifigkeit der Gelenke (heute heißt es Morgensteifigkeit),

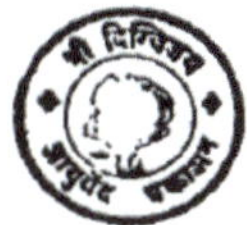

Abb. 13.2 Titelseite der Caraka Samhitā von 1949. Aus Sturrock RD et al. (1977)

Gelenkschmerzen, Versteifungen, Hinken und Lahmen, Sehnenschrumpfung, Muskelschwund, Appetitlosigkeit (Anorexie) und Schlaflosigkeit einhergehen. Er erkennt, dass vorwiegend die Gelenke der Hände, Finger, Füße und Zehen betroffen sind. Er beschreibt die Schwellungen über den Gelenken wie luftgefüllte Säckchen, und er erkennt, dass bei Streckung und Dehnung mehr Schmerzen auftreten. Das Sanskrit-Wort *amavata* bedeutet wörtlich Schwellung und Schmerz, und wird heute mit rheumatoider Arthritis gleichgesetzt.

Diese genannten Punkte weisen auf eine entzündliche Gelenkerkrankung an vielen Gelenken, besonders der Hände und Füße hin, und das passt zur heute bekannten rheumatoiden Arthritis sehr gut. So schreibt es der Rheumatologe Sturrock aus der Universitätsklinik Glasgow, der diesen Bericht 1977 über Caraka publizierte (**Abb. 13.2**).

Andere beschreiben die typischen Knochenveränderungen bei ägyptischen Mumien, in Südfrankreich der Römerzeit, im angelsächsischen Mittelalter in England, im Mittelalter in der Schweiz und Kroatien, bei Kaiser Konstantin IX. aus Byzanz (980–1055 n. Chr.) und im 16. Jahrhundert in Italien. So können Krankheiten wie rheumatoide Arthritis schon lange auf dem alten Kontinent existieren. Vieles spricht dafür, aber diese Überlegungen sind nicht unwidersprochen.

Amerikanische Autoren neigen eher zu der Vorstellung, dass die rheumatoide Arthritis nicht vor dem 17. Jahrhundert auftauchte. Dort gehen Wissenschaftler davon aus, dass die Krankheit mit der Beschreibung des englischen Arztes Thomas Sydenham (1624–1689) in Europa neu erschien ("America first" also). Ein Verfechter dieser Überlegung ist Bruce Rothschild von der Universität Kansas in Lawrence. Er glaubt, dass die Ureinwohner Nordamerikas bereits vor 4000 Jahren an einer rheumatoiden Arthritis erkrankt waren, und dass die Krankheit nach Christoph Kolumbus wie Kartoffeln oder Tomaten nach Europa kam. Die Verfechter dieses Ansatzes glauben, dass die rheumatoide Arthritis durch eine Mikrobe oder ein Allergen übertragen wird und sich so in der alten Welt verteilte. Die obigen Befunde aus verschiedenen Zeiten und Orten sprechen allerdings gegen die Rothschild-Hypothese.

Nach meinem Dafürhalten ist die Diskussion rund um diese Hypothese wenig fruchtbar, weil wir heute wissen, dass hinter dem Bild dieser gelenkzerstörenden Entzündungskrankheit viele verschiedene Ursachen stecken können. Die immunologischen Reaktionen sprechen eindeutig nicht für ein einziges, auslösendes Agens. Tatsächlich können Bakterien eine Rolle spielen, ähnlich wie bei der eingangs erwähnten Durchfallerkrankung von Guillain, Barré und Strohl aus ▶ Kap. 1. So werden neuerdings Bakterien, die eine Parodontose auslösen, verdächtigt, weil sie eine Immunreaktion auslösen, die bei der rheumatoiden Arthritis typischerweise vorkommt (Immunologen nennen sie „Citrullinierung von Antigenen", siehe ▶ Abschn. 13.3.2).

Auch Viren wurden genannt, die wir als Herpesviren beim Lippenherpes oder beim Pfeifferschen Drüsenfieber kennen. Einige Untersucher haben auch Allergene verdächtigt, obwohl hier keine zuverlässigen Daten existieren. Umweltreize wie Rauchen und Steinstaub tragen sicher zu dieser Krankheit bei, wie sich im Rahmen großer epidemiologischer Studien in Skandinavien zeigte (beide induzieren die Citrullinierung von Antigenen, siehe ▶ Abschn. 13.3.2).

So ist das klinische Bild der Gelenkentzündung zwar bei verschiedenen Auslösern sehr ähnlich, aber die Krankheit kann an verschiedenen Orten in Abhängigkeit von den Umgebungsbedingungen und der genetischen Ausstattung des Betroffenen auftreten. Dafür braucht es die passende Person am richtigen Ort zur entsprechenden Zeit. Dieses Konzept integriert die paläontologischen und paläopathologischen Befunde an den vielen Orten zu den unterschiedlichen Zeitpunkten mit der modernen Epidemiologie, Genetik und Molekularmedizin. Die ▣ Tab. 13.1 fasst die Ursachen der rheumatoiden Arthritis zusammen.

13.3.2　Das immunologische Gedächtnis bei rheumatoider Arthritis – das Autoantigen

Wir haben in ▶ Kap. 1 das Beispiel der Darminfektion und der nachgeschalteten Autoimmunkrankheit des Nervensystems kennengelernt. Sie erinnern sich an die Reisediarrhö, an Montezumas Rache, an Dr. Guillain und seine Kollegen, an den Durchfallerreger CJ, der auf der Oberfläche eine Struktur G besitzt, die einer körpereigenen Struktur G auf Nervenfasern zum Verwechseln ähnlich ist. Beim Darminfekt legt das Immunsystem ein Gedächtnis gegen Struktur G an, der Infekt wird überwunden, aber es wird gleichzeitig die Nervenfaser mit Struktur G registriert und bekämpft („molekulares Mimikry").

Bei der rheumatoiden Arthritis kennen wir bisher kein „molekulares Mimikry" zwischen körpereigenem Protein und Struktur eines Infektionserregers, noch nicht. Vielmehr zeichnet sich ab, dass bei dieser Krankheit in der Lunge oder im Bereich

◘ Tab. 13.1 Ursachen der rheumatoiden Arthritis

Bezeichnung	Bedeutung
Genetik	Empfänglichkeit durch Genvarianten (Polymorphismen); je nach Ort auf dieser Erde können die gleichen oder unterschiedliche Gene bei verschiedenen Populationen eine Rolle spielen
Umwelt	Rauchen, Steinstaub, andere mit der Arbeit assoziierte Faktoren, Infektionserreger, Toxine, Allergene, Medikamente, Verletzungen, Strahlung, kulturelle Einflüsse
Immunologische Antwort und Gedächtnis	Übertriebene und kontinuierliche Antwort gegen harmlose Autoantigene (→ Autoimmunkrankheit) oder harmlose Fremdantigene auf der Körperoberfläche
Gewebezerstörung und Heilungsreaktion	Kontinuierliche Wundreaktion ohne Heilung, aber mit andauernder Vernarbungsreaktion und Gewebewucherung
Hormonsystem und Nervensystem	– Eine Veränderung des Hormonsystems und des Nervensystems im Laufe des Lebens kann eine Plattform für die Auslösung der Krankheit sein – Eine Veränderung des Hormonsystems und des Nervensystems im Laufe der Ersterkrankung kann die Fortsetzung der Krankheit begünstigen

des Mundes äußere Faktoren wie Inhaltsstoffe des Zigarettenrauchs, Steinstaub oder besondere Bakterien *(Porphyromonas gingivalis)* in den Zahntaschen strukturelle Veränderung körpereigener Proteine bewirken.

Ja, sie haben richtig gelesen: Umweltfaktoren verändern körpereigene Proteine. Genauer, im Protein wird aus der Aminosäure Arginin eine andere Aminosäure, nämlich Citrullin (Citrullinierung). Diese neue Proteinstruktur wird nun vom Immunsystem als fremd erkannt, weil solche Proteine im Körper üblicherweise nicht vorkommen, und das Immunsystem sich daran nicht gewöhnen kann. Die Autoaggression gegen die veränderten Proteine ist die Folge. Ein autoimmunologischen Gedächtnis wird angelegt. Doch warum findet die Krankheit nicht in der Lunge oder im Mund, sondern in den Gelenken statt?

Manche glauben wirklich, dass die Krankheit zunächst in der Lunge oder als Zahnfleischentzündung im Mund stattfindet, dort aber ausheilt. Nun bleibt danach lediglich ein immunologisches Gedächtnis zurück, dass ähnlich wie bei einer Zweitinfektion aktiv werden kann, wenn die veränderten Proteine irgendwo anders im Körper erneut auftauchen. Sie können zum Beispiel nach kleinen Gelenkverletzungen und im Rahmen der stattfindenden Abheilungsreaktion erneut offen zutage treten. So kann die Krankheit bei der zweiten Auseinandersetzung alleine auf das Gelenk konzentriert sein, da sich die veränderten Proteine in großen Mengen im Gelenk befinden. Wir kennen heutzutage die exakten Zusammenhänge und den Zeitablauf nicht, aber so kann es sich tatsächlich bei einer größeren Zahl von Patienten abspielen.

„Es braucht die passende Person am richtigen Ort zur entsprechenden Zeit." Das weist darauf hin, dass die genetische Ausstattung des Betroffenen dazu passen muss. Hier sind Rheumatologen in den letzten Jahrzehnten ein gutes Stück weitergekommen, denn die genetische Ausstattung ist recht gut bekannt. Wir haben also eine passende genetische Ausstattung, die Umwelt (Zigarettenrauch, Steinstaub oder Mundbakterien), eine überschießende Immunantwort mit Gedächtnis gegen ein eigentlich harmloses körpereigenes Antigen mit einer nachgeschalteten dauernden Entzündungs- und Wundreaktion. Das sind die ersten 4 Punkte in ▫ Tab. 13.1.

Bezüglich des immunologischen Gedächtnisses erkennen wir, dass T-Gedächtniszellen und B-Gedächtniszellen eine wichtige Rolle spielen. Die B-Gedächtniszellen bilden mithilfe der T-Gedächtniszellen eine Immunantwort gegen die vorhin genannten, strukturell veränderten Proteine mit dem Citrullin. Immunologen konnten das bei einer Vielzahl von Patienten eindeutig nachweisen, und sie erkannten, dass es bei einem betroffenen Patienten mehrere strukturell veränderte Citrullinproteine gleichzeitig geben kann. Das T- und B-Zellgedächtnis kann sich auf mehrere körpereigene Strukturen im Gelenk richten. So entstehen Autoantikörper gegen Citrullinproteine.

Mit den üblichen Therapien kann der Arzt das T-Zellgedächtnis bzw. das B-Zellgedächtnis zwar beeinflussen, aber nicht total abschalten. Die langlebigen Abkömmlinge der B-Gedächtniszellen sitzen im Knochenmark in einer Nische und werden durch die üblichen Therapien wenig beeinflusst (siehe ▶ Abschn. 3.3.3). So können sie in der Nische jahrelang Autoantiköper produzieren, die gegen das körpereigene Gewebe gerichtet sind. Die langlebigen T-Gedächtniszellen sitzen im Gelenkgewebe.

Nun bleiben aber ein paar wichtige Fragen offen, die darauf hinweisen, dass es nicht nur Genetik, Umwelt, immunologisches Gedächtnis und immunologisch induzierte Gewebezerstörung sein können. Wir denken an den letzten Punkt in ▫ Tab. 13.1, und so kommen Fragen folgender Natur auf:

- Patienten mit rheumatoider Arthritis leiden häufig an **Problemen des Gehirns.** Wieso?
- Die Krankheit tritt hauptsächlich in den **kleinen Finger- und Zehengelenken** auf. Weshalb?
- Es betrifft vor allen Dingen **Menschen ab dem 45. Lebensjahr.** Warum?

Da muss noch etwas fehlen. In den folgenden Unterkapiteln wird gezeigt, dass die Verbindungen zwischen Immunsystem und Gehirn oder Hormonsystem eine entscheidende Rolle spielen.

13.3.3   Störung des mentalen Gedächtnisses bei rheumatoider Arthritis – Zusammenspiel 3

Im ▶ Abschn. 5.4 wurden das Immunsystem und das Gehirn als Egoisten bezeichnet, weil sie sich je nach Stimulus (mental oder immunologisch) in der obersten hierarchischen Position befinden und so die im Körper vorhandenen Energieträger für sich reklamieren. Sie veranlassen nach ▶ Abschn. 4.2 die Freisetzung der Energie aus dem energiespeichernden Gedächtnis für ihre jeweiligen egoistische n Aktivitäten (mental-psychomotorisch oder immunologisch). Sie induzieren eine Energieabrufreaktion. Bei einer immunologisch ausgerichteten Krankheit wie der rheumatoiden Arthritis ist das Immunsystem hochaktiv, dominant und egoistisch.

Mit dieser Vorrede und Erinnerung an ▶ Kap. 5 wird auch klar, dass unter diesen Umständen die Aktivitäten des Gehirns bei dieser Krankheit abgebremst werden. Das aktive Immunsystem bei rheumatoider Arthritis verhindert die psychomotorische Aktivierung, um Energie für sich abzuzweigen. Folge sind Müdigkeit, sickness behavior und Depression. Aber das ist noch nicht alles. In der letzten Zeit häufen sich die Berichte, dass die Patienten mit rheumatoider Arthritis auch kognitive Störungen und Gedächtnisstörungen entwickeln. Diese Probleme treten bereits relativ schnell nach Beginn der Krankheit auf. Patienten mit rheumatoider Arthritis weisen sogar einen kleineren Hippokampus (Seepferdchen) auf. Wir fragen uns, wem das alles dient.

Da die Aktivität und die Leistungsfähigkeit des Hippokampus eng mit der kognitiven Funktion und der daraus hervorgehenden psychomotorischen Aktivität zusammenhängen, ist das globale Abbremsen dieser zentralen Hirnstruktur bei Patienten mit einer chronischen entzündlichen Krankheit eine Folge des Egoismus des Immunsystems, genauer des Egoismus des immunologischen Gedächtnisses (B- und T-Zellgedächtnis). Bei einer akuten Infektionskrankheit, die über ein paar Tage währt, ist das alles in Ordnung, und dafür wurde das Prinzip auch positiv selektioniert. Unsinnig und krankmachend wird es erst, wenn die Attacke des Immunsystems chronisch und gegen körpereigene Antigene gerichtet ist.

So wird noch einmal deutlich, dass ein Gedächtnis – hier das immunologische – ein anderes Gedächtnis (mentales) beeinflussen kann. Mithilfe der übergeordneten Betrachtungsweise der Energieversorgung wird klar, dass Patienten mit rheumatoider Arthritis häufig an Problemen des Gehirns leiden müssen. Schön ist das nicht, aber es ist ein Produkt der positiven Selektion während des Evolutionsprozesses.

13.3.4 Störung des peripheren Nervensystems bei rheumatoider Arthritis – Zusammenspiel 4

Das Immunsystem schaltet also das Gehirn auf Sparflamme und macht auch vor dem mentalen Gedächtnis nicht halt. Des Weiteren schaltet das Immunsystem im Entzündungsgebiet des Gelenkes den Einfluss des Gehirns ab, der über sympathische Nervenfasern vermittelt wird. Entzündungszellen produzieren Rausschmeißer, die gezielt nur die sympathischen Nervenfasern, nicht aber die Schmerzfasern aus dem Entzündungsgebiet verbannen. Wird also in einem Entzündungsgebiet die sympathische Nervenfaser rausgeworfen, so geht der Einfluss des Gehirns auch in der peripheren Entzündungslandschaft des Gelenkes verloren. Im Gegenteil beeinflusst nun das Immunsystem über die verbliebenen und erhöhten Schmerzfasern das Gehirn, um dieses im egoistischen Sinne auszubremsen. Denn die Aktivierung der Schmerzfasern erzeugt Schmerzen, erhöht IL-1 im Gehirn und fördert das sickness behavior.

Da die Botenstoffe der sympathischen Nervenfasern in hoher Konzentration antientzündlich sein können, fördert der Rauswurf die Entzündung. Verblüffenderweise ist dieser Rauswurf bei sehr vielen Entzündungssituationen sehr ähnlich. Schmerzfasern bleiben aber erhalten. Da die Neurotransmitter der Schmerzfasern im Gegensatz zu den Neurotransmittern sympathischer Fasern proentzündlich sind, verschiebt sich nun die gesamte Konstellation im peripheren Entzündungsgebiet in Richtung Entzündung und Schmerz.

Im Evolutionsprozess wurde dieser Mechanismus für die kurze Wundheilung positiv selektioniert, weil dort im Wundgebiet eine vernünftige und starke Immunantwort herrschen muss. Schließlich müssen eingedrungene Infektionserreger eliminiert und Wundversorgung betreiben werden. Der immunologische Einfluss auf das Nervensystem wird also nicht nur im Gehirn sondern auch in den Entzündungsgebieten umgesetzt. Immunologischer Egoismus pur!

In Körpergebieten, wo die Schmerzfasern in sehr großer Zahl anzutreffen sind, würde dieser gezielte Rauswurf der sympathischen Nervenfasern besonders wirksam sein, weil das Verhältnis verstärkt in Richtung proentzündliche Schmerzfaser verschoben wird. Und genau diese hohe Dichte sensibler Schmerzfasern findet der Anatom besonders in den kleinen Gelenken der Finger und Zehen, wo sich die rheumatoide Arthritis hauptsächlich manifestiert. So kann bereits eine kleine Entzündung den Nervenfaserrauswurf induzieren und damit ein markantes Übergewicht der proentzündlichen Schmerzfasern bewirken. Ist das der Grund für die prominente Beteiligung der kleinen Finger- und Zehengelenke bei dieser Gelenkentzündung?

Es ist zumindest eine brauchbare Erklärung. Der exakte Ablauf einer solchen Reaktion lässt sich im lebenden Tier oder gar im Menschen nur schwer nachvollziehen, somit bleibt diese Erklärung Hypothese, aber die Indizien sprechen bisher für dieses Konzept.

13.3.5 Störung des Hormonsystems bei rheumatoider Arthritis – Zusammenspiel 5

Wir hatten bei ◘ Abb. 2.3 die Verbindungen zwischen dem mentalen Gedächtnis und den Stressachsen des sympathischen Nervensystems kennengelernt. Diese Stressachsen können zum Beispiel bei der posttraumatischen Belastungsstörung aktiviert werden, wenn unangenehme Erinnerungen auftauchen. Insofern gehört neben der Betrachtung der sympathischen Nervenfasern auch die Betrachtung der Stresshormone hierher. Auch sie sind Ausdruck eines aktiven Gehirns, eines mentalen Gedächtnisses, das Energieträger einfordert (siehe ▶ Abschn. 4.2). Das typische Stresshormon ist Kortisol aus der Nebenniere.

Nach allen vorliegenden Befunden kann davon ausgegangen werden, dass das egoistische Immunsystem auch diese hormonelle Gehirnbahn hemmt, wenn es egoistischerweise die Energieträger für sich reklamiert. Die Hemmung dieser Bahn und der Kortisolfreisetzung ist auch deshalb wertvoll, weil Kortisol das immunologische Gedächtnis nachhaltig bremsen kann. Kortisol ist das Mittel des mentalen Gedächtnisses, um das immunologische Gedächtnis zu kontrollieren (wie die sympathische Nervenfaser mit ihrem Noradrenalin).

Tatsächlich beobachtete meine Arbeitsgruppe bei der rheumatoiden Arthritis eine Hemmung der Nebennierenfunktion durch Immunzellen und durch zirkulierende Entzündungsstoffe (Zytokine), die zu einer Verminderung der Kortisolfreisetzung aus der Nebenniere beitragen. Das ist relevant, wenn die Krankheit chronisch wird (also nach der 6. Woche). Immunologischer Egoismus pur!

Parallel dazu werden auch die Geschlechtshormone merklich heruntergefahren und zusammen mit dem relativen Mangel an Kortisol sind diese Mechanismen proentzündlich. Noch einmal: Kortisol und Geschlechtshormone sind antientzündlich; ihr Wegfall oder ihre Hemmung ist proentzündlich. Und jetzt beginnt es klar zu werden, warum die Krankheit oft erst nach den reproduktiven Jahren relevant wird.

Zu diesem Zeitpunkt finden sich die weiblichen und männlichen Geschlechtshormone im freien Fall. Menopause bei den Frauen und Andropause bei den Männern! Kommt nun eine Entzündung dazu, verliert das Kortisol zunehmend an antientzündlicher Bedeutung. Der doppelte Mangel an antientzündlichen Hormonen kann den

Beginn einer rheumatoiden Arthritis nach den reproduktiven Jahren stark begünstigen. Wenn Sie nun argumentieren, dass besonders junge Frauen gerne von Autoimmunkrankheiten betroffen sind, scheint das der obigen Darstellung zunächst zu widersprechen.

Tatsächlich bekommen etwa 25 % der Patienten die rheumatoide Arthritis in reproduktiven Jahren, und die meisten davon sind weiblich (6 Frauen, 1 Mann). Bei der späten Form der rheumatoiden Arthritis nach der reproduktiven Zeit – also bei 75 % aller Patienten – ist das Geschlechtsverhältnis ausgeglichen. Bei der frühen Form der rheumatoiden Arthritis scheint aber eine andere Krankheit vorzuliegen, die durch Östrogene stimuliert wird. Das ist bei der späten Form der Krankheit komplett umgekehrt! Wir nehmen im Moment an, dass diese frühe Form hauptsächlich eine B-Zell-abhängige Krankheit ist, die sich durch hohe Mengen an Östrogenen stimulieren lässt. Auf diese Weise können wir die gesteigerte Häufigkeit bei Frauen mit der Frühform und das häufige Auftreten der Spätform der Krankheit nach der reproduktiven Zeit bei Frauen und Männern unter einen Hut bringen. Unterschiedliche immunologische Mechanismen spielen eine Rolle, und es kommt zu verschiedenen Krankheiten mit demselben klinischen Krankheitsbild.

Somit ist die durch das Immunsystem und das immunologische Gedächtnis induzierte chronische Entzündung in der Lage, die Stressachsen und Geschlechtshormone abzubremsen. Das immunologische Gedächtnis nimmt so deutlichen Einfluss auf das Gehirn und dessen Stressachsen-Aktivierung.

13.3.6 Energiespeicherndes Gedächtnis und rheumatoide Arthritis – Zusammenspiel 6

Schließlich geht es um die Verbindung zwischen immunologischem Gedächtnis und energiespeicherndem Gedächtnis bei dieser Krankheit. Im ▶ Abschn. 9.1.3 wurde geschildert, dass T-Gedächtniszellen sich im Bauchfett aufhalten können, besonders wenn eine Darminfektion stattgefunden hat. Eine enge Beziehung existiert zwischen Fettgewebe einerseits und Entzündungsgewebe andererseits.

Bei einigen Entzündungskrankheiten ist das auch so, denn in nächster Nähe zum Entzündungsgebiet befindet sich oftmals eine größere Ansammlung von Fettzellen. Bei der rheumatoiden Arthritis kann der Betrachter gar von richtigem Fettgewebe sprechen, das im Gebiet der Gelenkentzündung vermehrt ist (◘ Abb. 13.3).

Dieses Fettgewebe dient einerseits der lokalen Energiebereitstellung, denn das Immunsystem will versorgt werden. Andererseits liefert das Fettgewebe im Austausch mit dem aktivierten Immunsystem förderliche Faktoren, die die Immunreaktion dauernd unterhalten können. Wohl gemerkt, das alles passiert in unmittelbarer Nachbarschaft zum eigentlichen Entzündungsherd im Gelenk.

Wir können es auch mit einem Kriegsschauplatz vergleichen: Nachdem der irakische Diktator Saddam Hussein am 2. August 1990 den kleinen Golfstaat Kuwait mit seinen reichen Erdölvorkommen angriff und am 28. August annektierte, wurde die Gegenpartei unter Anführung der USA (Präsident George H.W. Bush) aktiv und es begann der sogenannte erste Golfkrieg (1990/1991). Bezüglich des Einsatzes der Rüstungsmaterialien und des Mobilisierungsaufwandes gilt der erste Golfkrieg als schwerster

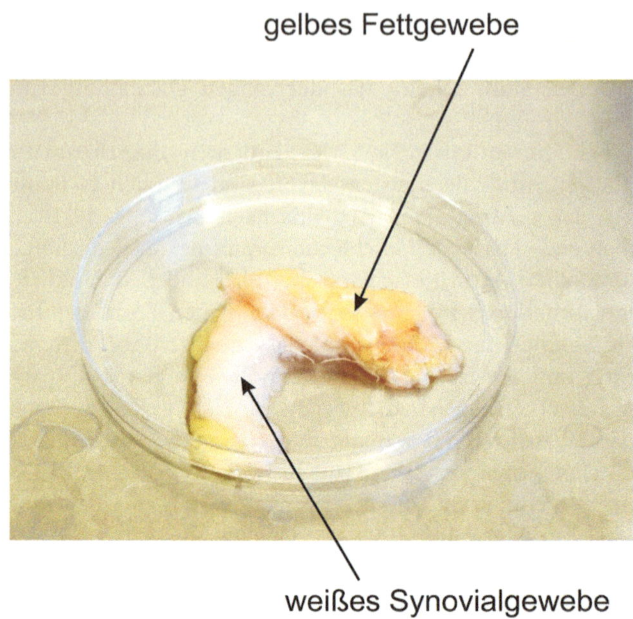

Abb. 13.3   Fettgewebe in der Nähe des Entzündungsgebiets. Hier handelt es sich um ein Beispiel eines Gewebestücks eines Patienten mit rheumatoider Arthritis, bei dem eine Kniegelenkersatzoperation durchgeführt wurde. Dieses Material erhielt ich zur weiteren Untersuchung. Die unmittelbare Nähe von *gelbem Fettgewebe* und *weißem Synovialgewebe* ist leicht zu erkennen. Das Synovialgewebe ist Teil der entzündeten Gelenkkapsel

Krieg nach dem zweiten Weltkrieg. Die Rückeroberung Kuweits begann erst am 17. Januar 1991 zuerst aus der Luft und ab 24. Februar 1991 am Boden.

Von der ersten Mobilmachung bis zum Start des Luftkrieges vergingen 4,5 Monate, die dazu dienten, eine Basis im benachbarten Saudi Arabien zu schaffen. Die Basis diente dem Nachschub in allen Belangen, auch im Sinne des Energienachschubs. Um den Krieg erfolgreich zu führen, bedarf es also entsprechender Nachschublager, die von den kriegführenden Parteien typischerweise in nächster Nähe zum Kriegsschauplatz eingerichtet werden. Im gleichen Sinne kann das Immunsystem Fettdepots in der Nähe der Entzündungsgebiete aktiv anlegen, und dieses energiespeichernde Gedächtnis dient der unmittelbaren Versorgung und Aufrechterhaltung der Entzündung bis zur vollständigen Entfernung des Eindringlings. Das Ganze ist im Evolutionsprozess positiv selektioniert worden, um infektiöse Eindringlinge bekämpfen zu können.

Insofern arbeiten energiespeicherndes und immunologisches Gedächtnis eng zusammen. Das gilt auch besonders deshalb, weil sich nach der überstandenen Auseinandersetzung im Gebiet des Nachschublagers dauerhaft immunologisches Gedächtnis einnisten kann, wie es im ▶ Abschn. 9.1.3, geschildert wurde (die Milchtropfen). Ist denn die dauerhafte Stationierung von siegreichen Truppen – zum Beispiel der USA in Deutschland – und die Aufrechterhaltung des Gedächtnisses an den Sieg – zum Beispiel die alljährliche Feier des Kriegsendes in Frankreich – nicht etwas Ähnliches? Wir sprechen von Gedenken und nicht von Gedächtnis.

13.4 Adipositas

Die Adipositas ist ein zunehmendes Problem in der westlichen Welt und in den Schwellenländern. Nach einer neueren Untersuchung der OECD sind im Jahre 2016 etwa 40 % aller Amerikaner adipös (Body-Mass-Index $\geq$ 30 kg/m^2; normal: 18,5–25,0), der OECD-Durchschnitt liegt jetzt bei fast 20 %, in Deutschland sind es 23,6 % mit einem Body-Mass-Index $\geq$ 30 kg/m^2 und am wenigsten adipös sind Japaner mit etwa 4,2 % Betroffenen.

Die Entwicklung der Adipositas ist schleichend, da schon ein Zuviel an täglicher Kalorienaufnahme von nur 1–3 % in Relation zum täglichen aktivitätsbedingten Kalorienverbrauch die Adipositas bedingen kann. Der Prozess ist also schleichend. Die Adipositas – einmal eingetreten – ist problematisch, weil die körperliche und geistige Aktivität absinkt und sich dadurch das Risiko für Folgekrankheiten wie Bluthochdruck, metabolisches Syndrom (Erklärung, *Das metabolische Syndrom*), Arteriosklerose, koronare Herzkrankheit, Schlaganfälle, Depressionen, Tumorkrankheiten und Weiteres erhöht. In den früheren Ausführungen habe ich mehrere ursächliche Konzepte in die Erklärung zur Entwicklung einer Adipositas eingeschlossen, die in ◘ Tab. 13.2 zusammen mit den neuen, noch zu besprechenden Konzepten kurz zusammengefasst sind.

13.4.1 Gene und Adipositas

Vor der Ära der genomweiten Studien, bei denen in einer einzigen Studie alle menschlichen Gene gleichzeitig betrachtet werden, waren schon besondere Gene bezüglich der sogenannten vererbten Adipositas bekannt geworden. Mit solchen Adipositas-Genen haben die Betroffenen eine deutlich erhöhte Nahrungsaufnahme, weil die defekten Faktoren bei der Regelung des Appetits im Gehirn eine zentrale Rolle spielen (im Hypothalamus). Andere veränderte genetische Faktoren wie Leptin und dessen Rezeptor (siehe ► Abschn. 8.2.1), das aus dem Fettgewebe stammt, waren ebenfalls als monogenetische Ursache der Adipositas identifiziert worden und auch sie führen zu gesteigertem Essverhalten, wenn Leptin oder sein Rezeptor nicht funktionieren.

In den letzten Jahren führten Wissenschaftler sogenannte genomweite Studien durch. So liegt heute eine große genomweite Studie an mehr als 330.000 Personen vor, die die Studienergebnisse in einer sogenannten Metaanalyse von 125 Einzelstudien zusammenfasste. Die meisten der gefundenen genetischen Faktoren für Adipositas spielen eine Rolle im Gehirn. Insgesamt 80 % der Faktoren sind „Hirnfaktoren". Alle genetischen Faktoren zusammen erklären aber nur 2,7 % aller Fälle mit Adipositas. Das widerspricht der Tatsache, dass die Adipositas in etwa 25 % der Fälle vererbt wird. Irgendetwas fehlt hier, nennen wir es die „genetic dark matter" in Anlehnung an die dunkle Materie in der Physik. Am ehesten stammen die fehlenden Faktoren aus den Bereichen des Gen-Gen-Zusammenspiels und des Gen-Umwelt-Zusammenspiels, die uns noch nicht bekannt sind.

Bei den aufgefundenen „Hirnfaktoren" geht es zum Beispiel um die Bildung von Synapsen zwischen Neuronen, das Wachstum der Nervenfortsätze, die Neuronenstabilität, Neuron-Neuron-Interaktionen, Neurotransmitterwirkung (z. B. Glutamatrezeptor), zentralnervöse Integration des Stoffwechsels im Hypothalamus, einen übertriebenen Appetit (Polyphagie), die motorische Aktivität, die Verstärkung der Konditionierung

◨ Tab. 13.2 Konzepte zur Erklärung der Adipositas

Bezeichnung		Bedeutung
Kalorien[b]		Es werden in Relation zu Körpergröße und Körpergewicht zu viele Kalorien aufgenommen und zu wenig verbraucht
Körperliche Aktivität[b]		Die körperliche Aktivität ist zu gering. Zu wenige Kalorien werden verbraucht
Falsche Kalorien		Falsche Kalorien – nämlich Kohlenhydratkalorien – anstatt Protein- oder Fettkalorien induzieren die Adipositas stärker, weil mehr Insulin freigesetzt wird (das Speicherhormon Nr. 1). Diese Theorie wird heutzutage wieder mehr angezweifelt, weil neuere vergleichende Studien das Konzept nicht bestätigten
Gene und Adipositas[a]		Circa 25 % der Adipositas geht auf genetische Faktoren zurück. Allerdings erklären die 97 bekannten, genetischen Faktoren nur 2,7 % aller Fälle mit Adipositas, d. h. dass die Kombination genetischer Faktoren untereinander und die Kombination von genetischen Faktoren mit Umweltfaktoren noch nicht verstanden sind
Epigenetik	Barker-Phänomen[a, b]	Nahrungsengpässe für das Kind im Mutterleib führen zu schneller Gewichtszunahme im Kindesalter. Das einmal erworbene Gewicht wird beibehalten
	Dicke Mutter, dickes Kind[a]	Eine Luxussituation im Mutterleib führt zu schwergewichtigen Kindern, die im Erwachsenenalter adipös sind
	Anatomische Voraussetzungen[a]	– Die Zahl der Fettzellen wird nach der Geburt und im frühen Kindesalter festgelegt und bleibt ein Leben lang erhalten – Die Menge des braunen, energieverbrauchenden und Wärme erzeugenden Fettgewebes ist regelbar. Meistens haben schwergewichtige Menschen wenig energieverbrauchendes braunes Fettgewebe
Chemische Umweltfaktoren		Faktoren wie polyfluorierte Chemikalien und Bisphenol A wurden verdächtigt, weil sie an körpereigenen Hormonrezeptoren Wirkungen entfalten. Die Sache ist nicht geklärt aber wichtig und spannend
Rauchen		Rauchen verringert das Körpergewicht und ein Rauchstopp erhöht das Körpergewicht. Nikotin kann die Nahrungsaufnahme bremsen und Rauchen stellt das Mikrobiom auf geringere Nahrungsausnutzung um
Störung der Magen-Darm-Fettgewebe-Gehirn-Achse[a]		– Die Erfolge der bariatrischen Operation (Adipositaschirurgie) weisen auf wichtige Verbindungen zwischen Magen/Darm und Gehirn hin, die von dem Speicherzustand im Fettgewebe abhängig sind. Leptin ist der Prototyp der Verbindungshormone – Hier kann das sogenannte Mikrobiom einen zusätzlichen Einfluss ausüben, da ein adipositasförderndes Mikrobiom Energieträger aufschließen und die Ausnutzung von Nährstoffen erhöhen kann. Rauchen verhindert dies

(Fortsetzung)

◘ Tab. 13.2 (Fortsetzung)

Bezeichnung		Bedeutung
Proentzündliche Situation im Fettgewebe[a]		Adipositas geht mit mehr Entzündung im Fettgewebe einher und diese Entzündung verhindert die adäquate Freisetzung von Fettsäuren aus dem Fettgewebe. Ziemlich sicher spielt die Hemmung des Sympathikuseinflusses im Fettgewebe eine entscheidende Rolle. Ich nenne es Lipolyse-Resistenz
Verhalten	Belohnung[a, b]	Nahrung wird als Belohnung betrachtet. Das Belohnungsgedächtnis spielt eine wichtige Rolle. Ähnlich einer Sucht ist dies bei den Adipösen stärker ausgeprägt
	Selbstkontrolle[a]	Mangelnde Selbstkontrolle und Impulsivität gegenüber Nahrungsreizen führen zur gesteigerten Nahrungsaufnahme. Diese ist mit einer erhöhten Sensibilität und Emotionalität gegenüber den Nahrungsreizen verknüpft
	Überkompensation[b]	Bei stressvollen Lebensumständen werden zu viele Kalorien aufgenommen, die die Ausgaben durch den Stress überschreiten. Hier spielt auch Alkohol eine große Rolle (nachweislich bei Männern)
	Coole Typen[b]	Bei stressvollen Lebensumständen werden die Stressachsen bei den entspannten Menschen nur wenig aktiviert. Irgendwie bleiben sie cool. So können die gespeicherten Energieträger nicht abgerufen werden
	Ignoranz[a, b]	Die zu viel eingenommenen Kalorien werden nicht erkannt und ignoriert. Die fehlende Selbstkontrolle führt zur hohen Kalorienaufnahme. Das entsprechende episodische Gedächtnis für den Zusammenhang zwischen Nahrungsreiz und „Problem Adipositas" funktioniert nicht richtig
Sozioökonomischer Status		Ein niedriger sozioökonomischer Status ist mit einer höheren Rate an Adipositas assoziiert. Möglicherweise spielen billige, überall erreichbare, stark vermarktete, kaloriendichte Lebensmittel mit schnell verdaulichen Energieträgern eine entscheidende Rolle (Stichwort Snacks)

[a]Siehe die nächsten Abschn.; [b]wurde in meinem früheren Buch angesprochen

(Pawlow lässt grüßen!) und andere Lernvorgänge. Daneben wurden nun auch erstmals sogenannte epigenetische Faktoren untersucht, und auch diese Befunde sprechen für zentralnervöse Veränderungen als Ursache der Adipositas (siehe ► Abschn. 13.4.2).

Nach dem Aufkommen dieser Daten war die Wissenschaftsgemeinde irritiert – sogar enttäuscht, weil bisher in gezielten Studien oft die peripheren genetischen Faktoren, „Stoffwechselfaktoren", im Vordergrund der Betrachtungen standen. Diese waren für die Insulinfreisetzung aus der Bauchspeicheldrüse, die Insulinwirkung, den peripheren Energiestoffwechsel von Glukose und Fettsäuren in der Zelle, die Fettsäurebiologie im Allgemeinen, die Bildung von Fettzellen, die Zellvermehrung und das Zellüberleben zuständig. Diese genetischen Faktoren konnten zwar bestätigt werden, aber die zentralnervösen Elemente überwogen in ihrer Aussagekraft.

Wir lernen daraus, dass die Appetitregelung im Hypothalamus und auch das Lernen mit Belohnungsfaktoren rund um die Nahrungsaufnahme wichtig sind. Bevor wir zu diesen Themen kommen, folgt noch ein Abstecher in Richtung Epigenetik.

13.4.2 Epigenetik und Adipositas

In meinem früheren Buch wurde die „Barker-Hypothese" genannt, die einen Erklärungsansatz für das kindliche Dicksein liefert. David Barker aus Southampton entdeckte den wichtigen Zusammenhang zwischen Nahrungsengpässen während der Entwicklung im Mutterleib (z. B. Hunger der Mutter) und der späteren Entwicklung einer Herzkranzgefäßkrankheit bei den Nachkommen. Mithilfe weiterer Studien wurde klar, je mehr und größer die Engpässe in der Energieversorgung beim Embryo waren, desto adipöser wurden Kinder schon in jungen Jahren vor der Geschlechtsreife mit einem ersten Höhepunkt im 6.–8. Lebensjahr. Der Nahrungsengpass wirkt besonders ein, wenn er im ersten Drittel der intrauterinen Entwicklung des Nachkommens vorhanden war. Dieser Zeitraum in der Schwangerschaft stellt ein „kritisches Zeitfenster" dar.

Die Engpässe der Energieversorgung im Mutterleib setzen wichtige Schalter und stellen Regelgrößen ein, die später zu einer raschen Gewichtszunahme in jüngeren Lebensjahren führen. Der kybernetische Regelkreis der Körperfettmasse verändert sich in Richtung Adipositas (Friedman-Regelkreis, ◘ Abb. 8.2). Da diese Situation erst im lebenden Embryo nach dem Auftreten eines Engpasses relevant wird, ist nichts davon in den Genen des Kindes festgeschrieben. Diese Flexibilität oder Plastizität dient der Anpassung an die Umweltbedingungen.

Das kindliche System erinnert sich direkt nach der Geburt und bis zum 6. – 8. Lebensjahr an die schlechten Zeiten im Mutterleib, und es versucht, eine potenzielle „Notlage" fortwährend abzusichern. Heutzutage wissen wir, dass diese Mechanismen auf dem Boden epigenetischer Modifikationen bewahrt werden (Erklärung, *Epigenetik*). Wir können das auch „embryonale Programmierung" nennen.

13

Erklärung

Epigenetik

Mittels epigenetischer Veränderungen der Gene wird die Ablesbarkeit derselben durch chemische Modifikationen gefördert oder behindert. Die Zusammensetzung der Gene (die Reihenfolge der Nukleinbasen) wird nicht verändert. Wenn zum Beispiel eine Methylgruppe (ein C-Atom mit 3 Wasserstoffatomen, also $-CH_3$) an die DNA angehängt wird, lässt sich das zugehörige Gen nicht mehr in gleicher Weise ablesen. Wird eine Azetylgruppe ($-C(O)CH_3$) an die bekannten Verpackungsproteine der DNA angelagert (an die Histone), so wird die DNA besser zugänglich, und das Gen kann leichter abgelesen werden. So kann es sein, dass zwar ein extrazellulärer Stimulus auf die Zelle einwirkt und so die Genablesung gestartet wird, dass aber wegen der epigenetischen Veränderungen durch die Methylgruppe das Gen nicht abgelesen wird. Das Anhängen einer Methylgruppe oder einer Azetylgruppe wird von verschiedenen Enzymen gesteuert. Das Alles ist sehr komplex, und wir haben es erst in den Ansätzen verstanden.

Das Barker-Phänomen spricht in diesem Sinne eindeutig für eine Modifikation der Gene im Embryo. Die Tatsache, dass nun Gene für mentale Funktionen gefunden wurden, die bei Adipösen epigenetisch verändert sind, spricht stark für eine solche Programmierung der Genablesung, die lebenslang anhält. Epigenetische Effekte können sogar an die Nachkommen weitergegeben werden.

Eine andere Form epigenetischer Programmierung mit ähnlichen Langzeitresultaten funktioniert so: Adipöse Schwangere bringen auch adipöse Kinder auf die Welt. Hier läge also keine Notfallsituation, sondern eine Luxussituation vor. Diese Luxussituation kann eine veränderte Programmierung mit sich bringen, denn diese Kinder sind auch im Erwachsenenalter oft übergewichtig und haben ein metabolisches Syndrom (Erklärung, *Das metabolische Syndrom*). So können eine Mangelsituation (Barker) und eine Luxussituation (adipöse Mutter) zum gleichen Spätproblem der Adipositas führen. Am besten ist es, wenn Menschen sich in einer optimalen Zwischenlage zwischen Mangel und Luxus befinden, um gesund zu leben und gesunde Kinder zu bekommen. Ich sehe die Glockenkurve.

Im ▶ Abschn. 1.6 schrieben wir, dass Kinder, die während des frühen Entwicklungsprozesses schwergewichtig sind, oft auch im weiteren Verlauf dick bleiben. Das sieht nach einem Programm oder einem Gedächtnis für ein hohes Körpergewicht aus. Die Speicherung von energiereichen Bausteinen im Fettgewebe wird auf lange Zeit stabilisiert. Wenn Kinder in die Erwachsenenzeit übertreten, liegt auch eine Art von Gedächtnis für das deutlich erhöhte Körpergewicht vor. Erwachsene, denen die Gewichtsabnahme gelingt, erreichen häufig wieder das alte Körpergewicht. Wenn das kein Gedächtnis ist?

Ein großer Teil dieses Adipositasgedächtnisses lässt sich durch Schalterstellungen in einem „epigenetischen Gedächtnis" erklären. Einmal im Uterus programmiert, bleibt das Problem lebenslang erhalten. Die Regelkreise zwischen mentalem und energiespeicherndem Gedächtnis sind aus dem Gleichgewicht gebracht! Die Feinheiten und die wichtigsten Faktoren dazu müssen noch aufgeklärt werden, um Adipositasmedikamente entwickeln zu können, die gezielt auf epigenetische Veränderungen Einfluss nehmen. Bei diesen epigenetischen Programmen spielen auch anatomische Belange eine Rolle.

13.4.3 Zahl der Fettzellen, weißes und braunes Fett – Zusammenspiel 7

Wir schrieben früher einmal: Es existiert eine „fette Phase" bei Menschenkindern zwischen Geburt und 6. Lebensjahr, in welcher die Zahl der Fettzellen festgelegt wird. Werden in dieser Phase viele Fettzellen angelegt, so bleiben die Zellen ein Leben lang erhalten, und der Mensch kann prima Fett speichern. Da diese frühkindliche Anlage von Fettzellen bei unseren heutigen Kindern noch immer existiert, also im Evolutionsprozess positiv selektiert wurde, muss sie wohl eine wichtige Bestimmung in unserer Evolutionsgeschichte gehabt haben. Denn die Nahrungssituation war wohl nicht immer so wie heute, also eher Mangel als Luxus. Die hohe Zahl der Fettzellen ist eine anatomische Voraussetzung für gutes Speichern der Fettsäuren (große Fettspeicherblase). Natürlich kann die Zahl der Fettzellen auch mit epigenetischen Faktoren in Verbindung stehen, da die Zahl der Zellen einem umweltbedingten Wandel unterworfen ist.

Eine andere anatomische Frage geht in Richtung braunes Fett, das für die Herstellung der inneren Wärme im Körper entscheidend ist. Das braune Fett findet sich üblicherweise im Bereich des unteren Halses, der Schlüsselbeine und im inneren oberen Brustkorb. Dieses braune Fett kann bei erhöhter Aktivität des sympathischen Nervensystems schnell abgebaut werden und so Wärme lokal produzieren. Die Wärme wird aufgrund der hervorragenden Durchblutung des braunen Fettgewebes wie bei einem Wärmetauscher vom warmen Gewebe auf den Blutstrom übertragen, sodass das Blut dauernd eine hohe Temperatur aufweist. Das braune Fettgewebe macht etwa 5 % des gesamten Fettgewebes aus, ist aber Größenwandlungen unterworfen.

Im typischen weißen Fettgewebe wird keine Wärme produziert, weil dort die Fettsäuren hauptsächlich abgelagert und eben nicht verbrannt werden. Wenn dort Fettsäuren freigesetzt werden, gelangen sie schnell in die Blutbahn und so zum energieverbrauchenden Empfänger (der Wärme produziert) (Abb. 4.7). Im weißen Fett entsteht also keine Wärme, die auf den Blutstrom übertragen werden kann. Im Gegenteil ist das weiße Fettgewebe das am wenigsten Energie verbrauchende und Wärme herstellende Gewebe.

Früher dachten Ärzte, dass das braune Fett nur bei Kindern vorkäme, die diese schnelle Wärmebildung wegen des kleineren Körpers und der großen Körperoberfläche dringend brauchen. Seit 2009 ist klar, dass auch Erwachsene braunes Fettgewebe besitzen, die Frauen mehr als die Männer. Die Aktivierung des braunen Fettgewebes kann zur Gewichtsreduktion beitragen, weil gespeicherte Energie in Form von Fettsäuren in Wärme umgewandelt wird. Insofern ist eine große Menge braunen Fettgewebes günstig, um der Adipositas vorzubeugen. Leider ist es aber so, dass gerade schwergewichtige Menschen wenig braunes Fettgewebe besitzen.

So kamen Wissenschaftler auf die Idee, aus weißem Fettgewebe braunes herzustellen. Schließlich haben die beiden Fettgewebearten viel miteinander gemein. Und tatsächlich ist diese „Verbraunung" des weißen Fettgewebes ein therapeutischer Ansatz. Das Vorhandensein von braunem Fettgewebe ist jedenfalls an epigenetische Mechanismen geknüpft, sodass auf diese Weise ein Adipositasgedächtnis entstehen kann, bei der vor allen Dingen weißes statt braunes Fettgewebe hergestellt wird. Allerdings existiert bisher keine Therapie.

Schließlich kann die Verbraunung des weißen Fettgewebes direkt mit der Aktivität im Gehirn zusammenhängen. In tierexperimentellen Untersuchungen wurden Mäuse unter zwei Bedingungen aufgezogen, die ich „normales Zuhause" und „freudig angeregtes Zuhause" nennen will. Im freudig angeregten Zuhause hatten die Tiere im Vergleich zum normalen Zuhause Laufräder, Iglus, Hütten, Verstecke, Holzspielsachen, Turngeräte und Nestbaumaterial: Kurzum fröhlich erkennende, aktive und soziale Mäuse! Die so aufgezogene Maus war dünner als die unter Kontrollbedingungen aufgezogene Maus, sie zeigte einen größeren Grad an Verbraunung des Fettgewebes, und das blieb auch ins Erwachsenenstadium hinein erhalten.

Bei diesem Phänomen war das Zusammenspiel zwischen Gehirn, Hypothalamus und Fettzelle entscheidend. Die Verbraunung beruhte auf dem Einfluss des sympathischen Nervensystems, denn je stärker dieser Einfluss war, desto mehr Verbraunung konnten die Wissenschaftler beobachten. Ein Faktor im Hypothalamus spielte für die Aktivität des sympathischen Nervensystems die entscheidende Rolle (BDNF, "brain-derived neurotrophic factor"). Genetische Varianten dieses Faktors sind beim Menschen eng mit der Adipositas assoziiert. Wenn dieser Faktor verringert ist, kommt es bereits in Kindertagen zu einer Adipositas. Die Stressachse des sympathischen Nervensystems funktioniert schlechter. Das fördert die coolen Typen aus ◘ Tab. 13.2, die kaum auf Stress reagieren und mit ihren Stressachsen keine Energie aus dem Fettgewebe abrufen und verbrennen können.

13.4.4 Von der Belohnung zur Adipositas – Zusammenspiel 8

Im ▶ Abschn. 8.1.1 berichteten wir über eine Studie: „An der Universität von Südkalifornien in Los Angeles untersuchten Wissenschaftler den Zusammenhang zwischen Gedächtnis für Belohnungsfaktoren und Masse des Fettgewichtes. Die Untersucher boten dort verschiedene Fotos von hochkalorischen Nahrungsmitteln an (Belohnungsfaktoren) und erfassten gleichzeitig das Ausmaß von Hunger, den Wunsch nach Süßigkeiten und den Wunsch nach schmackhaften Snacks. Während der Darbietung der Hochkalorienfotos wurde das Gehirn mittels spezieller Kernspintomografie analysiert.

Die Hochkalorienfotos aktivierten im Gehirn typische Regionen für das Belohnungsgedächtnis im limbischen System, im Mandelkern, im Stirnhirn und im Hippokampus (Seepferdchen). Gleichzeitig induzierten die Hochkalorienfotos ein stärkeres Hungergefühl, einen größeren Wunsch nach Süßigkeiten und ein Verlangen nach schmackhaften Snacks. So zeigte sich ein eindeutig positiver Zusammenhang zwischen Taillenumfang – ein Maß für das Fettgewicht und das energiespeichernde Gedächtnis – und der Hirnaktivität in den Belohnungszentren." Hier ist die Verbindung zwischen Gehirn einerseits und energiespeicherndem Gedächtnis andererseits erneut offensichtlich.

In einer neuen Studie, die im angesehen Fachblatt der *Proceedings of the National Academy of Sciences* der USA im Jahr 2018 veröffentlicht wurde, wird die Verbindung zwischen Vererbbarkeit, Adipositas, Verhalten und spezieller Kernspintomografie analysiert. Innerhalb des *Human Connectome Project* wurden 885 Familienmitglieder untersucht (111 Paare eineiiger Zwillinge, 188 Paare zweieiiger Zwillinge und 297 Mitglieder von Familien). Mehrere beeindruckende Befunde wurden genannt.

Adipositas ist mit verstärktem visuellen Erkennen von Nahrungsreizen verknüpft, die aber nicht kritisch in den Kontext „Achtung, das macht dick!" eingeordnet werden. Dafür sprechen eine Verkleinerung von wichtigen Gedächtnisarealen im Schläfenlappen und ein verringertes Gedächtnis für Episoden. Ebenso gering ausgeprägt waren bei den Adipösen das verbale episodische Gedächtnis und die räumliche Orientierung als Zeichen einer objektiv messbaren Gedächtnisstörung.

Eine schmalere Hirnrinde im rechten Stirnhirn kann bei den Adipösen zu einer verhinderten Hemmung anderer Strukturen des Gehirns beitragen. Dazu können die Emotionalität und Sensitivität gegenüber Nahrungsreizen gehören, da der Mandelkern im Gegenzug deutlich vergrößert erscheint. So war auch die Fähigkeit, auf eine Belohnung warten zu können, reduziert, was als Zeichen einer erhöhten nahrungsbedingten Impulsivität gedeutet wurde.

Beim Vorhandensein von typischen Nahrungsreizen in der Umgebung – die Schokolade und der Cognac lassen grüßen – führt die geminderte Hemmung zu einer unkontrollierten Selbstregulation und zu einer geringeren Aufmerksamkeit gegenüber dem Problem Adipositas. Diese genannten Verhaltensfaktoren und die Parameter aus der speziellen Kernspintomografie waren stark vererblich. Kurzum diese Ausgangslage stimuliert unseren Appetit, führt zu einer erhöhten Nahrungsaufnahme, einer Zunahme des energiespeichernden Gedächtnisses (Fettgewebe), und so wird verständlich, dass fast

80 % der genetischen und epigenetischen Faktoren im Gehirn angesiedelt sind. Und bei Oma war es auch so!

Untersucher können eine Verbindung zwischen Sucht und Adipositas herstellen. Die Adipositas und die Sucht gehen gleichermaßen mit einer verminderten Selbstkontrolle, einer erhöhten Empfänglichkeit für Belohnung (Dopaminsystem), einer erhöhten impulsiven Entscheidungsfindung und einer Störung der Aufmerksamkeit oder des Gedächtnisses gegenüber gefährlichen Suchtstoffen einher. Zusätzlicher Stress kann, weil er die Belohnungsmaschinerie anwirft, das Ganze verstärken.

In diesem Unterkapitel wird das Ausmaß des Zusammenspiels von mentalem Gedächtnis und energiespeicherndem Gedächtnis sichtbar. Kommen nun unglücklicherweise zu den genetischen und epigenetischen Faktoren im Gehirn noch solche aus der Peripherie hinzu, ist das Ausmaß der Adipositas noch gesteigert. Schauen wir also nochmals in die Peripherie in den Magen-Darm-Kanal und in das energiespeichernde Gedächtnis und dessen Faktoren.

13.4.5 Störung der Magen-Darm-Fettgewebe-Gehirn-Achse – Zusammenspiel 9

Im ▶ Abschn. 8.2.1 wurde Folgendes berichtet: „Wissenschaftler beschrieben, dass Leptin für die Zügelung des Appetits und für die Aktivierung der Fettverbrennung durch das sympathische Nervensystem zuständig sei. Typischerweise ist der Serumspiegel des Leptins erhöht, wenn viel Fettgewebe vorhanden ist. Jeffrey Friedman, einer der Entdecker des Leptins, erkannte sehr früh, dass für dieses Hormon ein Regelkreis zwischen Gehirn und Fettgewebe existiert, der für die Konstanz des Fettgewebsgewichtes eine wichtige Rolle spielt (◘ Abb. 8.2)." Das im Fettgewebe vorhandene Leptin reguliert die Nahrungsaufnahme im Gehirn, aktiviert das Gehirn und insbesondere das sympathische Nervensystem, und baut so die Fettspeicher im Sinne eines negativ rückgekoppelten Regelkreises ab (◘ Abb. 8.2).

Wir sprachen auch davon, dass eine Leptinresistenz, d. h. die verminderte Wirkung des Leptins an seinem Rezeptor, einen Strich durch diese Rechnung machen kann. Leptin kann bei Leptinresistenz nicht wirken, und so kann es zu einer Störung der Gewichtsregulation und der Sympathikusaktivierung kommen. Eine ähnliche Bedeutung hat auch Insulin, das ebenfalls in die Regulation der Nahrungsaufnahme eingreift. Eine Insulinresistenz im Gehirn ist in gleicher Weise adipositasfördernd. Weitere Hormone stellen wichtige Verbindungen zwischen Magen/Darm und Gehirn her und können ebenfalls von einer Resistenz betroffen sein (◘ Abb. 13.4).

Darüber hinaus berichteten wir im ▶ Abschn. 8.2.3 über den günstigen Zusammenhang zwischen Leptin und Lernen, der vor allen Dingen im Tierversuch nachgewiesen wurde. Es stand dort: „dicke Mäuse/Ratten mit einer Leptinresistenz lernen schlechter". In ▶ Abschn. 13.4.4 wurde gezeigt, dass die Adipositas zwar mit verstärktem visuellen Erkennen von Nahrungsreizen verknüpft ist, was aber nicht kritisch im Sinne von „Achtung, das macht dick!" beurteilt wird. Das Gedächtnis für das Problem fehlt, und eine Verkleinerung von wichtigen Gedächtnisarealen im Schläfenlappen und ein verringertes Gedächtnis für Episoden sind objektiver Ausdruck des Problems. Die Leptinresistenz kann auf diese Weise zu einem gestörten Belohnungslernen beitragen (◘ Abb. 13.4). Aus evolutionsmedizinischer Sicht ist das alles sinnvoll, weil unsere Vorfahren kaum zu viel Nahrung hatten.

Des Weiteren stimulieren verschiedene Hormone und Energieträger (Glukagon-like Peptid 1, Cholecystokinin, Glukose, Fettsäuren unterschiedlicher Länge u. a.) – inklusive Dehnung des Magens – die Nervenendigungen des großen Hauptnervs im Bauchraum, des Vagusnervs (in ■ Abb. 13.4 nannten wir ihn „sensibles Nervensystem" weil sensible Fasern mit diesem Nerv ins Gehirn ziehen). Für die Anwesenheit von Energieträgern ist das Mikrobiom wichtig, sodass auch die Zusammensetzung der Bakterien im Darm eine Rolle für die Interaktion zum Gehirn spielt. Neue Daten weisen auf diesen Zusammenhang hin.

Diese Aktivierung der sensiblen Anteile des Vagusnervs wird ins Gehirn fortgeleitet und vermittelt dort ein Sättigungsgefühl (■ Abb. 13.4). Die Sättigungssignale kommen in

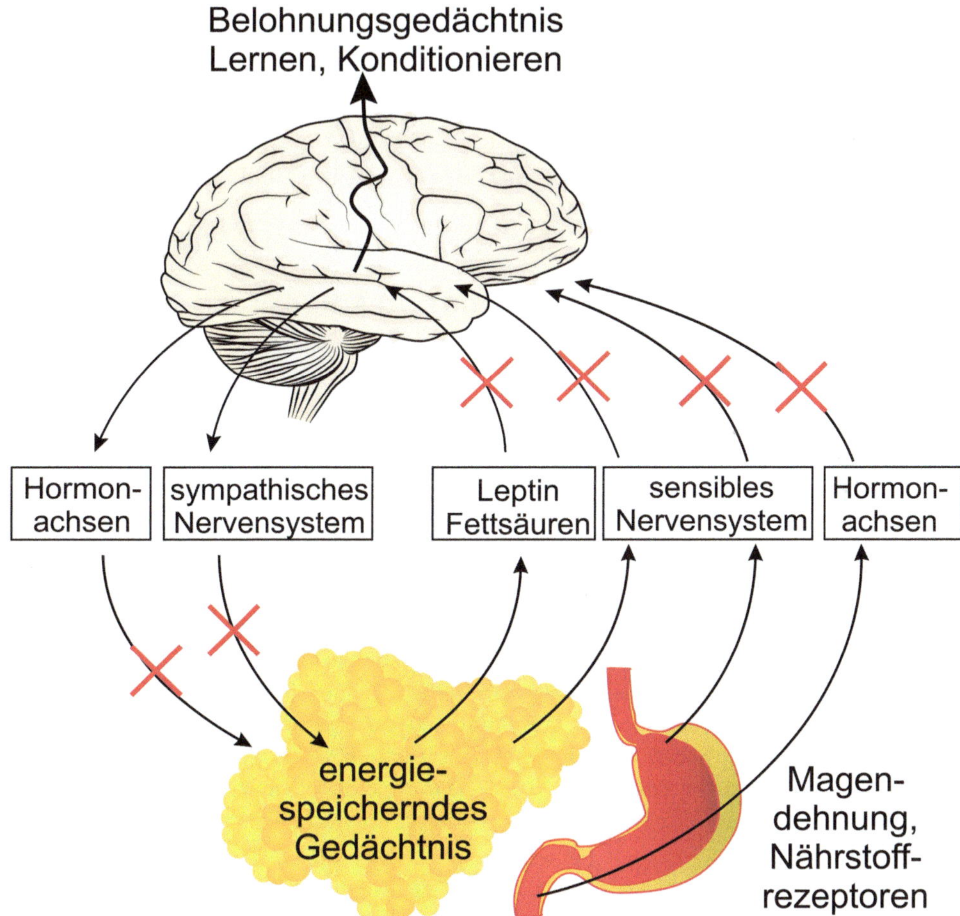

■ **Abb. 13.4** Störungen der Kommunikation zwischen der Peripherie und dem mentalen Gedächtnis. Bahnen aus der Peripherie zum Gehirn sind *rechts* gezeigt und können im Sinne einer Resistenz gestört sein (*rotes Kreuz*). Die sensiblen Nerven laufen mit dem Vagusnerv. Bahnen vom Gehirn in das Fettgewebe auf der *linken Seite* können ebenfalls gestört sein, sodass gespeicherte Fettsäuren weniger gut abgebaut werden (siehe ► Abschn. 13.4.6). Ich nenne diese Störung Lipolyse-Resistenz. Beides könnte zu geändertem Körpergewicht und zur Adipositas beitragen einer besonderen Region des Gehirns zusammen, dem parabrachialen Nervenkern im Hirnstamm. Ähnliche Nervenzellen wie für Sättigung in dieser Region existieren auch für Angstlernen und Gefahrengedächtnis (Angstkonditionieren, siehe ▶ Abschn. 2.3.9). Eine Kopplung der beiden Dinge ist verständlich, denn es ist nicht sinnvoll, in einer Gefahrensituation zu essen.

Wenn die Fettspeicher leer sind, funktionieren die gerade besprochenen Sättigungssignale aus der Peripherie weniger gut. Daher muss der Zustand des energiespeichernden Gedächtnisses vom Gehirn ständig abgerufen werden, damit hier eine angepasste Nahrungsaufnahme stattfinden kann. Dies erfolgt zum Beispiel über sensible Nervenfasern aus dem Fettgewebe, aber auch durch das Fettgewebshormon Leptin. Wir stellten hier nur einige Pfade von der Peripherie zum Gehirn da, aber es ist offensichtlich, dass diese Dinge funktionieren müssen, da es sonst zu Störungen der Regelung der Nahrungsaufnahme kommen muss (◘ Abb. 13.4). Liegt hier eine dauerhafte, auch kleine Störung vor, ist das mit einer kontinuierlich erhöhten Nahrungsaufnahme in Relation zur Energieausgabe verknüpft, was unweigerlich zur Adipositas beiträgt.

Schließlich kann ich zusammenfassen, dass die Verknüpfungen zwischen Gehirn und Peripherie auf mehreren Ebenen gestört sein können. In diesem Unterkapitel wird das Ausmaß des Zusammenspiels von mentalem Gedächtnis und energiespeicherndem Gedächtnis sichtbar.

13.4.6 Immunzellen im Fettgewebe und Adipositas – Zusammenspiel 10

Kommen wir nun mit Zusammenspiel Nr. 10 zum Abschluss der Betrachtungen. Zwischen dem normalen Fettgewebe und dem Fettgewebe des Adipösen gibt es einen gravierenden Unterschied: Im adipösen Fettgewebe tauchen viele Immunzellen auf und es wandeln sich während der Entwicklung der Fettsucht friedvolle Immunzellen in proinflammatorische Immunzellen um. Warum es diesen Umwandlungsprozess gibt, ist noch nicht bekannt, aber er wird sowohl bei Labortieren als auch beim Menschen beobachtet.

Wir sahen im ▶ Abschn. 9.1.3 dass sich T-Gedächtniszellen im Fettgewebe ablagern können. Dort stand auch „In diesen neuen Studien konnte nun dargestellt werden, dass sich die T-Gedächtniszellen gerne ansiedeln, wenn zuvor eine Darminfektion stattfand." Es ist also so, dass Infektionen eine Zunahme der Entzündungszellen im Fettgewebe bewirken. Tatsächlich haben Wissenschaftler versucht, eine Verbindung zwischen Infektionen und Adipositas herzustellen. Diese Verbindung bleibt im Moment noch Spekulation. Jedenfalls ist das Fettgewebe bei Adipositas deutlich mehr entzündet. Da beißt die Maus keinen Faden ab.

Mit dem Auftreten von Entzündungsfaktoren im Fettgewebe funktioniert die Speicherung von Fettsäuren schlechter, weil Zytokine wie TNF, IL-1, IL-6 oder Interferone eine Insulinresistenz verursachen. Können Sie sich an ▶ Abschn. 9.1.2 erinnern? Dort wurde genau dieser Zusammenhang näher erläutert.

Wenn also proinflammatorische Faktoren die Insulinwirkung an den Fettzellen herabsetzen, und wenn Fettsäuren von Entzündungsfaktoren freigesetzt werden, wundern wir uns, warum der Adipöse in seinem entzündeten Fettgewebe immer mehr Fett speichert, obwohl die Fettspeicherung wegen der Insulinresistenz und den anwesenden Entzündungsfaktoren gehemmt ist. Irgendetwas stimmt da nicht.

Wir wollen noch einmal rekapitulieren: Das sympathische Nervensystem mit seinem Schlüsselmolekül Noradrenalin ist der entscheidende Faktor für den Abbau der Fettsäuren im Fettgewebe. Dies trifft für das weiße und braune Fettgewebe zu. Dieser Zusammenhang wurde im ▶ Abschn. 4.2 bei der Freisetzung von Energieträgern aus den Speichern, in ◘ Abb. 4.7 und in ◘ Abb. 8.2 angesprochen. Das Noradrenalin aber stammt aus sympathischen Nervenendigungen, die das weiße und braune Fettgewebe versorgen. Wenn nun beim Adipösen diese Freisetzung von Fettsäuren gehemmt wird, hat das womöglich etwas mit der Wirkung des Noradrenalins an der Fettzelle zu tun.

Tatsächlich konnte eine amerikanisch-deutsche Arbeitsgruppe kürzlich feststellen, dass die entzündlichen Makrophagen im Fettgewebe das lokale Noradrenalin schnell aufnehmen und rasch abbauen. Diese Entzündungszellen benutzen Enzyme zum Abbau des Noradrenalins, und nun wundert man sich nicht, dass nicht mehr genug Noradrenalin an den Fettzellen ankommt. Wenn aber nur eine kleine Menge an Noradrenalin an den Fettzellen ankommt, wirkt Noradrenalin sogar umgekehrt fettspeichernd. Dieser Mechanismus ist in ◘ Abb. 13.5 dargestellt.

Der hier in ◘ Abb. 13.5 dargestellte Mechanismus muss nicht der einzige Störfaktor im Fettabbau sein. Daneben kann die veränderte Versorgung des Fettgewebes mit sympathischen Nervenfasern durch einen entzündungsbedingt ausgelösten Verlust dieser Nervenfasern zum selben Ergebnis führen. Des Weiteren kann eine entzündungsbedingte Störung der β-Rezeptoren aus ◘ Abb. 13.5 die Wirkung des Noradrenalins herabsetzen. So konnte zum Beispiel gezeigt werden, dass das proentzündliche Zytokin IL-1 den Pfad durch den β-Rezeptor der Fettzellen behindert. Mein Team konnte den Verlust sympathischer Nervenfasern und die zuletzt genannte Signalstörung durch den β-Rezeptor auch im Entzündungsgebiet des Gelenkes bei Patienten mit rheumatoider Arthritis finden. Das hatten wir im ▶ Abschn. 13.3.4 als „Rauswurf" kennengelernt. Weil die Entzündung den β-Rezeptorpfad behindert, kann Noradrenalin nicht richtig einwirken. Im Gegenteil wirkt das Noradrenalin, so wie es in ◘ Abb. 13.5 auf der rechten Seite dargestellt ist, entzündungsfördernd und fettspeichernd.

Wir fragten uns hier, weshalb dieser Mechanismus im Laufe unserer Evolutionsgeschichte beibehalten wurde. Wenn der Mechanismus im Kontext einer Infektion eine bedeutende Rolle spielt, ließe sich das Ganze erklären. Bei einer Infektion ist der Abbau der Fettsäuren wichtig, weil Immunzellen bei Aktivierung viel Energie benötigen. Und dieser Abbau des Fettgewebes wird durch das egoistische Immunsystem gesteuert. Deshalb sind viele Zytokine wie TNF, IL-1, IL-6 und Interferone direkt am Fettsäureabbau beteiligt, da das egoistische Immunsystem diese Funktion alleine kontrollieren will. Das Gehirn soll auf jeden Fall schweigen, so lange wie die Infektion andauert.

Wenn aber die Wirkung des sympathischen Nervensystems abgeschaltet oder zumindest beeinträchtigt ist, wie es wohl im Fettgewebe beobachtet wird (◘ Abb. 13.5), kann das Gehirn über diese Stressachse nicht egoistisch einwirken. Ich sage: „Das Immunsystem entkoppelt sozusagen das Gehirn von seiner fettauflösenden Funktion, und es übernimmt die Fettauflösung in Eigenregie. Wenn die Einwirkung der Zytokine aber nicht konstant hoch ist und schwankt, ist die durch das Immunsystem ausgelöste Fettauflösung gering. Der Adipöse baut das Fett nicht ab, lässt aber darüber hinaus die Kontrolle durch das Gehirn nicht mehr zu." Das ist eine Hypothese, die wir überprüfen können.

Damit ist die Sache aber noch nicht zu Ende gedacht. Im Friedman-Regelkreis aus ◘ Abb. 8.2 sollten Leptin und auch sensible Nervenfasern im Fettgewebe bei Adipositas sehr viel mehr Signale in das Gehirn senden, um den absteigenden Pfad über das sympathische Nervensystem anzukurbeln. Wenn es sich um einen negativ gekoppelten

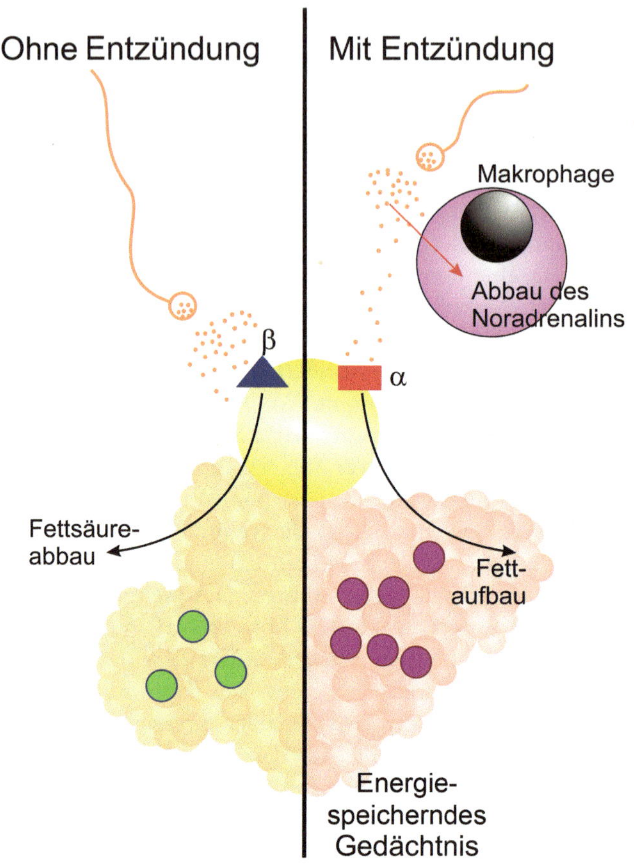

◘ Abb. 13.5   Fettaufbau durch Noradrenalin. Die Abbildung zeigt den nichtentzündlichen Zustand *links*. Dort kommt Noradrenalin in ausreichenden Mengen an seinem sogenannten Beta(β)-Rezeptor auf der Oberfläche der Fettzelle an. Über diesen β-Rezeptor baut Noradrenalin das Fettgewebe ab. Fettsäuren werden freigesetzt. Die grünen Kreisflächen stellen friedvolle Immunzellen dar. Die Abbildung rechts zeigt den Zustand mit Entzündung. Dort befinden sich entzündliche Immunzellen im Fettgewebe (*violette Kreisflächen*). Das sind zum Beispiel Makrophagen. Diese Zellen können das Noradrenalin abbauen, sodass nur kleine Mengen an der Fettzelle ankommen. Da Noradrenalin 100-mal leichter an die α-Rezeptoren im Vergleich zu den β-Rezeptoren bindet, löst die kleine Menge Noradrenalin nur eine α-Wirkung aus, die zur Speicherung von Fettsäuren beiträgt. Der Noradrenalineffekt kehrt sich von Abbau zu Aufbau um

Regelkreis handelt, wird mehr Fettgewebe auch mehr Sympathikusaktivierung bedeuten. Interessanterweise findet das genau statt. Adipöse Menschen haben eine deutlich erhöhte Sympathikusaktivierung, die der Arzt an einem höheren Herzschlag, einem höheren Blutdruck und an vermehrtem Schwitzen sofort erkennt.

Das Blöde ist nun, dass diese erhöhte Sympathikuswirkung nicht richtig im Fettgewebe ankommt, da sie nicht zu einer Fettauflösung sondern zum Fettaufbau beiträgt (Hypothese). Die eigentlich sinnvolle Kommunikation zwischen dem energiespeichernden Gedächtnis und dem mentalen Gedächtnis, die uns in ▸ Kap. 8 begleitete, und die dort im Kontext von psychomotorischer Aktivierung und Abfrage dieses Gedächtnisses diskutiert wurde, wird durch das aktivierte und egoistische Immunsystem

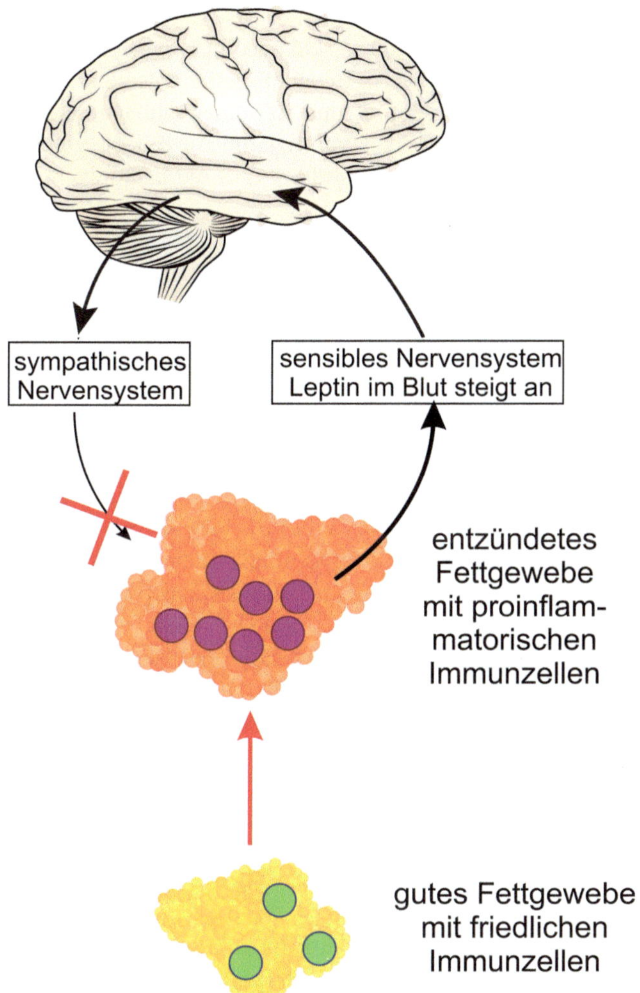

◻ **Abb. 13.6** Circulus vitiosus des Fettaufbaus. Durch Leptin und das sensible Nervensystem wird die Menge der gespeicherten Energie zum Gehirn gemeldet. Das entspricht der im Buchteil II genannten Kommunikation zwischen energiespeicherndem Gedächtnis und mentalem Gedächtnis (▶ Kap. 8). Je mehr Fettgewebe vorhanden ist, desto stärker ist die Meldung. Diese Information löst nach dem Friedman-Regelkreis aus ◻ Abb. 8.2 eine Erhöhung der Sympathikusaktivität aus. Der sympathische Botenstoff Noradrenalin entfaltet aber keine fettabbauende Wirkung. Die Abbildung bezieht sich auf die Störung des Fettabbaus durch Noradrenalin, wie es in ◻ Abb. 13.5 auf der rechten Seite dargestellt ist. Wenn das Signalling zwischen Gehirn über das sympathische Nervensystem zur Fettzelle nicht funktioniert, bedeutet jede Erhöhung der Sympathikusaktivität eine Gefahr der Zunahme des Fettgewebes, weil statt den abbauenden Faktoren fettaufbauende Mechanismen zum Einsatz kommen

außer Kraft gesetzt. Somit kann die Zunahme der lokalen Fettgewebsentzündung die Adipositas entscheidend mitbedingen (◻ Abb. 13.6).

Neben diesem fehlerhaften Sympathikusspiel wurde eine weitere faszinierende Beobachtung gemacht. Mit Zunahme der Adipositas nimmt auch die Entzündung im Gehirn zu. Veränderungen im Hypothalamus und Hippokampus(Seepferdchen) sind die Folge. Einerseits kann diese Entzündung zu einem schlechteren mentalen Gedächtnis beitragen (im Hippokampus). Dieses passt zum mangelnden Gedächtnis für „Achtung, das macht dick!" Dafür sprechen eine Verkleinerung von wichtigen Gedächtnisarealen im Schläfenlappen und ein verringertes Gedächtnis für Episoden. Andererseits kann die Zunahme der Entzündung im Hypothalamus mit einer schlechteren Regulation des Essverhaltens verbunden sein. Denn im Hypothalamus sitzen die zentralen Nervenkerne für Sättigung und Appetit, und die Entzündung und die nachfolgende Narbenbildung – Gliose – kann hier negativ einwirken.

Fast am Schluss dieses Unterkapitels erwähne ich noch kurz den Altersdiabetes (Typ-2-Diabetes mellitus). Von allen Adipösen aus dem Jahr 2016 in den USA haben nur 13,8 % einen Altersdiabetes. Das bloße Dicksein ist also nicht zwangsweise mit einem Altersdiabetes verknüpft, und das wird alle Adipösen etwas froher stimmen. Beim Altersdiabetes ist die Insulinresistenz im Muskel und im Fettgewebe ein wesentliches Merkmal. Sie führt zu höheren Spiegeln der Energieträger Glukose und Fettsäuren, weil sie in den Muskeln und im Fettgewebe nicht aufgenommen werden.

Die Insulinresistenz existiert zwar auch beim Adipösen, aber sie ist beim Prädiabetiker oder Altersdiabetiker viel ausgeprägter. Die jahrelang vorhandene Dauerstimulation der Bauchspeicheldrüse durch hohe Glukose und Fettsäuren im Blut führt nach und nach zu einem Versiegen der Insulinproduktion in der Bauchspeicheldrüse. Verschiedene genetische Faktoren tragen zu dieser Gesamtproblematik in verschiedenen Zielgeweben bei (Gehirn, Muskel, Fettgewebe, Leber, Bauchspeicheldrüse). Ein Set von krankmachenden genetischen Veränderungen ist notwendig, um Altersdiabetes zu entwickeln. 86,2 % der adipösen Bevölkerung haben dieses Set nicht.

Auch in diesem Unterkapitel wird das Ausmaß des Zusammenspiels von mentalem Gedächtnis, immunologischem Gedächtnis und energiespeicherndem Gedächtnis sichtbar. Die „Verbinder", „Kommunikationsfaktoren" oder „Verknüpfer" zwischen den Gedächtnissen sind gestört. Die fehlerhafte Unterhaltung der Beteiligten stellt für sich genommen das gravierende Problem dar.

Auf den Punkt gebracht

- Bei der posttraumatischen Belastungsstörung kommt es zu einer Stressreaktion in der Peripherie im Sinne einer Energieabrufreaktion, die die Gedächtniszentren und Gedächtnisbildung im Gehirn stark stören kann. Diese Stressreaktion ihrerseits kann die posttraumatische Belastungsstörung und viele sekundäre Probleme aufrechterhalten (z. B. metabolisches Syndrom, sickness behavior). Die wiederkehrenden Energieabrufreaktionen schädigen den Körper kontinuierlich.
- Die Alzheimer-Krankheit betrifft primär das Gehirn, in dem sich Proteinknäuel an kritischen Stellen ablagern und Nervenzellen schädigen, sodass die mentale Gedächtnisfunktion beeinträchtigt wird.
- Das metabolische Syndrom fördert die Alzheimer-Krankheit. Beim metabolischen Syndrom kommt es zum Versagen der Insulinfunktion durch Insulinresistenz, auch an Nervenzellen in Gedächtnisgebieten. Die Insulinresistenz an den Nervenzellen geht mit einer erhöhten Ablagerung von schädigendem Proteinknäuel einher, weil ein knäuelabbauendes Enzym nicht ausreichend gebildet wird (Insulinase).

- Die rheumatoide Arthritis ist eine Autoimmunkrankheit mit einer Autoimmunität gegen citrullinierte Peptide, wofür es das immunologische T-Zell- und B-Zellgedächtnis braucht. Für den chronischen Krankheitsprozess ist das autoimmunologische Gedächtnis verantwortlich.
- Bei rheumatoider Arthritis beeinflusst das egoistische Immunsystem das Gehirn, da es zu einem Energieverteilungskampf zwischen den beiden kommt. Die Folgen sind sickness behavior, Müdigkeit, Depression und mentale Gedächtnisstörung.
- Bei rheumatoider Arthritis hemmt das egoistische Immunsystem den Einfluss des Gehirns auf die Entzündungslandschaft in der Peripherie durch Rauswurf sympathischer Nervenfasern. Die proentzündlichen Schmerzfasern überwiegen. Da die Dichte der Schmerzfasern in den kleinen Finger- und Zehengelenken besonders hoch ist, können gerade diese Gelenke besonders häufig betroffen sein.
- Bei rheumatoider Arthritis hemmt das egoistische Immunsystem den Einfluss des Gehirns auf die Entzündungslandschaft in der Peripherie durch Hemmung von Geschlechtshormonen und Kortisol. Zum Zeitpunkt des natürlichen Niedergangs der Geschlechtshormone (Menopause, Andropause) verschärft sich die Entzündungssituation, weil diese antientzündlichen Hormone wegfallen. Der Mangel an antientzündlichen Hormonen kann den Beginn einer rheumatoiden Arthritis ab dem 45. Lebensjahr stark begünstigen.
- Bei der rheumatoiden Arthritis lagert sich Fettgewebe im Gebiet der Gelenkentzündung ab. Dieses Fettgewebe dient einerseits der lokalen Energiebereitstellung, denn das aktivierte Immunsystem will versorgt werden. Andererseits liefert das Fettgewebe im Austausch mit dem aktivierten Immunsystem förderliche Faktoren, die die Immunreaktion dauernd unterhalten können. Energiespeicherndes und immunologisches Gedächtnis fördern sich gegenseitig.
- Es werden die verschiedenen Ursachen der Adipositas erläutert (❏ Tab. 13.2). Genetische und epigenetische Faktoren (80 % gehirnabhängig) sind wichtig.
- Menschen mit Adipositas besitzen wenig braunes Fettgewebe. Das Gehirn kann die Verbraunung des weißen Fettgewebes begünstigen. Die Verbraunung geschieht durch den Einfluss des sympathischen Nervensystems und eines besonderen Faktors im Gehirn (BDNF). Die Querverbindung zwischen Gehirn und Fettgewebe macht das Zusammenspiel deutlich.
- Das Belohnungsgedächtnis ist bei Adipositas eng mit dem energiespeichernden Gedächtnis assoziiert. Die Belohnungsmaschinerie wird vererbt.
- Bei Adipositas sind Signale aus dem Magen, Darm oder Fettgewebe zum Gehirn gestört, sodass der Regelkreis zur Aufrechterhaltung der Fettmasse – des energiespeichernden Gedächtnisses – nicht adäquat funktioniert (Signale des Vagusnervs, Resistenz verschiedener Hormone: Leptin, Insulin u. a.).
- Immunzellen im Fettgewebe stören den Friedman-Regelkreis zwischen Gehirn und Fettgewebe zur Aufrechterhaltung der Fettmasse. Immunzellen verursachen mittels Zytokinen eine Insulinresistenz und einen raschen Abbau des fettsäurefreisetzenden Noradrenalins aus sympathischen Nervenendigungen. Durch eine Umkehrung der Wirkung könnte Noradrenalin bei der Fettspeicherung mithelfen. Das Immunsystem im Fettgewebe entkoppelt das Gehirn von seiner fettauflösenden Funktion.

Weiterführende Literatur

Aceves-Avila FJ, Medina F, Fraga A (2001) The antiquity of rheumatoid arthritis: a reappraisal. J Rheumatol 28(4):751–757

Andersson KME, Wasen C, Juzokaite L, Leifsdottir L, Erlandsson MC, Silfversward ST et al (2018) Inflammation in the hippocampus affects IGF1 receptor signaling and contributes to neurological sequelae in rheumatoid arthritis. Proc Natl Acad Sci U S A. 115(51):E12063–E12072

Arner P, Bernard S, Appelsved L, Fu KY, Andersson DP, Salehpour M, Thorell A, Rydén M, Spalding KL (2019) Adipose lipid turnover and long-term changes in body weight. Nat Med 25(9):1385–1389

Avgerinos KI, Kalaitzidis G, Malli A, Kalaitzoglou D, Myserlis PG, Lioutas VA (2018) Intranasal insulin in Alzheimer's dementia or mild cognitive impairment: a systematic review. J Neurol 265(7):1497–1510

Barker DJ (2007) Obesity and early life. Obes Rev 8(Suppl 1):45–49

Bedse G, Di Domenico F, Serviddio G, Cassano T (2015) Aberrant insulin signaling in Alzheimer's disease: current knowledge. Front Neurosci. 9:204

Boney CM, Verma A, Tucker R, Vohr BR (2005) Metabolic syndrome in childhood: association with birth weight, maternal obesity, and gestational diabetes mellitus. Pediatrics 115(3):e290–e296

Camell CD, Sander J, Spadaro O, Lee A, Nguyen KY, Wing A et al (2017) Inflammasome-driven catecholamine catabolism in macrophages blunts lipolysis during ageing. Nature 550(7674):119–123

Cao L, Choi EY, Liu X, Martin A, Wang C, Xu X et al (2011) White to brown fat phenotypic switch induced by genetic and environmental activation of a hypothalamic-adipocyte axis. Cell Metab 14(3):324–338

Cypess AM, Lehman S, Williams G, Tal I, Rodman D, Goldfine AB et al (2009) Identification and importance of brown adipose tissue in adult humans. N Engl J Med 360(15):1509–1517

Deuschl G, Maier W. S. 3-Leitlinie Demenzen. 2016. Leitlinien für Diagnostik und Therapie in der Neurologie. ► www.dgn.org/leitlinien

Dhurandhar NV, Bailey D, Thomas D (2015) Interaction of obesity and infections. Obes Rev 16(12):1017–1029

Domen RE (1981) Peleopathological evidence of rheumatoid arthritis. JAMA 246(17):1899

Dreßing H (2016) Kriterien bei der Begutachtung der posttraumatischen Belastungsstörung. Hessisches Ärzteblatt. 77(5):271–275

Elzinga BM, Bremner JD (2002) Are the neural substrates of memory the final common pathway in posttraumatic stress disorder (PTSD)? J Affect Disord 70(1):1–17

Eriksson JG, Forsen T, Tuomilehto J, Osmond C, Barker DJ (2003) Early adiposity rebound in childhood and risk of type 2 diabetes in adult life. Diabetologia 46(2):190–194

Fenster RJ, Lebois LAM, Ressler KJ, Suh J (2018) Brain circuit dysfunction in post-traumatic stress disorder: from mouse to man. Nat Rev Neurosci 19(9):535–551

Glaesmer H, Brahler E, Gundel H, Riedel-Heller SG (2011) The association of traumatic experiences and posttraumatic stress disorder with physical morbidity in old age: a German population-based study. Psychosom Med 73(5):401–406

Goto T, Naknukool S, Yoshitake R, Hanafusa Y, Tokiwa S, Li Y et al (2016) Proinflammatory cytokine interleukin-1beta suppresses cold-induced thermogenesis in adipocytes. Cytokine 77:107–114

Hainer V, Zamrazilova H, Kunesova M, Bendlova B, Aldhoon-Hainerova I (2015) Obesity and infection: reciprocal causality. Physiol Res 64(Suppl 2):S105–S119

Hensvold AH, Magnusson PK, Joshua V, Hansson M, Israelsson L, Ferreira R et al (2015) Environmental and genetic factors in the development of anticitrullinated protein antibodies (ACPAs) and ACPA-positive rheumatoid arthritis: an epidemiological investigation in twins. Ann Rheum Dis 74(2):375–380

Hiepe F, Dorner T, Hauser AE, Hoyer BF, Mei H, Radbruch A (2011) Long-lived autoreactive plasma cells drive persistent autoimmune inflammation. Nat Rev Rheumatol 7(3):170–178

Hilmes O (2013) Ludwig II – Der Unzeitgemäße König. Siedler Verlag, München

Jacobs HI, Radua J, Luckmann HC, Sack AT (2013) Meta-analysis of functional network alterations in Alzheimer's disease: toward a network biomarker. Neurosci Biobehav Rev 37(5):753–765

Jenei-Lanzl Z, Zwingenberg J, Lowin T, Anders S, Straub RH (2015) Proinflammatory receptor switch from Galphas to Galphai signaling by beta-arrestin-mediated PDE4 recruitment in mixed RA synovial cells. Brain Behav Immun 50:266–274

Jones ME, Lebonville CL, Barrus D, Lysle DT (2015) The role of brain interleukin-1 in stress-enhanced fear learning. Neuropsychopharmacology 40(5):1289–1296

Klareskog L, Catrina AI (2015) Autoimmunity: lungs and citrullination. Nat Rev Rheumatol 11(5):261–262

Kurochkin IV, Goto S (1994) Alzheimer's beta-amyloid peptide specifically interacts with and is degraded by insulin degrading enzyme. FEBS Lett 345(1):33–37

Locke AE, Kahali B, Berndt SI, Justice AE, Pers TH, Day FR et al (2015) Genetic studies of body mass index yield new insights for obesity biology. Nature 518(7538):197–206

Luo S, Romero A, Adam TC, Hu HH, Monterosso J, Page KA (2013) Abdominal fat is associated with a greater brain reward response to high-calorie food cues in Hispanic women. Obesity (Silver Spring) 21(10):2029–2036

Meade T, Manolios N, Cumming SR, Conaghan PG, Katz P (2018) Cognitive impairment in rheumatoid arthritis: a systematic review. Arthritis Care Res (Hoboken) 70(1):39–52

Mellon SH, Gautam A, Hammamieh R, Jett M, Wolkowitz OM (2018) Metabolism, metabolomics, and inflammation in posttraumatic stress disorder. Biol Psychiatr 83(10):866–875

Nelson PT, Alafuzoff I, Bigio EH, Bouras C, Braak H, Cairns NJ et al (2012) Correlation of Alzheimer disease neuropathologic changes with cognitive status: a review of the literature. J Neuropathol Exp Neurol 71(5):362–381

Ozer EJ, Best SR, Lipsey TL, Weiss DS (2003) Predictors of posttraumatic stress disorder and symptoms in adults: a meta-analysis. Psychol Bull 129(1):52–73

Peng X, Zhang Q, Liao C, Han W, Xu F (2018) Epigenomic control of thermogenic adipocyte differentiation and function. Int J Mol Sci 19(6):1793

Pongratz G, Straub RH (2014) The sympathetic nervous response in inflammation. Arthritis Res Ther 16(6):504

Raffaitin C, Gin H, Empana JP, Helmer C, Berr C, Tzourio C et al (2009) Metabolic syndrome and risk for incident Alzheimer's disease or vascular dementia: the three-city study. Diabetes Care 32(1):169–174

Reemtsma JP (1996) Im Keller. Hamburg Edition HIS Verlagsgesellschaft, Hamburg

Reitz C, Brayne C, Mayeux R (2011) Epidemiology of Alzheimer disease. Nat Rev Neurol 7(3):137–152

Richter K, Peter L, Lehfeld H, Zaske H, Brar-Reissinger S, Niklewski G (2018) Prevalence of psychiatric diagnoses in asylum seekers with follow-up. BMC Psychiatry 18(1):206

Roberts NP, Roberts PA, Jones N, Bisson JI (2016) Psychological therapies for post-traumatic stress disorder and comorbid substance use disorder. Cochrane Database Syst Rev 4:CD010204

Rogers J, Watt I, Dieppe P (1981) Arthritis in Saxon and mediaeval skeletons. Br Med J (Clin Res Ed) 283(6307):1668–1670

Rolland-Cachera MF, Deheeger M, Maillot M, Bellisle F (2006) Early adiposity rebound: causes and consequences for obesity in children and adults. Int J Obes (Lond) 30(Suppl 4):S11–S17

Rosenbaum S, Stubbs B, Ward PB, Steel Z, Lederman O, Vancampfort D (2015) The prevalence and risk of metabolic syndrome and its components among people with posttraumatic stress disorder: a systematic review and meta-analysis. Metabolism. 64(8):926–933

Rothschild BM, Woods RJ (1990) Symmetrical erosive disease in Archaic Indians: the origin of rheumatoid arthritis in the new world? Semin Arthritis Rheum 19(5):278–284

Schellong K, Schulz S, Harder T, Plagemann A (2012) Birth weight and long-term overweight risk: systematic review and a meta-analysis including 643,902 persons from 66 studies and 26 countries globally. PLoS ONE 7(10):e47776

Schumacher M, Schulgen G (2008) Methodik klinischer Studien. Springer, Berlin

Schwartz MW, Seeley RJ, Zeltser LM, Drewnowski A, Ravussin E, Redman LM et al (2017) Obesity pathogenesis: an endocrine society scientific statement. Endocr Rev 38(4):267–296

Scott RA, Scott LJ, Magi R, Marullo L, Gaulton KJ, Kaakinen M et al (2017) An expanded genome-wide association study of type 2 diabetes in Europeans. Diabetes 66(11):2888–2902

Short CL (1974) The antiquity of rheumatoid arthritis. Arthritis Rheum 17(3):193–205

Snyder EY, Kim SU (1980) Insulin: is it a nerve survival factor? Brain Res 196(2):565–571

Spalding KL, Arner E, Westermark PO, Bernard S, Buchholz BA, Bergmann O et al (2008) Dynamics of fat cell turnover in humans. Nature 453(7196):783–787

Straub RH (2018) Altern, Müdigkeit und Entzündungen verstehen – Wenn Immunsystem und Gehirn um die Energie im Körper ringen. Springer, Berlin

Straub RH (2007) The complex role of estrogens in inflammation. Endocr Rev 28(5):521–574

Sturrock RD, Sharma JN, Buchanan WW (1977) Evidence of rheumatoid arthritis in ancient India. Arthritis Rheum 20(1):42–44

Sydenham T (1848) Chapter V: Rheumatism. In: Greenhill WA, Latham RG (Hrsg) The works of Thomas Sydenham MD. 1 and 2. Sydenham Society, London, S 254–259

Vainik U, Baker TE, Dadar M, Zeighami Y, Michaud A, Zhang Y et al (2018) Neurobehavioral correlates of obesity are largely heritable. Proc Natl Acad Sci U S A. 115(37):9312–9317

van der Kolk B (2014) The body keeps the score – mind, brain and body in transformation of trauma. Penguin Random House, New York

van Marken Lichtenbelt WD, Vanhommerig JW, Smulders NM, Drossaerts JM, Kemerink GJ, Bouvy ND et al (2009) Cold-activated brown adipose tissue in healthy men. N Engl J Med 360(15):1500–1508

Vanhanen M, Koivisto K, Moilanen L, Helkala EL, Hanninen T, Soininen H et al (2006) Association of metabolic syndrome with Alzheimer disease: a population-based study. Neurology 67(5):843–847

Wu H, Liao W, Li Q, Long H, Yin H, Zhao M et al (2018) Pathogenic role of tissue-resident memory T cells in autoimmune diseases. Autoimmun Rev 17(9):906–911

Yoshida T, Mei H, Dorner T, Hiepe F, Radbruch A, Fillatreau S et al (2010) Memory B and memory plasma cells. Immunol Rev 237(1):117–139

13

Serviceteil

© Springer-Verlag GmbH Deutschland, ein Teil von Springer Nature 2020
R. H. Straub, *Drei Gedächtnisse für den Körper*, https://doi.org/10.1007/978-3-662-59131-4

Glossar

Adipositas Von Adipositas = Fettsucht spricht der Arzt ab einem Body-Mass-Index von 30 kg/m² (Body-Mass-Index = Gewicht in kg geteilt durch Größe in m im Quadrat). Menschen werden normalgewichtig genannt, wenn der Body-Mass-Index zwischen 18,5 und 25 kg/m² liegt. Zwischen 25 und 30 kg/m² herrscht Übergewicht.

Allel Allel vom direkten männlichen Vorfahren (Vater) und Allel vom direkten weiblichen Vorfahren (Mutter) sind alternative Formen desselben Gens. Das dominante Allel führt im Gegensatz zum rezessiven Allel zur Merkmalsausbildung.

Andropause Die Andropause beschreibt die Wechseljahre des Mannes (griechisch andrós, Mann). Sie tritt etwas später als die Menopause der Frau ein (um das 50. Lebensjahr). Die Andropause ist mit einer zunehmend geringeren Produktion männlicher Geschlechtshormone verknüpft. Beim Mann bleibt die Zeugungsfähigkeit zwar grundsätzlich bis ins hohe Alter erhalten, doch die Wahrscheinlichkeit sinkt deutlich ab, noch ausreichend fruchtbaren Samen zu produzieren und somit Nachkommen zu zeugen.

Antigene, Autoantigene Antigene werden von unserem Immunsystem als fremd erkannt und attackiert. Antigene sind oft an der Oberfläche gelegene Strukturen von Bakterien oder Viren (z. B. Tetanustoxin). Die Attacke erfolgt mit genau passenden Antikörpern und Immunzellen mit genau passenden Oberflächenstrukturen (wir nannten sie schon Antennen oder Rezeptoren der Immunzellen). Von Autoantigenen spricht der Immunologe, wenn die Antigene aus körpereigenem Material bestehen (eben auto), gegen das fälschlicherweise eine Abwehrreaktion und eine Entzündungsreaktion eingeleitet wird.

Antikörper Antikörper werden von Immunzellen gebildet (genauer von B-Zellen). Antikörper richten sich immer gegen Antigene. In vielen Fällen kommt es zur Neutralisierung des Antigens und zur Aufnahme und Zerstörung des Antigens durch Fresszellen.

Arteriosklerose auch Arterienverkalkung genannt. Es handelt sich um eine Erkrankung der Gefäßwände der Schlagadern (Arterien) mit zunehmender Verhärtung (Vermehrung von Bindegewebe), Entzündung und Ablagerung von Blutfetten und Kalk. Sie ist die Plattform für die Bildung von plötzlichen Blutgerinnsel, die sich ablösen können (Embolie) oder das Gefäß komplett verlegen können (Herzinfarkt, Schlaganfall, Gefäßverschluss).

Arthritis Gelenkentzündung. Als rheumatoide Arthritis ist es eine chronische Gelenkentzündung, eine Autoimmunkrankheit.

ATP Adenosintriphosphat ist die universell gültige Energiewährung, die in den Mitochondrien hergestellt wird. Ein Molekül ATP besteht aus 10 Kohlenstoffatomen, 16 Wasserstoffatomen, 5 Stickstoffatomen, 13 Sauerstoffatomen und eben 3 (deshalb Triphosphat) Phosphoratomen. ATP braucht die Zelle bei vielen Stoffwechselschritten und beim Zellaufbau. Die Herstellung eines einzigen Eiweißmoleküls mittlerer Größe benötigt circa 2000 ATP-Moleküle.

Autoimmunkrankheit Immunologische Krankheit, bei der die Zielstruktur körpereigenes Gewebe ist. Das ist eine fehlerhafte Immunantwort gegen das SELBST. Die Attacke findet gegen körpereigene Proteinstrukturen statt, sogenannte Autoantigene. Das körpereigene Gewebe geht im Rahmen einer Entzündungsreaktion zugrunde. Ein Beispiel ist die rheumatoide Arthritis oder die von Guillain, Barré und Strohl beschriebene Nervenentzündung.

Autonomes Nervensystem Nicht willkürlich steuerbares Nervensystem aus sympathischen und parasympathischen Anteilen.

B-Zelle Die B-Zelle gehört zu den Lymphozyten und ist für die Produktion von Antikörpern zuständig. Sie heißt B-Zelle, weil sie erstmals in einem Lymphorgan von Vögeln – der Bursa fabricii – entdeckt wurden (bursa, lat. Beutel; fabricii vom ital. Anatomen Girolamo Fabrizio, 1619). Sie gehört zum angepassten Immunsystem. B-Gedächtniszellen können jahrzehntelang das B-Zellgedächtnis aufrechterhalten. Die Abkömmlinge der B-Zellen mit Gedächtnis und Antikörperproduktion heißen Plasmazellen, und diese leben langfristig im Knochenmark.

Bariatrische Operation Umstellungsoperation im Bereich von Magen und/oder Dünndarm, die bei schwerer Adipositas durchgeführt wird, wenn konservative Maßnahmen versagen. Diese Operationen sind bezüglich der Gewichtsabnahme sehr erfolgreich.

Body-Mass-Index Körpermaß zur Beurteilung einer Adipositas (Gewicht durch Körpergröße im Quadrat).

Botenstoffe Botenstoffe vermitteln zwischen entfernt liegenden Organen, aber auch zwischen nahe beieinander liegenden Zellen. Zwischen den Organen vermitteln die Nervenfasern und ihre Neurotransmitter wie zum Beispiel Noradrenalin (im Endköpfchen der sympathischen Nervenfaser). Hormone vermitteln ebenso zwischen Organen wie zum Beispiel zwischen Hirnanhangsdrüse und Nebennieren, die Kortisol bildet. Zwischen nahe beieinander liegenden Zellen vermitteln die Zytokine (griechisch kýtos, Gefäß; kinos, Bewegung), die zum Zwecke der lokalen Zellkommunikation produziert werden. Manchmal können solche Zytokine auch zwischen Organen vermitteln, was beispielsweise für das Interleukin-6 zutrifft.

Candida Candida – genauer Candida albicans – ist ein Pilz der Hefepilzgruppe, der in Form von weißen Belägen auf Haut und Schleimhäuten flächig vorkommt. Der Pilz kann häufig nachgewiesen werden, führt allerdings zu einer Infektion nur bei Immunschwäche.

Chemosensitiv Chemosensitiv ist ein System, das chemische Moleküle mit speziellen Rezeptoren erkennen kann.

Citrullinierung von Antigenen Antigene bestehen aus Aminosäuren. Im Antigen kann die Aminosäure Arginin vorhanden sein. Aus dem Arginin kann ein Citrullin entstehen, was Citrullinierung genannt wird. Da Citrullin keine typische Aminosäure ist, kommt sie während des Reifungsprozesses des Immunsystems kaum vor. Ein später entstandenes Citrullin innerhalb eines körpereigenen Proteins kann als Fremdstoff erkannt und attackiert werden. Bei der rheumatoiden Arthritis ist genau dieser Vorgang wichtig.

Diabetes mellitus Zuckerkrankheit, d. h. die Zuckerspiegel im Blut sind zu hoch. Beim Typ-1-Diabetes mellitus liegt eine Autoimmunkrankheit vor, bei der das Immunsystem Proteine der insulinproduzierenden Bauchspeicheldrüse als „fremd" erkennt. Durch den entzündungsbedingten Untergang der Insulinproduktion brauchen diese Patienten Insulin als Dauertherapie. Diese Patienten sind in der Regel jünger. Beim Typ-2-Diabetes mellitus (Altersdiabetes) ist dagegen die Insulinproduktion lange intakt, bis sie nach jahrelanger Überproduktion versiegt (Erschöpfung der Bauchspeicheldrüse). Letztere Krankheit ist keine Autoimmunkrankheit.

Epigenetik Beeinflussung von Genen und damit der Herstellung von Proteinen durch Umweltfaktoren, die die Ablesung der Gene und die Proteinproduktion hemmt oder fördert. Die Zusammensetzung der Gene (die Reihenfolge der Nukleinbasen) wird nicht verändert. Das Barker-Phänomen war ein Beispiel.

Explizites Gedächtnis Beim expliziten Gedächtnis benötigen wir das Bewusstsein, um mit dem Gespeicherten zu klären, was wir meinen, tun oder tun wollen. Wir nennen es Gedächtnis für Episoden und Fakten.

Fettsäuren Grundeinheit der gespeicherten Fette; ist in ◘ Abb. 4.2 genau erklärt.

Genom, genomweit Erbgut, Gesamtheit aller Gene einer Zelle. Genetiker verstehen darunter auch die Gesamtheit der vererbbaren Informationen eines Individuums. Eine genomweite Studie schließt alle Gene des Individuums ein.

Glukose oder Traubenzucker ist eine wichtige Grundeinheit der Kohlehydrate. Glukose ist ein wichtiger Energieträger, der besonders bei sauerstoffarmen Bedingungen zur Gewinnung von ATP (Energie) eingesetzt wird. Glukose kann in Form von Stärke gespeichert werden.

Glyzerol Die rote Gabel aus ◘ Abb. 4.2 bindet drei Fettsäuren. Zusammen stellen Glyzerol und drei Fettsäuren ein Triglyzerid dar. Ein Glyzerol mit einer einzigen Fettsäure heißt Monoglyzerid. Glyzerol wird aus Glukose hergestellt.

Grundbedarf Grundbedarf der Energieausgabe. Diese Menge an Energie wird bei absoluter Ruhe morgens im warmen Bett benötigt. Sie dient der grundlegenden Versorgung aller Organe und Organsysteme. Der Grundbedarf kann nicht verhandelt werden.

Hippokampus Hippokampus oder Seepferdchen ist eine Region im Gehirn, genauer im inneren mittleren Schläfenlappen. Er ist eng mit der Bildung des Gedächtnisses assoziiert. Besonders das Gedächtnis für Orte ist dort abgelegt. Der Hippokampus steht auch in enger Verbindung zum limbischen System.

Hypertriglyzeridämie Ein Zuviel an Triglyzeriden im Blut. Triglyzeride sind die Speicherform der Fettsäuren mit einem Glyzerolgrundgerüst (die rote Gabel) und 3 angehängten Fettsäuren. Siehe Abb.4.2.

Hypothalamus Ein Hirngebiet, in dem die oberen Zentren der Hormone und des autonomen Nervensystems integriert werden. Von dort geht die Steuerung des Gehirns auf Hormonpfade bzw. autonome Nervenpfade über. Dort befindet sich auch das Ess- und Sättigungszentrum, das Zentrum für die Körpertemperatur u. a.

Implizites Gedächtnis Es ist ein Gedächtnis, das kurze, nicht in das Bewusstsein vordringende Reize und die unbewussten Bewegungskontrolle speichert. Implizit sind also die indirekten, nicht ausdrücklich beschreibbaren Elemente des Gedächtnisses, die sehr schnell abgerufen werden, ohne Zeit für irgendwelche

Handlungsalternativen zu haben. Wir nennen es das Gedächtnis für Prozeduren.

Insulin Es ist das aus der Bauchspeicheldrüse stammende Speicherhormon *par excellence,* da es die Aufnahme von Glukose als auch Fettsäuren in die Speicherorgane fördert (Fettgewebe, Muskulatur, Leber). Des Weiteren ist es ein Wachstumsfaktor für viele Gewebe, unter anderen auch für das Immunsystem. Diabetiker mit hohen Glukosespiegeln im Blut erhalten therapeutisch Insulin, damit die Glukose im Blut absinkt und in die Speicherorgane befördert wird.

Interleukin, IL-1, IL-6 Zum Beispiel Interleukin-1 oder Interleukin-6. Das sind Immunzellhormone oder Zytokine, die in der unmittelbaren Nachbarschaft wirken (Nahwirkung). Manche Zytokine wie Interleukin-6 haben auch Fernwirkungen, in dem sie über die Zirkulation an weit entfernt liegende Stellen transportiert werden können. Siehe Zytokine und TNF.

Ionenpumpen Ionen sind zum Beispiel das Natrium oder Kalium, die in der Niere ausgeschieden werden. Das Herauspumpen oder Hineinpumpen von Ionen aus/in Zellen ist kostspielig. Das Pumpen kostet etwa 10–25 % der in der Zelle zur Verfügung gestellten Energie. Beim Schwitzen werden solche Pumpen angeschaltet, weshalb so mehr Energie verbraucht wird.

Klassische Konditionierung Bei der klassischen Konditionierung wird ein neutraler Reiz (Glocke) mit einem antwortauslösenden Reiz (Futtertopf löst Speichelfluss aus) wiederholt gepaart, sodass nach einigen Trainingsläufen der neutrale Reiz (die Glocke) den Speichelfluss auch ohne Futtertopf auslöst.

Konnektivität Fähigkeit durch Nervenbahnen bestimmte Hirngebiete miteinander verknüpfen zu können. Mit neueren Methoden der Kernspintomografie kann eine qualitative Aussage zur Konnektivität gemacht werden.

Konsolidierung Konsolidieren ist Verfestigen, sodass es zur Ablagerung von Information im Gedächtnis kommen kann.

Kortisol Kortisol ist das aktive Hormon der Nebennierenrinde (der Volksmund sagt Kortison). Kortisol ist ein Stresshormon des egoistischen Gehirns. Kortisol führt zur Freisetzung von Energieträgern aus Speichern wie Fettgewebe und Leber. So kann Kortisol die Fett- und Zuckerspiegel im Blut erhöhen. Gleichzeitig ist es entzündungshemmend.

Leptin Das „Dünnhormon" Leptin (leptos, dünn) wird im Fettgewebe produziert, wirkt im Gehirn appetit- zügelnd und aktiviert das sympathische Nervensystem und den Fettabbau. Leptin gehört in den Regelkreis zur Aufrechterhaltung der Fettmasse. Gleichzeitig wirkt es auf viele immunologische Vorgänge in einem stimulierenden Sinne.

Leukozyten Weiße Blutkörperchen. Hierzu gehören auch die im Buch besprochenen antigen- präsentierenden Zellen, die Makrophagen, die Lymphozyten (T-Zellen und B-Zellen).

Limbisches System Es handelt sich eine Funktionseinheit als umgrenzte Region zwischen Hirnrinde und Hirnstamm. Sie ist eng mit Emotionen, Geruch, Angst, Trieb, Stimmungslage und Gedächtnis gekoppelt. Enge Verbindungen bestehen zu vielen anderen Hirnregionen, u. a. auch zu den obersten Hormonzentren und Zentren des autonomen Nervensystems.

Makula Die Makula ist der „Punkt des schärfsten Sehens" in der Netzhaut.

Metabolisches Syndrom Das metabolische Syndrom ist durch folgende Symptome gekennzeichnet: Abdominelle Fettleibigkeit (großes energiespeicherndes Gedächtnis), Bluthochdruck (Zeichen einer hohen Aktivität des Sympathikus), veränderte Blutfettwerte (hohe Spiegel der Triglyzeride), Insulinresistenz (das Hauptspeicherhormon funktioniert nicht mehr, und die Energieträger Glukose und Fettsäuren werden nicht mehr richtig gespeichert).

Metaanalyse Bei einer Metaanalyse werden die Daten von vielen Einzelstudien neu zusammengefasst. Die Auswertung kann mit einer größeren Zahl von Menschen gemacht werden. Die Durchführung einer Metaanalyse ist streng standardisiert.

Mitochondrien Mitochondrien sind die Energieproduzenten unserer Zellen. Sie stellen ATP (Adenosintriphosphat) her, das überall gebraucht wird. ATP ist die Energiemünze, mit der quasi überall bezahlt wird. Die ATP-Produktion läuft dauernd und allerorts.

Mutation Das Erbmaterial ist trotz hoher Konstanz einzelnen, spontan entstandenen genetischen Veränderungen ausgesetzt. Eine dauerhafte genetische Veränderung nennt der Biologe Mutation. Eine Mutation kann zu einem neuen Merkmal oder zu einer Abwandlung eines Merkmals führen. Beispiel: Eine oder mehrere Mutationen sind verantwortlich dafür, dass Motten statt weißen Flügeln plötzlich dunkelgraue Flügel aufweisen.

Nebenniere, Rinde und Mark Die Nebennieren sind Drüsen, die wie Käppchen den Nieren beidseits aufsitzen. Sie haben jeweils die Größe einer Aprikose, und sie produzieren verschiedene Hormone, die in die

Blutbahn freigesetzt werden. Anatomen unterscheiden die Nebennierenrinde, aus der Kortisol und Androgene stammen. In der Nebennierenrinde wird zusätzlich ein wichtiges Hormon zur Blutdruckregulation hergestellt. Außerdem unterscheidet der Anatom das Nebennierenmark, das von der Rinde umgeben wird (ähnlich wie der Aprikosenkern vom Aprikosenfleisch). Im Nebennierenmark wird Adrenalin hergestellt. Adrenalin ist das Stresshormon Nummer 1. Das Gehirn ist der oberste Meister der Nebenniere, das die Nebennierenrinde hormonell über die Hirnanhangsdrüse und das Nebennierenmark über das sympathische Nervensystem aktiviert. Nebennierenrinde und Nebennierenmark gehören zum Stresssystem.

Neurophysiologie Dies ist die Lehre von der normalen Funktion des menschlichen Nervensystems.

Neuropsychologie Sie beschäftigt sich mit physiologischen und pathologischen Prozessen im Gehirn, die eine Wirkung auf psychische Prozesse und Verhalten haben. Sie spielt eine wesentliche diagnostische Rolle bei krankhaften Zuständen zum Beispiel nach einem Schädel-Hirn-Trauma, Schlaganfall oder bei einer Hirntumorkrankheit.

Neuron, Neurone Nervenzellen

Noradrenalin Noradrenalin ist in erster Linie ein Botenstoff der sympathischen Nervenfaser. Wenn Noradrenalin im strömenden Blut betrachtet wird, wird es manchmal Hormon genannt. Außerdem können Immunzellen lokal Noradrenalin herstellen, sodass wir es auch als Zytokin bezeichnen könnten (als Zytokin wurde es bisher nicht bezeichnet). Siehe auch sympathisches Nervensystem.

Paläontologie, Paläopathologie Wissenschaft von den Lebewesen vergangener Erdzeitalter. Die Paläopathologie beschäftigt sich mit medizinischen Befunden von Krankheiten vergangener Erdzeitalter.

Parasympathisches Nervensystem Der Gegenspieler des sympathischen Nervensystems. Wo das sympathische Nervensystem für Angriff und Flucht verantwortlich ist, ist das parasympathische Nervensystem für Verdauung und Aufnahme von Energieträgern (Glukose, Fette, Aminosäuren) zuständig. Parasympathisches und sympathisches Nervensystem sind Gegenspieler: Wenn das eine System aktiver ist, ist das andere ziemlich inaktiv.

Phylogenese Stammesgeschichte einer Art, die oft in Form von phylogenetischen Stammbäumen dargestellt wird. Im Gegensatz zur Ontogenese geht es um die evolutionäre Geschichte einer Art über große Zeiträume.

Plasmazelle Sie ist der Abkömmling einer naiven B-Zelle, die Antigen gesehen und sich zu einer antikörperproduzierenden Zelle weiterentwickelt hat. Sie lebt langfristig im Knochenmark und produziert Antikörper.

Prospektives Gedächtnis Das prospektive Gedächtnis speichert eine beabsichtigte Tat, die in der Zukunft stattfinden und die ohne äußere Erinnerung abgerufen wird.

Proximat „proximat" kann mit „unmittelbar in der Nähe" und „ultimat" mit „grundlegend" übersetzt werden.

Psychomotorisches System Die funktionelle Einheit aus Gehirn und Skelettmuskulatur. Die Skelettmuskulatur kann nicht entscheiden, wie viel Energie sie pro Tag ausgeben will. Das Gehirn diktiert der Skelettmuskulatur den täglichen Energieverbrauch, in dem es über die körperlichen Aktivitäten entscheidet. Daher ist es aus Erwägungen des Energieverbrauchs eine funktionelle Einheit.

Ontogenese Individualentwicklung eines Lebewesens von der Befruchtung der Eizelle bis zum Tod des Individuums. Im Gegensatz zur Phylogenese betrifft dies lediglich die Entwicklung eines Einzelwesens.

RAA-Hormone Die **RAA**-Hormone **R**enin, **A**ngiotensin und **A**ldosteron haben eine Hauptaufgabe bei der Blutdruckerhöhung. Bei stressvollen Ereignissen muss der Blutdruck ansteigen. Das sympathische Nervensystem mit seinen Botenstoffen Noradrenalin und Adrenalin stimuliert das RAA-Hormonsystem. Das RAA-Hormonsystem und das sympathische Nervensystem heben den Blutdruck dadurch an, dass sie die Ausscheidung von Wasser in der Niere erniedrigen und die Gefäße enger stellen. Das vermehrte Wasser bleibt also im enger gestellten Gefäßsystem zurück, und das steigert den Blutdruck.

Retrospektives Gedächtnis Das retrospektive Gedächtnis erinnert zurückliegende Informationen in der Vergangenheit.

Rezeptor Eine Proteinstruktur, die ein Molekül (ein chemischer Reiz) binden kann und so aktiviert wird und die diese Aktivierung in das Zellinnere weiterleitet (Signaltransduktion). Der Rezeptor kann auf der Zellmembran aber auch im Inneren der Zelle sein. Kommt vom Lateinischen *recipere* = aufnehmen.

Rheumatoide Arthritis Gelenkentzündung an mehreren Gelenken meistens der Hände und Füße, seltener der großen Gelenke und Wirbelsäule. Die Krankheit kann auch Gewebe außerhalb der Gelenke befallen. Es handelt sich um eine Autoimmunkrankheit, bei der das

Immunsystem das körpereigene Gewebe fälschlicherweise als krank erkennt und attackiert. Da das Immunsystem aktiv ist, brauchen diese Patienten mehr Energie für dieses Immunsystem.

Selektion, positiv selektioniert Die der jeweiligen Umgebung besser angepassten Individuen besitzen die größere Wahrscheinlichkeit, im Konkurrenzkampf zu überleben. Sie werden aus der Vielzahl der Möglichkeiten „ausgelesen." Wir sagen zu einer heute noch existierenden Art, dass sie positiv selektioniert wurde oder eine positive Auslese erfahren hat, d. h. die Art oder ein Merkmal dieser Art (z. B. roter Hahnenkamm beim Gockel) erfuhr nach vielen Generationen eine positive Auslese, die Art oder das Merkmal sind also immer noch da. Es wurde positiv selektioniert. Im Gegensatz dazu erfuhren alle Arten, die heute nicht mehr existieren und ausgestorben sind, eine negative Auslese, sie wurden negativ selektioniert.

sickness behavior Krankheitsverhalten, zum Beispiel bei Infektionskrankheit (Grippe). Das „sickness behavior" zeigt sich in Formen wie Unwohlsein, Tagesmüdigkeit, Abgeschlagenheit, Antriebslosigkeit, verstärktes Kältegefühl, Muskelschmerzen, Gelenkschmerzen, Appetitverlust, Ängstlichkeit, depressive Gefühle, Rückzug in vertraute Schutzbereiche und „Energielosigkeit."

Stressachsen Die Stressachsen werden bei akutem Stress angeschaltet. Sie dienen der akuten Umverteilung von energiereichen Bausteinen aus den Speichern (Fettgewebe, Leber) zu den Verbrauchern (Gehirn, Muskeln, Herzmuskel). Im Wesentlichen handelt es sich um die Achse Gehirn-Hirnanhangsdrüse-Nebenniere (Endprodukt: Kortisol) und die Achse Gehirn-sympathisches Nervensystem (Endprodukte: Adrenalin aus der Nebenniere und Noradrenalin aus den sympathischen Nervenfasern). Bei Stress werden auch die Schilddrüse und die RAA-Hormone (siehe dort) aktiviert.

Substrat Molekül, das in einer von einem Enzym geförderten Reaktion zu einem neuen Molekül (Produkt) umgesetzt wird.

Sympathisches Nervensystem Auch Sympathikus, das zentrale Stresssystem des menschlichen Körpers, mit den beiden Botenstoffen Adrenalin und Noradrenalin. Adrenalin stammt aus dem Nebennierenmark. Die Nervenfasern des sympathischen Nervensystems heißen sympathische Nervenfasern, die quasi überall im Körper vorhanden sind. In den Endköpfchen der sympathischen Nervenfasern befindet sich Noradrenalin.

Synapse Verbindungsstelle zwischen zwei Nervenzellen, über die eine Information weitergeleitet werden kann.

T-Zelle Das T steht für Thymus oder deutsch Bries. T-Zellen gehören zu den Lymphozyten und haben zwei Hauptfunktionen: 1) Sie können andere Zellen töten (benutzen dazu eine Enzymmaschinerie). Sie tun das gerne, wenn die Zellen virusinfiziert sind. 2) Sie können anderen Zellen des Immunsystems helfen (am liebsten B-Zellen), indem sie deren Funktion aktivieren oder hemmen.

Thymus Der Thymus ist ein Organ des Immunsystems unterhalb des Brustbeins und etwas oberhalb des Herzens mit einer Größe eines Pfirsichs. Dort wird ein bestimmter Typ der Abwehrzellen ausgebildet, den der Immunologe T-Zelle nennt (T wie Thymus). Im Volksmund heißt er Bries. Kalbsbries wird als Speise von manchen Restaurants angeboten.

TNF TNF steht für Tumornekrosefaktor, weil dieses Zytokin Tumoren vernichten kann. Als Wissenschaftler es erstmals beschrieben, war diese tumorvernichtende Eigenschaft vordergründig. Heute gilt TNF als einer der wichtigsten proentzündlichen Faktoren des aktivierten Immunsystems. TNF spielt bei Infektionen und Autoimmunkrankheiten eine Rolle.

Trier Social Stress Test (TSST) Eine beliebte Methode, beim Menschen akut Stress auszulösen, ist ein unvorbereiteter Vortrag vor einer „wichtigen" Untersuchungskommission. Der Auftritt entscheidet angeblich über die berufliche Weiterentwicklung. Der Test heißt Trier Social Stress Test (TSST), weil er an der Universität Trier erfunden wurde. Dieser Test wird heutzutage weltweit benutzt.

Triglyzerid Triglyzerid, Speicherform der Fettsäuren mit einem Glyzerol-Grundgerüst (die rote Gabel) und 3 angehängten Fettsäuren, siehe ◨ Abb. 4.2.

Ultimat „ultimat" kann mit „grundlegend" und „proximat" mit „unmittelbar in der Nähe" übersetzt werden.

Vagus Ist der Hauptnerv des parasympathischen Nervensystems, der den Verdauungsapparat steuert. Er entspringt im verlängerten Rückenmark innerhalb des Schädels und ist für die kontinuierliche Bewegung des Magens und Darmes maßgeblich. Auch fördert er die Freisetzung von Verdauungsenzymen und Insulin aus der Bauchspeicheldrüse. Er versorgt den Darm bis zur Mitte des Dickdarmes. Danach unterliegt der Dickdarm – besonders was die Freisetzung des Stuhls betrifft – alleine dem sympathischen Nervensystem. Der Vagus enthält auch viele sensible Anteile, die Reizinformationen aus dem Magen-Darm-Bereich zum Gehirn melden.

Wasserretention Damit meint der Arzt das Zurückhalten von Wasser im Körper, was von der Niere geregelt wird. Die Niere kann die Wasserausscheidung drastisch reduzieren oder erhöhen.

Zytokine Zytokine sind die Botenstoffe von Immunzellen und anderen Zellen, die in der unmittelbaren Umgebung der Zellen wirken sollen. Wir könnten Zytokine auch Botenstoff für die unmittelbare Nachbarschaft oder „Nachbars Botenstoff" nennen. Siehe auch Botenstoffe. Manchmal können Zytokine wie das IL-6 auch Fernwirkung entfalten, und man könnte sie so auch Hormon nennen.

Stichwortverzeichnis

Rainer H. Straub

Altern, Müdigkeit und Entzündungen verstehen

Wenn Immunsystem und Gehirn um die Energie im Körper ringen

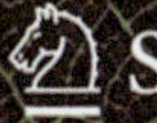 Springer